U. R. Knickel
Ch. Wilczek
K. Jöst

MemoVet

4. Auflage

MemoVet
Praxis-Leitfaden Tiermedizin

Dr. med. vet. Uwe R. Knickel
Dr. med. vet. Christa Wilczek
Dr. med. vet. Kristine Jöst

4., überarbeitete und
erweiterte Auflage

Mit 37 Abbildungen,
20 Schautafeln
und 112 Tabellen

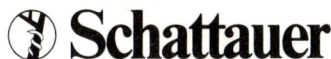

Fremdsprachige Ausgaben:
Polnische Ausgabe 2000
Spanische Ausgabe 2000

Die Deutsche Bibliothek – CIP-Einheitsaufnahme
Ein Titeldatensatz für diese Publikation ist bei Der Deutschen Bibliothek erhältlich.

Besonderer Hinweis: Die Medizin unterliegt einem fortwährenden Entwicklungsprozeß, so daß alle Angaben, insbesondere zu diagnostischen und therapeutischen Verfahren, immer nur dem Wissensstand zum Zeitpunkt der Drucklegung des Buches entsprechen können. Hinsichtlich der angegebenen Empfehlungen zur Therapie und der Auswahl sowie Dosierung von Medikamenten wurde die größtmögliche Sorgfalt beachtet. Gleichwohl werden die Benutzer aufgefordert, die Beipackzettel und Fachinformationen der Hersteller zur Kontrolle heranzuziehen und im Zweifelsfall einen Spezialisten zu konsultieren. Fragliche Unstimmigkeiten sollten bitte im allgemeinen Interesse dem Verlag mitgeteilt werden. Der Benutzer selbst bleibt verantwortlich für jede diagnostische oder therapeutische Applikation, Medikation und Dosierung.

In diesem Buch sind eingetragene Warenzeichen (geschützte Warennamen) nicht besonders kenntlich gemacht. Es kann also aus dem Fehlen eines entsprechenden Hinweises nicht geschlossen werden, daß es sich um einen freien Warennamen handelt.

Das Werk mit allen seinen Teilen ist urheberrechtlich geschützt. Jede Verwertung außerhalb der Bestimmungen des Urheberrechtsgesetzes ist ohne schriftliche Zustimmung des Verlages unzulässig und strafbar. Kein Teil des Werkes darf in irgendeiner Form ohne schriftliche Genehmigung des Verlages reproduziert werden. Das gilt insbesondere für Vervielfältigungen, Übersetzungen, Mikroverfilmungen und die Einspeicherung, Nutzung und Verwertung in elektronischen Systemen, dem Intranet und dem Internet.

© 2002 by Schattauer GmbH, Hölderlinstraße 3, D-70174 Stuttgart, Germany
E-Mail: info@schattauer.de
Internet: http://www.schattauer.de

Printed in Germany

Zeichnungen: Enbé-Design, Baasner, Grubenäcker 109, 70499 Stuttgart
Umschlaggestaltung: Bernd Burkart
Satz, Druck und Einband: Mayr Miesbach, Druckerei und Verlag GmbH,
Am Windfeld 15, 83714 Miesbach, Germany

Gedruckt auf chlor- und säurefrei gebleichtem Papier.

ISBN 3-7945-2066-1

Vorwort zur 4. Auflage

Vor Ihnen liegt die 4., durchgesehene, aktualisierte und ergänzte Auflage von MemoVet, das fast schon ein Klassiker ist. Vor allem im Bereich des Arzneimittelrechts galt es viele Änderungen zu berücksichtigen. Besonders stark betroffen war das Gebiet der Pharmaka für lebensmittelliefernde Tiere (Rind, Pferd, Schwein). Hier mußten lieb gewonnene Präparate gestrichen werden. Dafür wurden Ersatzpräparate auf den Markt gebracht, die wir in der aktuellen Auflage weitestgehend berücksichtigt haben. Der Wandel ist noch nicht abgeschlossen, so daß jeder Praktiker gehalten ist, die im MemoVet genannten Präparate auf seine Rechtskonformität hin zu prüfen.
Erweitert wurde das Buch um das Kapitel »Einreise-/Ausreisebestimmungen«. Hierdurch wird dem Praktiker eine Hilfestellung zur Hand gegeben, für die seine reiselustige Klientel sehr dankbar sein wird.

Frühjahr 2002 Die Autoren

Vorwort zur 1. Auflage

„Spickzettel der Veterinärmediziner", das etwa könnte die Übersetzung für unser Buch sein. Wir, Kristine, Christa und Uwe, sind Studienfreunde, die gemeinsam ihr Examen gemacht haben. Seit dieser Zeit hat jeder seinen Weg eingeschlagen (Promotion, Kreisexamen, Assistenzzeit, Vertretungen, Amtstierarzt), doch bei den leider seltenen Treffen fielen uns immer wieder Gemeinsamkeiten auf, zum Beispiel: trotz des langen Studiums fehlt uns immer noch (oder schon wieder?) Basiswissen. Es sind keine gravierenden Dinge, doch stets hat man das Gefühl, man benötigt eine Sammlung von Fachliteratur im mitgeführten Koffer (Wäschekorb), um einigermaßen selbstbewußt diesen vielfältigen Beruf ausüben zu können. Besonders schmerzlich fiel es uns immer bei Vertretungen auf: Die so liebgewonnenen Medikamente hatte der Kollege nicht da, statt dessen andere Arznei, die uns ach so fremd erschien und ohne Waschzettel im Hause stand. Plötzlich verließ uns der Mut, mußten wir rasch eine Narkose mit uns relativ unbekannten Narkotika machen, kein gutes Gefühl!

Aus dieser Problematik heraus machte Uwe sich auf die Suche nach einem Handbuch, was nicht die Krankheitsbilder und deren Therapie beinhaltet (gibt es genug), sondern nach einem Handbuch für die Kitteltasche, das einem helfen kann, die täglichen Nöte des Vertreters oder Anfängers zu besiegen; aber er fand nichts. Und da war der Entschluß gefaßt: **Wir machen selbst ein Buch, ein MemoVet.**

Nur für Studenten und Anfänger?

Nein, mit Sicherheit nicht! „Nobody is perfect", auch wenn so mancher Lehrpraktiker gerne den Anschein erwecken möchte. Nie haben wir Kollegen getroffen, die auf allen Tätigkeitsfeldern sattelfest waren. Gerade in den Randbereichen braucht man bisweilen eine Gedankenstütze und sollte sich aus falscher Eitelkeit nicht davon freisprechen. Gerade der Gemischtpraktiker wird gerne zum MemoVet greifen.

Dennoch, unser MemoVet kann kein Lehrbuch ersetzen!

Die Dosierungen und Tips sind nach bestem Wissen und Gewissen, nach sorgfältigen Recherchen erstellt worden, doch entbinden sie nicht von kritischer Prüfung.

Gerade die erste Auflage sollte dem Leser Anlaß zu konstruktiver Kritik geben, damit MemoVet ein noch zuverlässigerer Partner werden kann.

Die Autoren

Danksagung

An dieser Stelle möchten wir allen danken, die zum Gelingen von Memo-Vet beigetragen haben.

Insbesondere danken wir Dr. med. vet. *Wagner,* Dr. med. vet. *Buschfeld* und Dr. med. vet. *Stössel* für ihre fachliche Beratung bei den Kapiteln Rind und Schwein sowie Dr. med. vet. *W. Skupin* für die Beratung bei den Kapiteln Hund und Katze.

Ebenso danken wir Dr. med. vet. *H. P. Nohner,* Dr. med. vet. *Bauer* und Prof. Dr. med. vet. *F. R. Ungemach* für ihre sachliche Unterstützung und Korrekturlesung.

Unser Dank gebührt auch Dr. med. vet. *B. Waßmuth* und Dr. med. vet. *D. Roeder* für ihre aktive Mithilfe und Diskussionsbereitschaft.

Weiterhin danken wir allerherzlichst unseren Partnern Dr. med. *L. Knickel, U. Einig* und *U. Pflästerer* für ihre geduldige und fachliche Unterstützung beim Erstellen des Manuskripts und für die Freiräume, die sie uns eingeräumt haben, um unser Projekt verwirklichen zu können.

Auch Dr. rer. nat. *K. Lehnert,* der uns in Hard- und Software-Fragen bestens betreut hat, wird von uns nicht vergessen.

Zum Schluß möchten wir Dr. med. *Christine von Busch* vom Schattauer Verlag, die uns in unserer Idee stets gefördert hat, herzlich danken.

Inhaltsübersicht

A. Allgemeines 1

1. Messen und Maßeinheiten 2
2. Röntgen 12
3. Das Elektrokardiogramm (EKG) 31
4. Chirurgisches Nähen in der Veterinärmedizin 46
5. Rezepte 74
6. Infusionstherapie 85
7. Labor 104
8. Grundlagen der Endokrinologie 144
9. Kortikoide 152
10. Antibiotika, Chemotherapeutika und Antimykotika ... 156
11. Anästhesie in der Veterinärmedizin 171
12. Der Notfallkoffer 187
13. Zoonosen 192
14. Tierseuchen 208
15. Einfuhr von Tieren nach Deutschland 217
16. Adressenliste 221

B. Hund und Katze 223

1. Anatomie und Zugänge 224
2. Zahnaltersbestimmung 238
3. Physiologische Standardwerte 241
4. Laborwerte 245
5. Impfschemata 248
6. Entwurmungsschemata 251

IX

7 Gynäkologie	255
8 Anästhesie	269
9 Notfalltherapie	288
10 Anhang	310

C. Das Pferd 317

1 Anatomie und Zugänge	318
2 Zahnaltersbestimmung	334
3 Physiologische Standardwerte	336
4 Laborwerte	340
5 Impfschemata	342
6 Entwurmungsschemata	345
7 Gynäkologie	348
8 Anästhesie	351
9 Notfalltherapie	370
10 Anhang	383

D. Das Rind 387

1 Anatomie und Zugänge	388
2 Zahnaltersbestimmung	398
3 Physiologische Standardwerte	400
4 Laborwerte	403
5 Impfschemata	406
6 Entwurmungsschemata	411
7 Gynäkologie	414
8 Anästhesie	426
9 Notfalltherapie	433
10 Anhang	441

E. Schwein 445

1 Anatomie und Zugänge 446
2 Altersbestimmung 454
3 Physiologische Standardwerte 455
4 Laborwerte 458
5 Impfschemata 460
6 Entwurmungsschemata 463
7 Gynäkologie 466
8 Anästhesie 474
9 Notfalltherapie 478
10 Anhang 483

Sachverzeichnis 487

Abkürzungsverzeichnis

A.	Arterie	**Hd**	Hund
AB	Antibiotikum	**HHL**	Hypophysenhinterlappen
Abb.	Abbildung	**HMV**	Herz-Minuten-Volumen
Anw.	Anwendung	**HWZ**	Halbwertszeit
Art.	Articulatio	**i.abd.**	intraabdominal
BSE	bovine spongiforme Enzephalitis	**i.c.:**	intrakardial
		ICR	Interkostalraum
BSG	Blutsenkungsgeschwindigkeit	**i.d.R.**	in der Regel
		i.m.	intramuskulär
BTM	Betäubungsmittel	**i.p.**	intraperitoneal
BtMVV	Betäubungsmittelverschreibungsverordnung	**i.pulm.**	intrapulmonal
		i.v.	intravenös
		ID	Initialdosis
BU	Bakteriologische Untersuchung	**KB**	Künstliche Befruchtung
		KGW	Körpergewicht
BW	Brustwirbel	**KI**	Kontraindikation
C.l.	Corpus luteum	**KM**	Knochenmark
DD	Differentialdiagnose	**Ktz**	Katze
Def.	Definition	**lat.**	lateral
DM	Diabetes mellitus	**lfd.**	laufend
dors.	dorsal	**Lig.**	Ligamentum
DT	Dauertropf	**Lnn.**	Lymphknoten
ED	Erhaltungsdosis	**Lsg.**	Lösung
ext.	externa	**LW**	Lendenwirbel
Flfr.	Fleischfresser	**m.**	männlich
For.	Foramen	**min**	Minute
Gldm.	Gliedmaße	**MKS**	Maul- und Klauenseuche
HD	Hüftgelenksdysplasie	**N.**	Nerv

neg.	negativ	**Rd**	Rind
Nn.	Nerven	**s.c.**	subkutan
NNR	Nebennierenrinde	**Schw**	Schwein
NSS	Nasenschlundsonde	**sek.**	sekundär
NW	Nebenwirkung	**supf.**	superficialis
OK	Oberkiefer	**Tab.**	Tabelle
Op.	Operation	**tgl.**	täglich
p.c.	post conceptionem	**Tox.**	Toxine
p.o.	per os	**UK**	Unterkiefer
p.p.	post partum	**V.**	Vene
Pfd	Pferd	**w.**	weiblich
pos.	positiv	**Wdk.**	Wiederkäuer
PR	Public Relation	**ZNS**	Zentrales Nervensystem
prim.	primär		

A. Allgemeines

1 Messen und Maßeinheiten

1.1	SI-Einheiten	2
1.2	Präfixe vor Maßeinheiten	6
1.3	Angloamerikanisches Maßsystem	7

1.1 SI-Einheiten

In der Vergangenheit ist die Welt zusammengerückt und es war ein Gebot der Zeit, auch Maßeinheiten international anzupassen, um einen gegenseitigen Informations- und Warenaustausch zu ermöglichen. Auf dieser Basis entstand das **Système international d'unités, kurz SI** genannt. Seit Ende der 70er Jahre ist es in Deutschland gesetzlich vorgeschrieben, diese Einheiten zu benutzen und gegen die alten Einheiten (z. B. PS oder Kalorien) auszutauschen. So sind es mittlerweile über 100 Länder, die sich auf die SI-Einheiten eingeschworen haben. Ausnahmen sind Amerika und Großbritannien. In diesen Staaten ist eine konsequente Umstellung auf das SI-System noch nicht erfolgt. Daher muß „der Rest der Welt" mit Umrechnungstabellen leben, wie sie auch im MemoVet zu finden sind.

Im August '93 konnte man erneut in der Zeitung lesen, daß auf der Britischen Insel darüber diskutiert wird, nicht doch lieber auf „link, chain, furlong etc." zu verzichten. Man wird sehen, ob sich das europäische Denken und damit auch die SI-Einheiten auf der Insel durchsetzen werden.

Tab. 1 SI-Einheiten, abgeleitete Einheiten und deren Beziehungen. Die SI-Symbole und die Basiseinheiten sind fett gedruckt.

Meß-größe	SI-Einheit		Weitere Einheiten		
	Bezeichnung	Symbol	Name	Symbol	Beziehungen
Länge	Meter	**m**	Dioptrin	dpt	$1\ dpt = 1\ m^{-1}$
Fläche (abgeleitet)	Quadratmeter	m^2			
Volumen	Kubikmeter	m^3	Liter	l	$1\ l = 10^{-3}\ m^3$
Masse	Kilogramm	**kg**	Gramm Tonne Dalton	g t (D)	$1\ g = 10^{-3}\ kg$ $1\ t = 10^3\ kg$ $1\ D = 1{,}661 \times 10^{-24}\ g$
Stoffmenge	Mol	mol			$1\ mol = 6{,}022 \times 10^{23}$ Teile
Molarität Molalität Val	Molar Mol durch Kilogramm	M			mol/l mol/kg $1\ mval/l =$ $1\ mmol/l$ bei 1wertigen Ionen $2\ mval/l =$ $1\ mmol/l$ bei 2wertigen Ionen
Katalyt. Aktivität	Katal	kat			$=$ mol/s $1\ kat = 1\ mol$ Substrat umgesetzt/s
Enzymaktivität	Unit	U			$1\ U = 1\ \mu mol$ Substrat umgesetzt/min

Tab. 1 Fortsetzung

Meß-größe	SI-Einheit		Weitere Einheiten		
	Bezeichnung	Symbol	Name	Symbol	Beziehungen
Zeit	Sekunde	s			1 m = 60 s
			Minute	m	1 h = 60 m
			Stunde	h	1 d = 24 h
			Tag	d	
Frequenz	Hertz	Hz			1 Hertz = 1 Ereignis/s
Geschwin-digkeit	Meter d. Sek.	m/s	Kilom. d. Std.	km/h	1 km/h = 1/3,6 m/s
Beschleu-nigung	Meter d. s^2	m/s^2			
Kraft	Newton	N			1 N = 0,102 kgp 1 N = 1 kg m/s^2
Leistung	Watt	W			1 W = 1 J/s = 1 Nm/s = 1 Va
Energie, Arbeit, Wärme	Joule	J			1 J = 1 Ws = 0,239
Temperatur	Kelvin	**K**	Grad Celsius	°C	1 K = 1 °C 0 °C = 273,15 K
Druck	Pascal	Pa			0,0075 mmHg (Torr) = 1 Pa
			Bar	bar	1 mmHg (Torr) = 133,322 Pa 1 mbar = 100 Pa
			phys. Atmosph.	atm	1 atm = 101,3 kPa

Tab. 1 Fortsetzung

Meß-größe	SI-Einheit		Weitere Einheiten		
	Bezeichnung	Symbol	Name	Symbol	Beziehungen
Elektr. Stromstärke	Ampère	A	Ampère-stunde	Ah	1 Ah = 3600 As
Elektr. Ladung	Coulomb	C			1 C = 1 As
Elektr. Spannung	Volt	V			1 V = 1 W/A
Elektr. Kapazität	Farad	F			1 F = 1 C/V
Elektr. Widerstand	Ohm	Ω			1 Ω = 1/s
Elektr. Leitwert	Siemens	S			
Radioakt. Aktivität	Becquerel	Bq			1 Bq = 0,27 $\times$ 10^{-10} Ci
			Curie	Ci	1 Ci = 3,7 $\times$ 10^{10} Bq
Absorbierte Dosis	Gray	Gy			= 100 rd
			Rad	rd	= 0,01 Gy
			Röntgen	R	= 2,58 $\times$ 10^{-4} C/kg
Lichtstärke[1]	Candela	**cd**			

[1] 1 cd ist die Lichtstärke, mit der 1/600000 m^2 der Oberfläche eines schwarzen Strahlers bei der Temperatur des beim Druck 101325 Kilogramm durch Meter und durch Sekundenquadrat (= 101325 Pa) erstarrenden Platins senkrecht zu seiner Oberfläche leuchtet.

Messen und Maßeinheiten

Tab. 1 Fortsetzung

Meß-größe	SI-Einheit		Weitere Einheiten		
	Bezeichnung	Symbol	Name	Symbol	Beziehungen
Beleuchtungsstärke	Lux	lx	Lumen[2]	lm	lux = Lichtstrom (Lumen) beleuchtete Fläche (m²)

[2] 1 Lumen (Lichtstrom) ist gleich dem Lichtstrom, den eine punktförmige Lichtquelle mit der Lichtstärke 1 cd gleichmäßig in alle Richtungen in den Raumwinkel 1 sr aussendet.

1.2 Präfixe vor Maßeinheiten

Tab. 2 Vorsätze und Vorsatzzeichen für dezimale Vielfache und Teile von Einheiten; sowohl für SI- als auch für abgeleitete Einheiten verwendbar

Vorsatz	Vorsatzzeichen	Faktor	Spezialbegriffe
Mega	M	10^6	
Kilo	K	10^3 tausend	
Hekto	h	10^2 hundert	
Deka	da	10^1 zehn	
Dezi	d	10^{-1} zehntel	
Centi	c	10^{-2} hundertstel	1%
Milli	m	10^{-3} tausendstel	1‰
Mikro	µ	10^{-6}	1 ppm (= Teile/Million) z. B. 1 mg/kg

Tab. 2 Fortsetzung

Vorsatz	Vorsatzzeichen	Faktor	Spezialbegriffe
Nano	n	10^{-9}	1 ppb (= Teile/Milliarde) z. B. 1 µg/kg
Piko	p	10^{-12}	1 ppt (= Teile/Billion) z. B. 1 ng/kg

1.3 Angloamerikanisches Maßsystem

Tab. 3 Umrechnung britischer/amerikanischer Maßeinheiten in das metrische System

Längenmaße				
1 inch	(in.)	=	2,54	cm
1 foot	(ft.)	=	30,48	cm
1 yard (= 3 ft.)	(yd.)	=	91,44	cm
1 mile	(mi.)	=	1,6093	km
1 link	(li. l.)	=	20,12	cm
1 rod (od. pole, perch)	(rd.)	=	5,03	m
1 chain	(ch.)	=	20,12	m
1 furlong	(fur.)	=	201,17	m
Flächenmaße				
1 square inch	(sq. in.)	=	6,45	cm^2
1 square foot	(sq. ft.)	=	929,03	cm^2
1 square yard	(sq. yd.)	=	0,836	m^2
Raummaße				
1 cubic inch	(cu. in.)	=	16,387	cm^3
1 cubic foot	(cu. ft.)	=	0,028317	m^3
1 cubic yard	(cu. yd.)	=	0,765	m^3

Tab. 3 Fortsetzung

Volumina

Britische Trocken- und Flüssigkeitenvolumina

1 British-/Imperial gill	(gi., gl.)	=	0,142	l
1 British-/Imperial pint	(pt.)	=	0,568	l
1 British-/Imperial quart	(qt.)	=	1,136	l
1 British-/Imperial gallon	(Imp. gal.)	=	4,546	l

Britische Trockenvolumina

1 British-/Imp. peck	(pk.)	=	9,092	l
1 British-/Imp. bushel	(bu., bsh.)	=	36,36	l
1 British-/Imp. quarter	(qr.)	=	290,94	l
1 British-Imp. barrel	(bbl., bl.)	=	163,6	l
1 barrel petrol	(bbl.)	=	158,8	l

Amerikanische Trockenvolumina

1 US dry pint	=	0,550	l
1 US dry quart	=	1,1	l
1 US peck	=	8,81	l
1 US bushel (Getreide)	=	35,24	l

Amerikanische Flüssigkeitenvolumina

1 US liquid gill	=	0,118	l
1 US liquid pint	=	0,473	l
1 US liquid quart	=	0,946	l
1 US gallon	=	3,785	l
1 US barrel	=	119,0	l
1 US barrel petroleum	=	158,97	l

Apothekermaße – Flüssigkeiten

1 minim	(min., m.)	=	60,0	mm^3
1 fluid drachm., US dram	(dr. fl.)	=	0,0355	dl
1 fluid ounce	(oz. fl.)	=	0,284	dl
1 pint UK	(pt.)	=	0,568	l
US		=	0,473	l
1 ounce	(US fl.)	=	29,574	cm^3

Tab. 3 Fortsetzung

Apothekermaße – Gewichte

1 grain	(gr.)	=	0,0648	g
1 scruple	(s. ap.)	=	1,296	g
1 pennyweight	(dwt.)	=	1,555	g
1 drachm (dr. t. od. dr. ap.)		=	3,888	g
1 ounce	(oz. ap.)	=	31,104	g
1 pound (lb. t. od. lb. ap.)		=	0,373	kg

Handelsgewichte

1 grain	(gr.)	=	0,0648	g
1 drachm, US drachm	(dr. av.)	=	1,77	g
1 ounce	(oz. av.)	=	28,35	g
1 pound	(lb. av.)	=	0,453	kg
1 stone	(st.)	=	6,35	kg
1 quarter UK	(qr.)	=	12,7	kg
US		=	11,34	kg
1 hundredweight UK	(cwt.)	=	50,8	kg
US		=	45,36	kg
1 ton UK	(tn., t.)	=	1016,0	kg
US		=	907,18	kg

Kraft

1 ounces-force	(ozf.)	=	0,27802	N (Newton)
		=	0,02835	kgp
1 pounds-force	(lbf.)	=	4,4732	N
		=	0,45359	kgp

Druck

1 pounds-force/square inch	(psi)	=	6894,8	N/m^2
		=	0,070307	kgp/cm^2

Arbeit

1 foot-pounds-force	=	1,3559	J
	=	0,32405	cal
1 ergs	=	$1,0 \times 10^{-7}$	J
1 b. t. u.	=	252,0	cal

Messen und Maßeinheiten

Temperatur

Die angloamerikanische Einheit ist Fahrenheit. Allgemein gilt folgende Umrechnung: °C = (°F – 32) : 1,8

Die wichtigsten Umrechnungen für das Fieberthermometer:

°F	°C
98,6	37,0
99,5	37,5
100,5	38,1
102	38,9
103	39,4
104	40,0

Tab. 4 Hilfen zur Umrechnung von metrischen Maßen in britische und amerikanische Maßeinheiten

Längenmaße			
1 mm	=	0,03937079	inch
1 cm	=	0,3937	inch
1 dm	=	3,9370	inches
1 m	=	39,37079	inches
	=	3,2809	feet
	=	1,0936	yard
1 km	=	1000	metres
	=	0,62138	British/Statute Mile
Flächenmaße			
1 mm^2	=	0,00155	square inch
1 cm^2	=	1/10000	square metre
1 m^2	=	1,19599	square yard

Tab. 4 Fortsetzung

Volumina			
1 cm^3	=	0,061	cubic inch
1 m^3	=	1,3079	cubic yard
1 l	=	1,7607	pint (Brit.) o. 2,1134 pints (US)
	=	0,2201	gallon (Brit.) o. 0,264 gall. (US)
Gewichte			
1 mg	=	0,0154	grain (troy)
1 g	=	15,4324	grains (troy)
1 Pfd.	=	1,1023	pound (avdp.)
	=	1,3396	pound (troy)
1 kg	=	2,2046	pounds (avdp.)
	=	2,6792	pounds (troy)
1 t	=	0,984	British ton
	=	1,1023	US ton

2 Röntgen

2.1	Einleitung	12
2.2	Das Röntgenprinzip	13
2.3	Einstellung des Röntgengerätes	13
2.4	Röntgenkassette und Filmgröße	13
2.5	Kennzeichnung der Röntgenaufnahme	14
2.6	Standardprojektionen	15
2.7	Lagerung des Kleintierpatienten	16
2.8	Die Aufnahme	24
2.8.1	Allgemeines	24
2.8.2	Methoden zur Verbesserung der Röntgenaufnahmen	24
2.8.3	Kontrastaufnahmen	26
2.9	Entwicklung	27
2.10	Bildbetrachtung und –auswertung	28
2.11	Aufbewahrung	29
2.12	Strahlenschutz	29

2.1 Einleitung

Die Röntgenuntersuchung ist als diagnostisches Hilfsmittel vor allem in der Kleintier- und Pferdepraxis nicht mehr wegzudenken. Trotzdem sollten im Regelfall ausführliche allgemeine und spezielle Untersuchungen vorangehen.

Auf physikalische und technische Grundlagen (z.B. Aufbau und Funktion des Röntgengerätes) wird in diesem Rahmen verzichtet und auf die Spezialliteratur verwiesen.

2.2 Das Röntgenprinzip

Das Röntgenbild stellt in vereinfachter Form ein Schattenbild dar. Je nach **Objektdichte** und **-struktur** wird ein Teil der einfallenden Strahlung absorbiert, ein anderer gestreut. Je dichter ein Objekt ist, desto weniger Strahlen treffen auf den Film. Nach der Entwicklung ergeben sich hierdurch verschiedene Farbschattierungen von weiß (Mineralien, Knochen) über grau (Flüssigkeit, Weichteile, Fett) zu schwarz (Luft, Gas).
Neben der Dichte und der Struktur ist die Betrachtung der **Kontur** eines Objektes von Bedeutung. Veränderungen der Kontur stellen sich in Form von Verlagerungen oder Verformungen dar.

2.3 Einstellung des Röntgengerätes

- Pferd: 90–100 kV, 30–60 mA
- Kleintiere: 90–100 kV, 30 mA (ausreichend, besser natürlich 60 mA, Ausgleich der kleineren mA-Zahl durch Verstärkerfolien, z. B. seltene Erden)

2.4 Röntgenkassette und Filmgröße

Der Aufbau der Metallkassette in Richtung des Strahlenganges stellt sich wie folgt dar:
- Aluminiumdeckel
- Vorderfolie
- Film
- Hinter-/Rückfolie
- Andruckplatte
- Bleiboden (Absorption der Röntgenstrahlung)

Der Film wird in der Dunkelkammer eingelegt.
Die Wahl der Filmgröße richtet sich nach dem Motto:
„So groß wie nötig und so klein wie möglich."
Folgende Größen sind im Handel:
9 × 12 cm, 13 × 18 cm, 18 × 24 cm, 24 × 36 cm
30 × 40 cm, 40 × 40 cm

2.5 Kennzeichnung der Röntgenaufnahme

Jede Röntgenaufnahme ist ein Dokument. Die einheitliche Kennzeichnung ist für die richtige Betrachtung und Beurteilung der Röntgenaufnahme von großer Bedeutung. Eigene Bilder können am selben Tag auch bei ungenauer Beschreibung identifiziert werden; an den Folgetagen oder gar Monate später wird die Einordnung jedoch ausgesprochen interessant. Zudem führt die ungenügende Beschreibung bei der Beurteilung von „fremden", d.h. von einem anderen Tierarzt hergestellten Aufnahmen zu unnötigen, zusätzlichen Schwierigkeiten.

- **Seitenzeichen (Blei)**

Zu beachten sind folgende Punkte:
– Seitenzeichen vor der Aufnahme an den Rand der Filmkassette legen. Bei kraniokaudalen bzw. kaudokranialen Gliedmaßenaufnahmen (s. S. 15) an der lateralen Gliedmaßenseite positionieren.
– die Bezeichnung erfolgt immer in Richtung des Strahlenganges

- **Graphitfolie**

Die Folie wird beschriftet und während der Aufnahme auf die Kassette oder den Film gelegt.

- **Scribor**

Voraussetzung: Abkleben eines Teiles des Röntgenkassette (keine Belichtung!). Kennzeichnung des Filmes nach der Aufnahme in der Dunkelkammer.
Die Graphitfolie oder der Scribor sollte folgende Angaben enthalten:
– lfd. Röntgen-Nummer
– Name des Patientenbesitzers

- Tierart, Rasse, Name und Alter des Patienten
- Diagnose, Verdacht
- Name des Tierarztes
- Datum

2.6 Standardprojektionen

Als Ausgangspunkt ist eine einheitliche Beschreibung (Nomenklatur) des Strahlenganges vonnöten. Die erste Hälfte des Wortes beschreibt hierbei den Strahleneintritt, die zweite den Strahlenaustritt (dort wo der Röntgenfilm liegt).

- Man unterscheidet an den Gliedmaßen:

von außen nach innen	– **lateromedial**	(lm)
von innen nach außen	– **mediolateral**	(ml)
von vorne nach hinten	– **kraniokaudal**	
im distalen Bereich	– **dorsopalmar/-plantar**	(dp)
von links nach vorne	– **kaudokranial**	
im distalen Bereich	– **palmo-/plantodorsal**	(pd)
von vorne nach hinten	– **dorsopalmar/-plantar**	(dp)
von hinten nach vorne	– **planto-/palmodorsal**	(pd)

- Bei zweizehigen Tieren

von außen zur Mitte	– **lateroaxial**	(la)
von innen zur Mitte	– **medioaxial**	(ma)

- Am Rumpf:

rechte Seitenlage	– **sinistrodextral**	(sd)
linke Seitenlage	– **dextrosinistral**	(ds)
seitlich	– **laterolateral**	(ll)
von oben nach unten	– **dorsoventral**	(dv)
von unten nach oben	– **ventrodorsal**	(vd)

Zusätzlich können Schrägprojektionen verwendet werden.

Röntgen

2.7 Lagerung des Kleintierpatienten

Neben der Aufnahmetechnik ist eine korrekte Lagerung des Kleintierpatienten von großer Bedeutung. Hierbei können Hilfsmittel wie Sandsäcke, Kissen, Holzblöcke oder Bänder benutzt werden.

2.7.1 Kopf und Hals

<u>Schädel</u> (Übersicht) (Abb.1a, b)
Bei nichtsediertem Tier ist der dorsoventrale Strahlengang zu empfehlen. Der Kopf wird durch leichten Druck im Nacken in Position gehalten. Der Zentralstrahl sollte auf die Mitte einer Verbindungslinie zwischen den Augen gerichtet sein und in rechtem Winkel auf die Kassette fallen.
Bei sedierten Tieren kann auch eine ventrodorsale (mandibulofrontale) Aufnahme erfolgen. Hierbei sollte ein Kissen unter den Nacken und ein Keil unter die Nase gelegt werden. Wichtig ist eine parallele Ausrichtung der Unterkieferäste. Der Zentralstrahl muß die Mitte der Verbindungslinie zwischen den zwei letzten Backenzähnen treffen.

<u>Oberkiefer</u> (Abb. 1c)
Das Tier befindet sich in Seiten- bzw. Schräglage. Die Maulspalte ist mittels Spreizer geöffnet. Jochbogen und Nase liegen dem Film an, der harte Gaumen befindet sich im 45°-Winkel zur Kassette. Der Zentralstrahl trifft auf den Alveolarrand in Höhe des 1. Molaren.

<u>Unterkiefer</u> (Abb. 1d)
Hier ist die Brust-Bauch-Lage zu empfehlen. Der Kopf liegt in einem Winkel von 45° zur Röntgenplatte. Der Zentralstrahl ist wiederum auf den Alveolarrand des 1. Molaren gerichtet und sollte in einem rechten Winkel auf den Film treffen (Sinofilm).

<u>Seitliche Kopfaufnahme</u> (Abb. 1e)
Der Kopf liegt auf der Kassette. Die Unterkieferäste müssen dabei parallel übereinander stehen. Unterstützend kann ein Polster unter den Fang gelegt werden. Der Zentralstrahl sollte den Kopf in der Mitte zwischen Ohrgrund und temporalem Augenwinkel treffen und in rechtem Winkel auf die Kassette fallen.

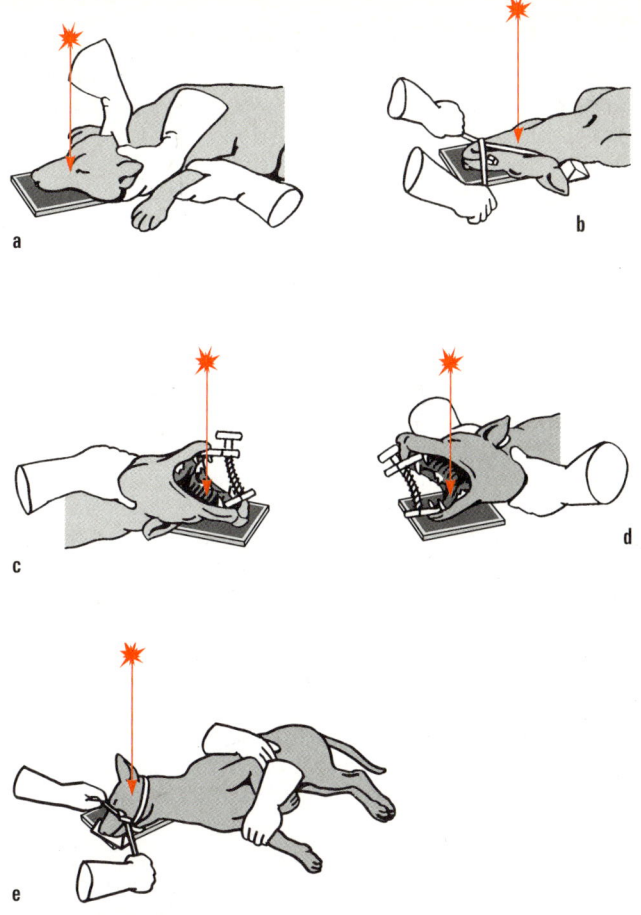

Abb. 1 Lagerung des Kleintierpatienten

Röntgen 17

<u>Halswirbelsäule (laterolateral)</u> (Abb. 1f)
Wichtig ist die parallel zum Röntgentisch gelagerte Wirbelsäule. Eine Hilfsperson fixiert den Kopf an den Ohren und am Fang. Der Kopf wird hierbei leicht gestreckt. Die Vordergliedmaßen werden nach kaudal gezogen.
Der Zentralstrahl richtet sich ca. 2 Finger breit oberhalb der Trachea auf den 3. Halswirbel. (Feinzeichnende Folie, Bucky-Blende)
<u>Halswirbelsäule (ventrodorsal)</u> (Abb. 1g)
Das Tier liegt in Rückenlage mit nach kaudal gezogenen Vordergliedmaßen. Kopf und Hals sind gestreckt, der Unterkiefer liegt parallel zur Kassette. Der Zentralstrahl sollte etwa 15° nach kranial gerichtet sein und in der Mitte zwischen der Schädelbasis und den Schulterblättern den 3. Halswirbel treffen. (Feinzeichnende Folie, Bucky-Blende)

2.7.2 Vordergliedmaße

<u>Schultergelenk (kaudokranial)</u> (Abb. 1h)
Das Tier befindet sich in Rückenlage. Die Vordergliedmaße wird weit nach vorne-unten gezogen (Hilfsperson kann sich auf Tisch stützen und mit den Vorderbeinen den Kopf fixieren) und der Brustkorb von der Skapula weggedreht.
Der Zentralstrahl sollte die Gliedmaße in Höhe des Tuberculum majus humeri treffen und senkrecht zur Kassette einfallen. Ist oft nur in Narkose möglich! (Hochverstärkende Folie, Bucky-Blende)
<u>Schultergelenk (mediolateral)</u> (Abb. 1i)
Die betroffene Gliedmaße liegt der Kassette auf und wird weit nach vorne, die obenliegende Gliedmaße maximal nach hinten gezogen. Kopf und Hals werden nach dorsal abgewinkelt. Der Zentralstrahl wird auf die Mitte des Schultergelenkes gerichtet. (Bucky-Blende, feinzeichnende Folie)
<u>Ellenbogen (kraniokaudal)</u> (Abb. 1j)
In Brustlage wird der Kopf des Tieres weit nach hinten gezogen. Gleichzeitig wird der Oberarm fixiert und der Unterarm auf die Platte gedrückt. Eine zweite Hilfsperson zieht die Vordergliedmaße nach vorne und fixiert

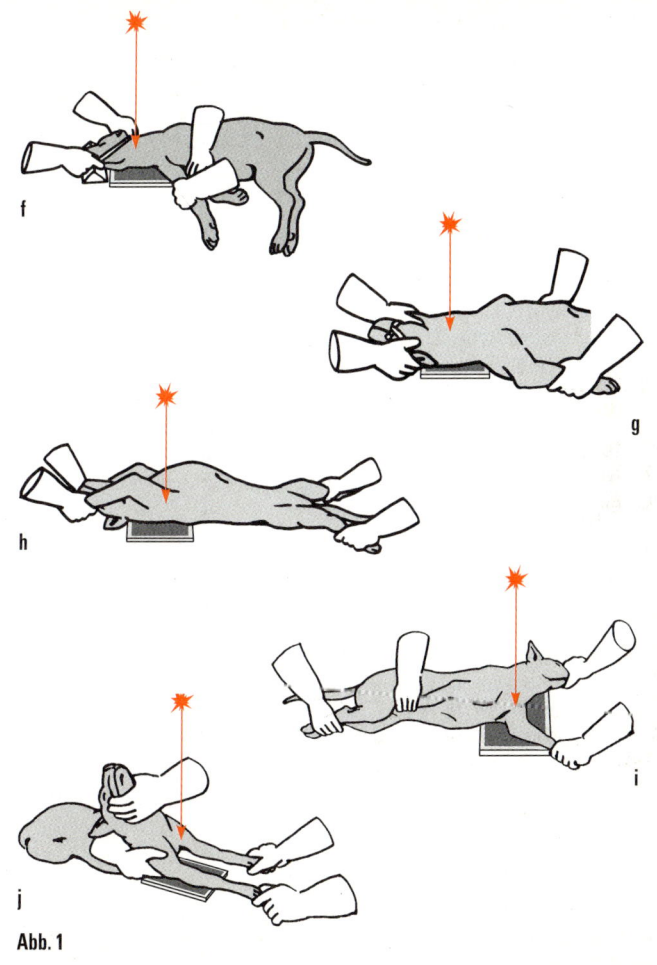

Abb. 1

Röntgen 19

sie so, daß nur das Olekranon, nicht aber ein Epikondylus gleichzeitig auf der Platte zu liegen kommt. Weiterhin ist es möglich, die Gliedmaße in angehobenem Zustand zu röntgen. Vorteilhaft ist hierbei, daß der Ellenbogenhöcker aus dem Gelenk herausgelagert wird.
Der Zentralstrahl muß 1 Finger breit distal der Epikondylen auftreffen. (Sinofilm)

Ellenbogen (mediolateral)
Die Lagerung erfolgt wie bei der mediolateralen Schultergelenkaufnahme. Der Zentralstrahl wird jedoch auf das Ellenbogengelenk gerichtet.

Karpalgelenk (dorsopalmar)
Die Lagerung des Tieres entspricht der der Röntgenaufnahme vom Ellenbogen im kraniokaudalen Strahlengang. Der Zentralstrahl richtet sich direkt auf das Karpalgelenk.

Karpalgelenk (mediolateral) (Abb. 1k)
Die betroffene Extremität wird am Oberarm und an der Pfote fixiert. Die Zehen müssen senkrecht zueinander und zur Platte liegen. Die obenliegende Gliedmaße wird nach hinten gezogen. Der Zentralstrahl richtet sich auf das Karpalgelenk. (Sinofilm)

2.7.3 Hintergliedmaße

Becken (ventrodorsal), HD-Lagerung (Abb. 1l)
Die Aufnahme erfolgt in Rückenlage, wobei die Fixation des Thorax durch das seitliche Anlegen der nach kaudal gerichteten Vordergliedmaßen unterstützt werden kann. Um die Wirbelsäule zu strecken und das Becken parallel zum Tisch zu lagern, werden die Hintergliedmaßen an den Sprunggelenken fest gepackt und soweit parallel nach hinten gezogen, bis sie dem Röntgentisch aufliegen. Die Beine werden anschließend abduziert und nach innen eingedreht. Die Femurhälse lassen sich dadurch korrekt darstellen. Die Kniescheiben werden in der Trochlea liegend abgebildet.
Der Zentralstrahl richtet sich auf die Medianlinie in Höhe des Trochanter major.

Becken (laterolateral) (Abb. 1m)
Die Wirbelsäule wird parallel zur Kassette gelagert und die Hinterglied᠆

maßen werden mäßig nach hinten gezogen. Der Zentralstrahl trifft den Trochanter major. (Bucky-Blende, feinzeichnende Folie)

<u>Kniegelenk (mediolateral)</u> (Abb. 1n)

Um Überlagerungen zu vermeiden, wird die obenliegende Gliedmaße nach hinten abgespreizt und die Rute fixiert. Die betroffene Extremität soll mäßig gestreckt der Kassette aufliegen. Der Zentralstrahl soll den Gelenkspalt treffen. (Sinofilm)

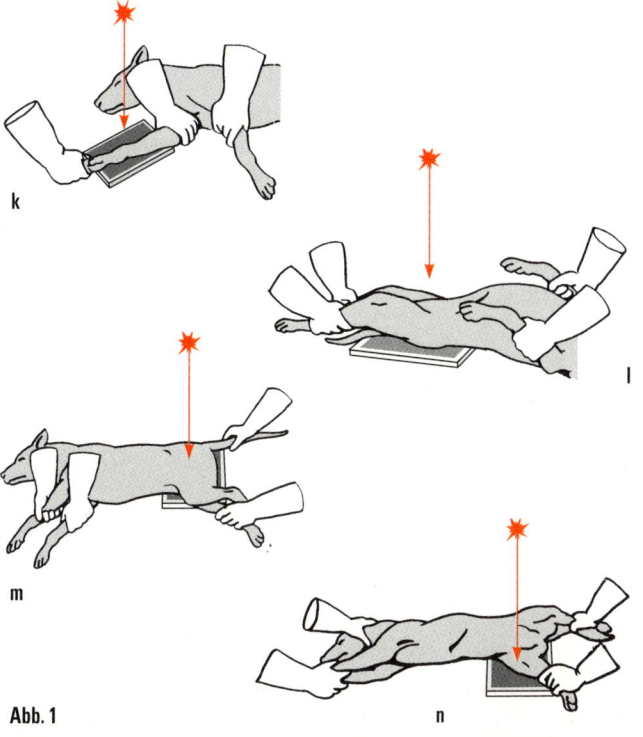

Abb. 1

Kniegelenk (kraniokaudal) (Abb. 1o)
Die Hinterextremitäten werden nach kaudal gezogen, auf den Tisch gedrückt und leicht nach innen gedreht. Die Patella wird hierdurch direkt über die Gelenkfläche geschoben.
Der Zentralstrahl trifft median, proximal der Tuberositas tibiae auf.

Tarsalgelenk (dorsoplantar) (Abb. 1p)
Das Tier befindet sich in Bauchlage. Die zu untersuchende Gliedmaße wird nach kranial gestreckt und am Oberschenkel fixiert. Der Tarsus liegt der Kassette auf, wobei sich der laterale und mediale Malleolus auf gleicher Höhe befinden. Der Zentralstrahl trifft die Mitte des Tarsalgelenkes. (Sinofilm)

Tarsalgelenk (lateromedial) (Abb. 1q)
Die betroffene, unten liegende Gliedmaße wird nach kaudal gezogen und am Kniegelenk fixiert. Die Zehen sollten senkrecht übereinander und zur Platte stehen. (Sinofilm)

Zehen (dorsoplantar)
Lagerung: siehe Karpal- bzw. Tarsalgelenk

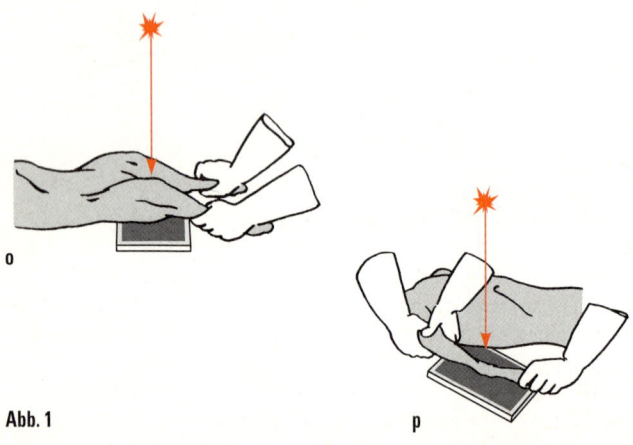

Abb. 1

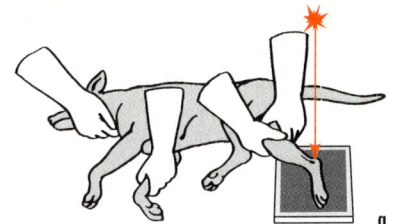

Abb. 1 q

2.7.4 Thorax und Abdomen

<u>Thorax (linke Seitenlage)</u>
Das Tier sollte sich zur Beurteilung des Herzens in linker Seitenlage befinden. Auf eine parallele Lagerung der Wirbelsäule zur Platte ist zu achten (Unterlegteile). Um Überlagerungen zu vermeiden, werden die Vordergliedmaßen weit nach kranial gezogen. Der Zentralstrahl trifft in halber Höhe auf die 5. Rippe. Bewegungsunschärfen lassen sich durch kurzfristiges Zuhalten der Nase des Tieres nach maximaler Inspiration vermeiden.

<u>Thorax (ventrodorsal)</u>
Der Patient befindet sich in Rückenlage. Die Vorderbeine werden nach kranial gestreckt. Der Zentralstrahl ist auf die Mitte zwischen die Schulterblattränder gerichtet.

<u>Abdomen (rechte Seitenlage)</u>
Die Hintergliedmaßen werden weit nach kaudal gestreckt.
Der Zentralstrahl richtet sich nach dem zu untersuchenden Organ:
- Magen: mittlere Bauchwand, Höhe der 12. Rippe
- Nieren: mittleres bis dorsales Drittel, Höhe des 2. Lendenwirbels
- Dünn- und Dickdarm: mittlere Bauchwand, Höhe des 3. Lendenwirbels
- Blase: ventrales bis mittleres Drittel, Höhe des 7. Lendenwirbels

<u>Abdomen (ventrodorsal)</u>
Die Hinterextremitäten sollten bis auf die Tischplatte gezogen werden.
Der Zentralstrahl ist auf das darzustellende Organ gerichtet (s.o.).

2.7.5 Flüssigkeitsansammlungen

Werden Flüssigkeitsansammlungen in Thorax oder Abdomen vermutet, bieten sich seitliche Aufnahmen im Stehen an. Nachteilig bei der Thoraxdarstellung (Zentralstrahl im Bereich der 5. Rippe) ist, daß es zu einer Überlagerung durch die Vorderbeine kommt. Oft sind die Patienten auch zu unruhig, um Bewegungsunschärfen auszuschließen.

Durch das Aufstellen des Patienten auf die Hinterbeine ist es möglich, Flüssigkeitsspiegel in Thorax und Abdomen gleichzeitig darzustellen. Der Zentralstrahl trifft hierbei die Mittellinie in Höhe des 12. Brustwirbels.

2.8 Die Aufnahme

2.8.1 Allgemeines

■ Anzahl der Aufnahmen

Da die Röntgenaufnahme ein Objekt nur zweidimensional wiedergibt, empfiehlt es sich, immer **zwei Aufnahmen in zwei verschiedenen Ebenen** anzufertigen!

2.8.2 Methoden zur Verbesserung der Aufnahmen

Voraussetzung

Die optimale Einstellung des Röntgengerätes ist Ausgangspunkt für befriedigende Ergebnisse.

Für ausreichende Grundschwärze sorgt die Stromstärke/Zeiteinheit (mAs). Sie stellt die Mengenangabe der Röntgenstrahlen in einer Zeiteinheit dar und ist maßgebend für die Verbesserung von Kontrasten. Die Objektdurchdringung (= Härte) ist von der Röhrenspannung (kV) abhängig.

Verminderung der Streustrahlung

Effekt: Schärfe und Kontrast nehmen zu.

Möglichkeiten:

Optimaler Abstand zwischen Fokus und Film liegt bei 70–120 cm.

Optimaler Abstand zwischen Fokus und Objekt beträgt die 5fache Objektdicke.

Abstand zwischen Objekt und Filmkassette möglichst gering halten.
Nutzstrahl einengen (Streustrahlenblende an der Röntgenhaube).
Einbau von Streustrahlenraster zwischen Objekt und Filmkassette.

Schärfe

Schärfe, Streustrahlung und Kontrast stehen in direktem Zusammenhang miteinander. Neben den oben genannten Verbesserungsmöglichkeiten ist maßgebend, daß die Bewegung des Tieres durch geeignete Maßnahmen, Sedation u.ä., so gering wie möglich gehalten wird.

Verstärkerfolien

Effekt: Röntgenfilm wird von beiden Seiten belichtet. Dadurch nimmt die Belichtungszeit um etwa $1/10$ s ab.

Arten	Verstärkungsfaktor	Belichtungsfaktor	Verwendungsbeispiel
Hochverstärkende Folien	2	0,4	Knie- und Hüftgelenk Pferd
Universalfolien	1	1	
Feinzeichnende Folien	0,5	2	Zehenknochen Katze
Spezialfolien	feinzeichnend und hochverstärkend		
Seltene Erden (SE)	feinzeichnend	0,01	

Kontrast

Strukturen lassen sich auf dem Röntgenbild nur aufgrund ihrer unterschiedlichen Dichte voneinander abgrenzen. In den Bereichen, wo der Strahl den Film ungehindert trifft, muß es nach der Entwicklung zu einer deutlichen Filmschwärzung kommen. Erscheinen die Weichteile zu dunkel, ist ein höherer mAs-Wert zu wählen. Um Knochenstrukturen hervorzuheben, ist eine Erhöhung der kV-Eingabe ratsam. Kontrastreichere Bilder erscheinen schärfer.

Anwendungsbeispiele
- Thorax

Gut sind Röntgengeräte, die eine Belichtungszeit unter $1/30$ s, besser eine Belichtungszeit von weniger als $1/60$ s ermöglichen. Die Belichtung ist optimal, wenn auf der seitlichen Aufnahme die Dornfortsätze gerade noch zu sehen sind.

Messung des Brustdurchmessers und Verwendung eines Rasters, wenn Durchmesser mehr als 15 cm beträgt.

- Abdomen

Messung der Dicke des Abdomens am letzten Rippenbogen
(Verwendung eines Rasters, wenn Tiere dicker als 10 cm).
Aufnahme in der Atempause.
Erhöhung des Kontrastes durch hohen Röhrenstrom (kV) und niedrige Röhrenspannung (mA).

<u>Ursachen für ein zu dunkles Bild:</u>
- Überbelichtet (kV-Zahl zu hoch oder zu lange belichtet)
- Zu lange Zeit im Entwickler

<u>Ursachen für ein zu helles Bild:</u>
- Unterbelichtet (kV-Zahl zu niedrig oder zu kurz belichtet)
- Zu kurze Zeit im Entwickler oder Entwickler verbraucht

2.8.3 Kontrastaufnahmen

Sie dienen der Darstellung von Strukturen, die in der Leeraufnahme nicht sichtbar wären.
Man unterscheidet:
- **Positive Kontrastmittel** (strahlendichte Stoffe)

Anwendung: Ösophagus, Magen-Darm-Trakt
z. B. Bariumsulfatpulver
1:1 mit lauwarmem Wasser zu Brei anrühren, eingeben.
Hund : 6–10 ml/kg KGW
Katze: 12–16 ml/kg KGW

<u>Kontraindikation:</u> Aspirationsgefahr, Perforationen
Bei Verdacht auf Perforationen muß man auf weniger reizende Substanzen

zur Kontrastdarstellung zurückgreifen. Zu nennen sind hier besonders die organischen Jodverbindungen, z. B. Gastrografin®. Ähnliche Substanzen werden auch für die Angiographie verwendet.
Kontraindikation: Hyperthyreose, schwere Niereninsuffizienz, Jodallergie.
Bei jodhaltigen Kontrastmitteln (z. B. Telebrix®, Urografin®) zur Darstellung des Urogenitaltraktes ist ein Kontrastgehalt von mindestens 60–70% (entspricht einem Jodgehalt von 300–350 mg/ml Injektionslösung) notwendig. Sie werden besonders zur Diagnostik von Blasenrupturen eingesetzt. Die Dosierungen betragen
Hund: 20–30 ml
Katze: 10–15 ml

- **Negative Kontrastmittel** (strahlendurchlässige Stoffe) z. B. CO_2, Luft (sog. Pneumographie)
Anwendung: z. B. Blasendarstellung
Kleiner Hund: 20–30 ml Luft
Großer Hund: 100 ml Luft
Mittels Katheter wird die Luft in die Blase infundiert.
Cave: Bei der Katze keine Blasendarstellung mittels Luft (nur CO_2!), da Todesfälle möglich.

- **Doppelkontrastdarstellung:** Man kann beide Methoden auch kombinieren, indem im Anschluß an die positive Kontrastdarstellung Luft insuffliert wird. Diese Methode eignet sich besonders zur Darstellung von Magen-Darm-Trakt und Harnblase, da sich dadurch Organwand und Schleimhaut sehr gut darstellen. Hilfreich ist hierbei die zusätzliche Verwendung von Spasmolytika.

2.9 Entwicklung

Die Dunkelkammer sollte sich in unmittelbarer Nähe des Röntgenzimmers befinden und von diesem durch einen Vorraum (Lichtschleuse) getrennt sein. Die Beleuchtung erfolgt mit Rotlicht.
Handentwicklung (Schalen, Wannen)
Dauer: ca. 45 min

Trockenarbeitsplatz:
- Entnahme des Filmes aus der Kassette und Einspannen in den Rahmen

Naßarbeitsplatz:
- Entwickler (Phenidon–Hydrochinon, 4–8 min, 20 °C)
- Wässern (fließendes Wasser, 1 min)
- Fixieren (Natriumthiosulfat 15 min, Benzkatechin 2 min)
- Wässern (fließendes Wasser, 20–30 min)
- Trocknen (Lufttrocknen, Trockenschrank)

<u>Entwicklungsmaschine</u>
Maschine warm laufen lassen, spezieller Film notwendig
Dauer: ca. 2 min
Nachteil: teuer, ständige Wartung, kein Einfluß auf die Bildqualität

2.10 Bildbetrachtung und -auswertung

Zur Beurteilung der Röntgenaufnahme sollten optimale Verhältnisse geschaffen werden. Am besten geeignet ist ein **abgedunkelter Raum** mit **Leuchtschirm,** der eine gleichmäßige Ausleuchtung des Bildes ermöglicht. Unter Zuhilfenahme von **Masken** oder verstellbaren Jalousien kann der Leuchtkasten an das Filmformat angepaßt werden. Für die Betrachtung von Details ist eine **Lupe** äußerst nützlich.

Grundlage für die Auswertung von Röntgenbildern sind Kenntnisse der Anatomie. Wichtig ist die **sorgfältige Betrachtung aller Strukturen auf Lage, Form und Größe.** Aufgrund einer Verdachtsdiagnose ist man oft auf bestimmte Körperteile oder Organe so fixiert, daß wichtige andere Veränderungen übersehen werden. Deshalb sollte die Auswertung von Röntgenaufnahmen immer nach einem **festgelegten Schema** erfolgen. Welche Systematik diesem zugrunde liegt (von außen nach innen, von vorne nach hinten o. ä.) ist unbedeutend.

2.11 Aufbewahrung

Eine Aufbewahrungszeit für Röntgenbilder ist nicht vorgeschrieben. In der Praxis empfiehlt es sich, die Bilder während der gesamten Lebensdauer des Patienten trocken und in Röntgentüten verpackt aufzuheben.
In der Regel sind die Röntgenaufnahmen Eigentum der Praxis (werden nicht abgegeben), wobei es jedoch auch Ausnahmen gibt (HD-Aufnahme zur züchterischen Anerkennung).

2.12 Strahlenschutz

- **Gefahr**

Röntgenstrahlen werden im Körper kumuliert und erzeugen durch ihre ionisierende Wirkung biologische Veränderungen (somatisch und genetisch).

- **Ziel**

Die Strahlenbelastung aller betroffenen Personen (Praxisinhaber, Mitarbeiter, andere) sollte möglichst gering gehalten werden. Deshalb ist jeweils zu überprüfen, ob eine Indikation zum Röntgen besteht!

- **Gesetzliche Grundlage**

Die Verordnung zum Schutz vor Schäden durch Röntgenstrahlen – **Röntgenverordnung (RöV)** mit den dazugehörigen Ausführungsbestimmungen umfaßt alle technischen, medizinischen und tiermedizinischen Anwendungsarten.

- **Überprüfung**

Für die Betriebserlaubnis und die Aufsicht der Anwendung von Röntgengeräten ist i.d.R. das **Gewerbeaufsichtsamt** zuständig. Das Röntgengerät wird vom TÜV geprüft und abgenommen. Eine Kontrolle erfolgt alle 2 Jahre.
Der fachkundige Betreiber der Röntgeneinrichtung ist der „Strahlenschutzverantwortliche".

- **Ausrüstung**

Schürze, Handschuhe (aus Bleigummilamellen), **Schutzbrille** mit Bleiglas und **Bleigummiplatten** sollten zur Standardausrüstung jeder Praxis gehören und auch verwendet werden. Ein **Dosimeter** ist für alle Personen vorgeschrieben, die sich im Kontrollbereich (Röntgenraum) aufhalten. Es wird unter der Schutzkleidung getragen und 1×/Monat von der Gesellschaft für Strahlenforschung ausgewertet. **Schwangere und Jugendliche unter 18 Jahren** (außer Auszubildende) dürfen den Kontrollbereich nicht betreten.

■ **Aufzeichnungen**

Über die Anwendung des Röntgengerätes (Datum, Strahlenqualität, Filmabstand, Patient, Feldgröße, Folienart) **muß** Buch geführt werden. Dieses ist 10 Jahre lang aufzubewahren.

Weiterführende Literatur

Ficus HJ. Röntgendiagnostik in der Kleintierpraxis. Stuttgart: Enke, 1978.
Kealy JK. Röntgendiagnostik bei Hund und Katze. 2. Aufl. Stuttgart: Enke, 1991.
Schebitz H, Wilkens H. Atlas der Röntgenanatomie von Hund und Katze. 5. Aufl. Berlin: Blackwell Wissenschafts-Verlag 1989.
Schebitz H, Wilkens H. Atlas der Röntgenanatomie des Pferdes. 4. Aufl. Berlin: Blackwell Wissenschafts-Verlag, 1986.

3 Das Elektrokardiogramm (EKG)

3.1	Bedeutung in der Tierarztpraxis	31
3.2	Grundlagen der EKG–Technik	31
3.3	Durchführung	36
3.4	Praktische Interpretationen des EKG	38

3.1 Bedeutung in der Tierarztpraxis

Nach dem Röntgen hat das EKG in viele Praxen Eintritt gefunden. Sehr wahrscheinlich war dies eher ein Zugzwang als eine Notwendigkeit. Immer mehr Menschen investieren immer mehr Geld in ihre Lieblinge, da diese in zunehmendem Maße Kinder und Lebensgefährten ersetzen. Dieser soziologische Wandel im Verhältnis Mensch/Tier führt mittlerweile dazu, daß die Tierhalter von einem Tierarzt immer mehr humanmedizinischen Standard einfordern. Ob uns das gefällt oder nicht, wir stehen im Zugzwang, und damit besitzt das EKG einen angestammten Platz im MemoVet. Im Rahmen dieses Buches wird das Thema EKG nur umrissen. Wer mehr wissen will, muß natürlich zu einem Fachbuch greifen.

3.2 Grundlagen der EKG-Technik

Das EKG ist eine graphische Darstellung, die auf den elektrischen Vorgängen am Herzen basiert. Es registriert Spannungen, die an der Haut mittels Elektroden abgeleitet werden. Die Spannungen entstehen durch Veränderungen von elektrischen Potentialen an Herzmuskelzellen im Verlauf der Erregungsausbreitung am Herzen. Diese Definition riecht nach einiger Theorie, die es zunächst zu erfassen gilt, um ein EKG lesen zu können. Fangen wir mit der Einzelherzmuskelzelle an. Jede Herzmuskelzelle (nicht nur diese!) hat eine Zellmembran, an der ein elektrisches Potential herrscht. In Ruhe ist die Höhe des Potentials bei **–90 mV.** Getragen wird dieses **Ruhepotential** dadurch, daß die Membran nicht zu jeder Zeit gleich permeabel für Ionen ist, und durch aktive Transportmechanismen, die für einen spezifischen Ionentransport sorgen. Im einzelnen wird dafür gesorgt, daß im Inneren der Zellen viele K^+-Ionen und außerhalb viele Na^+-Ionen sind. Außerdem findet man außen viele Cl^-- und innen wenig Cl^--Ionen. Summa summarum ist das **Zellinnere negativ** und das **Zelläußere positiv** geladen.

■ **Was passiert nun, wenn ein Reiz die Zelle trifft?**

Die Zellpermeabilität ändert sich, es strömen viele Na^+-Ionen ins Zellinnere und kippen damit das elektrische Potential um. Herrschten vorher **–90 mV,** so sind es nunmehr **+30 mV,** man spricht von einem **Aktionspotential.** Stufenweise werden hernach die alten Verhältnisse wiederhergestellt.

1. Bedingt durch den Na^+-Ionen-Einstrom folgen Cl^--Ionen,
2. K^+ strömt aus der Zelle aus und
3. Ionenpumpen befördern am Ende wieder K^+ rein und Na^+ hinaus.

■ **Sind alle Herzzellen zu solchen Vorgängen fähig?**

Im Prinzip schon, sowohl das Arbeitsmyokard (Kontraktion) als auch die Reizbildungs- und Reizleitungszellen können dies. Allerdings kann das Arbeitsmyokard nur auf **externe Reize** reagieren, wohingegen die Reizbildungszellen selbst solche Reize entwickeln (**Schrittmacherzellen**) und damit das Arbeitsmyokard steuern können.

Die Reizbildungszellen kommen durch permanenten Na^+-Einstrom zum Aktionspotential und damit zur Impulsbildung.

■ **Wer gehört zu den Zellen, die für den Takt sorgen (Schrittmacherzellen)?**

Der Sinusknoten: Er ist der oberste Schrittmacher in der Herzautonomie und liegt in der Nähe der Einmündung der Vena cava cranialis in der Wand des rechten Vorhofs.

Seine Frequenz hängt von Tierart, Tiergröße und dem Alter ab. Ist ein Tier in der Praxis sehr verängstigt, so ist mit einer höheren Frequenz zu rechnen. Allerdings ist **nicht** der Sinusknoten dafür verantwortlich, sondern das vegetative Nervensystem, das zusätzlich den Sinusknoten stimuliert. (Hier greift ein Mechanismus ein, der der Herzautonomie nicht zuzurechnen ist, aber diese einschränkt.)

Die Frequenz des Sinusrhythmus variiert zwischen 60 und 200/min (Hund und Katze). Der Reiz wird vom Sinusknoten via dreier Bündel (anteriores, mittleres und posteriores Bündel) zum AV-Knoten geleitet.

AV-Knoten: Er liegt im unteren Vorhofseptum an der Grenze zwischen Vorhof und Kammer. Auch er besitzt Schrittmacherzellen, die im Falle eines totalen oder partiellen Ausfalls des Sinusknoten dessen Funktion übernehmen, allerdings nur mit niedrigerer Frequenz (40–60/min).

Im übrigen wird durch den AV-Knoten die Leitungsgeschwindigkeit verlangsamt. Dies ist sinnvoll, damit zunächst eine Blutfüllung der Ventrikel gewährleistet wird, bevor sie sich kontrahieren. Vom AV-Knoten wird die Erregung zum His-Bündel geleitet.

His-Bündel: Es durchdringt die Trennwand zwischen Vorhof und Ventrikel, verläuft im Kammerseptum in Richtung Aortenklappen und trennt sich dort in die beiden **Tawara-Schenkel.** Beim Ausfall übergeordneter Erregungszentren kann das His-Bündel die Erregungsbildung übernehmen, aber nur mit einer max. Frequenz von 40/min.

Tawara-Schenkel: Der **rechte Tawara-Schenkel** zieht an der rechtsventrikulären Septumwand zum vorderen Papillarmuskel. Dort entsteht ein Purkinje-Fasernetz, welches die Erregung zum rechten Ventrikel leitet.

Der **linke Tawara-Schenkel** zieht linksventrikulär in der Septumwand entlang und teilt sich im oberen Drittel in einen anterioren und einen posterioren Faszikel, die wiederum zu den Papillarmuskeln laufen und dort ebenfalls ein Purkinje-Fasernetz bilden, das die Erregung im linken Ventrikel weiterleitet.

Sogar die Tawara-Schenkel können eine Eigenfrequenz von ca. 25–40/min bilden; die Purkinje-Fasern immerhin noch eine Frequenz von 25 Impulsen/min.

Betrachtet man eine Herzzelle, so kommt ein Impuls an und bewirkt ein Aktionspotential an einem Ende der Zelle. Das andere Ende der Zelle ist bis dato nicht betroffen. Legt man nun einen Spannungsmesser an, so mißt man zwischen den erregten Teilen und den ruhenden Teilen eine **Spannung.** Der Impuls breitet sich von Zelle zu Zelle aus; es entstehen Spannungen in verschiedensten Richtungen und verschiedensten Stärken. Vereinzelt heben sich diese Spannungen auf, bezogen auf Stärke und Richtung.

In diesem Zusammenhang muß man die **Vektorentheorie** nennen. Sie beschreibt jede Einzelspannung als Vektor, dessen Pfeillänge die Spannungsgröße und dessen Pfeilspitze die Ausbreitungsrichtung darstellt. Die Einzelvektoren bilden einen Summenvektor, der der Gesamtheit der Einzelvektoren entspricht und sich über die Zeit ebenso in Größe und Richtung ändert. Leitet man nun zwischen mehreren Hautpartien die Spannung ab (Messung), so zeichnet sich das EKG-Bild. Man erkennt, wie sich die Erregung über den Herzmuskel ausbreitet. Dabei gilt: Wandert die Summe der Aktionspotentiale in Richtung positive Elektrode, so schlägt die Kurve ins Positive aus; entfernt sich das Aktionspotential von der positiven Elektrode, so schlägt die Kurve ins Negative aus. Die Größe des Ausschlages ist weiterhin von der **Dicke** des aktivierten Herzmuskelabschnittes und auch von der **Lage** der Ableitungselektrode abhängig.

Der Summenvektor für die **Vorhofdepolarisation** ist die P-Welle, der QRS-Komplex zeigt die **Ventrikeldepolarisation** an und die T-Welle steht für die **Repolarisation** der Ventrikel. Die Repolarisation der Vorhöfe geht im QRS-Komplex unter; Abbildung 2 verdeutlicht das nochmals.

Abb. 2 a) Erregungsausbreitung vom Sinusknoten zum AV-Knoten und im rechten Vorhof. EKG-Bild in z. B. Ableitung II, 1.Teil der P-Welle. **b)** Erregungsausbreitung in den linken Vorhof. 2.Teil der P-Welle. **c)** Erregungsausbreitung am Kammerseptum. Q-Zacke. **d)** In dieser Phase breitet sich das Aktionspotential über die beiden Kammern von endo- nach epikardial aus. Es zeigt sich eine positive R-Zacke, da die Muskelmasse des linken Ventrikels größer ist als die des rechten und somit in der

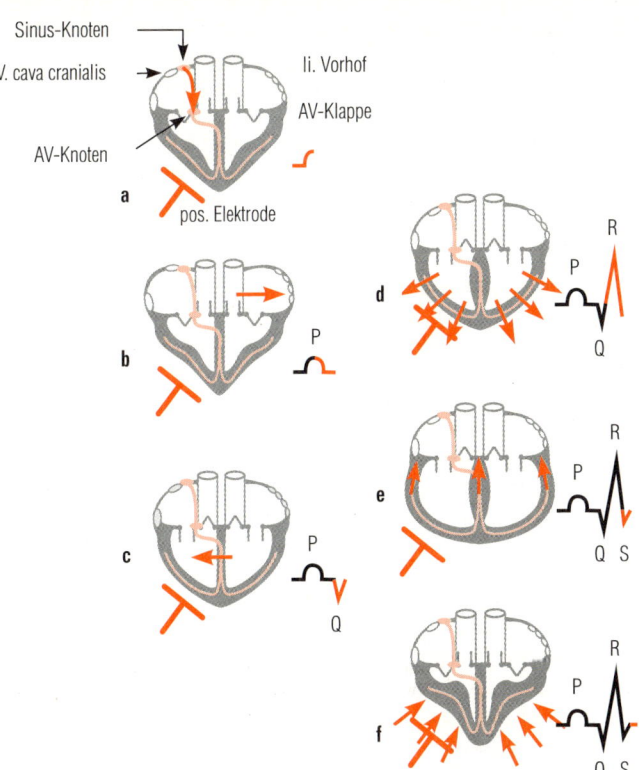

Summe die Erregung vorwiegend auf die positive Elektrode hin zuläuft. Erregung der Kammern. QRS-Komplex, zunächst Erregung der Herzspitze und der Epikardregion. **e)** In der 3. Phase der Kammerdepolarisation werden die basalen Anteile der Ventrikel und des Kammerseptums aktiviert. Die Erregung entfernt sich von der positiven Elektrode; deshalb ist die S-Zacke negativ. **f)** Erregung der Endokardregion (Ende der Kammererregung)

3.3 Durchführung

Es gibt mehrere Stellen, an denen die Elektroden für die Ableitungen angebracht werden können. Mit diesen verschiedenen, standardisierten Ableitungen läßt sich die elektrische Aktivität des Herzens unter verschiedenen Winkeln in bezug zur anatomischen Lage des Herzens setzen.
Eine Ableitung beinhaltet jeweils ein Elektrodenpaar. Man unterscheidet zwischen verschiedenen Ableitungssystemen, die im folgenden beschrieben werden.

- **Bipolare Extremitätenableitung nach Einthoven**

Es gibt drei Einthoven-Ableitungen (s. Abb. 3).
Ableitung I: rechte (–) gegen linke (+) Vordergliedmaße
Ableitung II: re. Vorder- (–) gegen li. Hintergliedmaße (+)
Ableitung III: li. Vorder- (–) gegen li. Hintergliedmaße (+)
I–III: Die rechte Hintergliedmaße stellt jeweils die Erdung dar.

- **Unipolare Gliedmaßenableitungen nach Goldberger**

Das Anbringen der Elektroden erfolgt wie bei den Ableitungen nach Einthoven. Allerdings werden die Potentialänderungen der abgeleiteten Extremität gegen die anderen beiden nichtabgeleiteten Extremitäten geschaltet.

aVR: **a**ugmented **V**oltage **r**echte Vordergliedmaße
aVL: **a**ugmented **V**oltage **l**inke Vordergliedmaße
aVF: **a**ugmented **V**oltage linke Hintergliedmaße

- **Unipolare präkardiale Brustwandableitungen nach Wilson (Pferd)**

Hier werden die Elektroden an definierten Stellen links und rechts präkardial angebracht.

CV_5RL (rV2): 5. ICR rechts sternumnah
CV_6LL (V2): 6. ICR links sternumnah
CV_6LV (V4): 6. ICR links am Übergang von knöcherner zu knorpeliger Rippe
V10: über Dornfortsatz 7. Brustwirbelkörper

Um die Sache auf die Spitze zu treiben, gibt es auch noch invasive Ableitungen, wo z.B. eine Elektrode im Ösophagus zum Liegen kommt. Diese

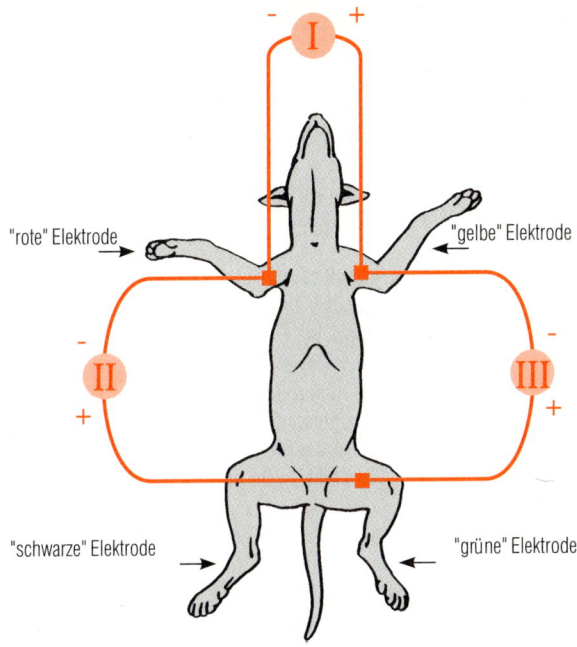

Abb. 3 Bipolare Extremitätenableitung nach Einthoven. Der Anschluß des Patienten erfolgt derartig, daß alle drei Ableitungen (je nach Wunsch) erstellt werden können, wobei jedoch immer nur zwei Extremitäten gleichzeitig abgeleitet werden.

Spezialableitungen finden jedoch eher in der Humanmedizin Anwendung (und auch dort nur selten).

Tips zur Durchführung:
- Hund und Katze werden in der Regel auf die rechte Seite gelegt, um ein EKG zu schreiben. Eine Ableitung im Stehen oder in Brust-Bauch-Lage ist jedoch auch möglich.
- Tier auf nichtleitende Oberfläche legen
- Wenn möglich keine Sedativa benutzen, da diese das EKG beeinflussen können
- Möglichst mit Papierschub 50 mm/s registrieren, da hierbei eine bessere Zacken- und Wellenanalyse möglich ist
- **Achtung:** Nicht vergessen, die Zackenhöhe auf 1 cm = 1 mV zu eichen
- Rhythmusstreifen (in der Regel Ableitung II) anfertigen; hier genügt ein Papiervorschub von 10 mm/s oder 25 mm/s
- Von der bipolaren und unipolaren Extremitätenableitung sollten 3–4 QRS-Komplexe gut aufgezeichnet werden
- **Kann man auch die elektrische Herzachse mit dem EKG bestimmen?**

Jawohl, das ist möglich. Zu diesem Zweck leitet man nach Einthoven **und** dann nach Goldberger ab. Überlagert man beide Ableitungen, entsteht der sog. **Cabrera-Kreis**. Mit Hilfe dieses Kreises kann die Herzachse am liegenden Tier bestimmt werden. Genauer soll hier nicht darauf eingegangen werden, da dies den Rahmen dieses Buches sprengen würde.

Manche Tiere sind auch in Belastung zu untersuchen, wozu sich dann ein **Funk-EKG** eignet. Dies ist insbesondere beim Pferd von Bedeutung.

3.4 Praktische Interpretationen des EKG

Das EKG alleine sagt nicht viel aus, sondern ist nur ein **weiteres diagnostisches Mittel** neben einer Reihe anderer Untersuchungen. Ebenso muß ein normales EKG nicht bedeuten, daß das Herz gesund ist. Zur Diagnostik müssen immer Anamnese, körperlicher Untersuchungsbefund und gegebenenfalls bestimmte Blutuntersuchungen (z. B. Elektrolyte), eine Thoraxröntgenaufnahme und anderes mehr herangezogen werden.

- Der Wert des EKG liegt im wesentlichen auf zwei Gebieten:
– Diagnostik der **Herzrhythmusstörungen.** Mit Hilfe des EKG können Herkunft und Frequenz der Impulse festgestellt werden. Dies ist wichtig, um z. B. zu entscheiden, welches Antiarrhythmikum zu applizieren ist.
– **Zustand des Myokards.** Im EKG können Ischämiezeichen der Ventrikel erkennbar sein, aber auch Hypertrophiezeichen von Vorhöfen und Ventrikeln. Somit können die Auswirkungen einer bestimmten Herzerkrankung sichtbar gemacht werden.
- **Wann ist es sinnvoll, ein EKG zu schreiben?**
– Unklare Tachykardie, Bradykardie oder Arrhythmie
– Dyspnoe
– Schockzustände, besonders beim kardiogenen Schock
– Unklare Ohnmachtsanfälle
  (können z. B. durch Bradykardie bedingt sein)
– Prä- und intraoperativ zur Narkoseüberwachung oder vor einer Narkose bei Risikopatienten
– Herzgeräusche, vor allem Vitium (Zyanose)
– Beurteilung der Wirkung von Kardiaka, wie Digitalis, β-Rezeptoren-Blocker etc. (Verlaufskontrolle)
– Elektrolytstörungen, besonders Kalium und Kalzium
- **Grundzüge der EKG–Auswertung**

Ausgewertet werden folgende Parameter:
a) Schlagfrequenz
b) Herzrhythmus
c) Ausmessen der Komplexe und Zeitintervalle
d) Bestimmung der elektrischen Herzachse

Zu a) **Bestimmung der Herzfrequenz**
Abschätzen der Frequenz, z. B. bei einer Aufzeichnungsgeschwindigkeit von 25 mm/s: 1 mm = 0,04 s; 1 cm = 0,4 s. Gemessen wird der Abstand

von **R-Zacke zu R-Zacke.** Beträgt dieser z. B. 1,5 cm, so weiß man schon grob, daß die Herzfrequenz bei ca. 100 Schlägen/min liegt.

Berechnen der Herzfrequenz
Ablesen der Frequenz mittels EKG-Lineal: einfachste und eleganteste Methode der Frequenzbestimmung. Das Lineal gibt es von Pharmafirmen als Werbegeschenk. Man legt einfach die Markierung auf dem Lineal auf die erste R-Zacke und liest bei der zweiten R-Zacke die Frequenz ab.

Zu b) **Bestimmung des Herzrhythmus**
Zunächst muß geklärt werden, ob ein Sinusrhythmus vorliegt. Typisch für den Sinusrhythmus ist:

■ Es sind P-Wellen vorhanden, wobei es bei Extremitätenableitungen schon mal schwierig sein kann, diese im EKG aufzufinden (Gerät kann aber verstellt werden).

■ PP-Abstand ist gleichmäßig, es sei denn, es liegt eine Sinusarrhythmie vor.

■ Der PP-Abstand entspricht dem RR-Abstand, d. h., Vorhof- und Kammerfrequenz sind gleich und die R-Zacke (bzw. der QRS-Komplex) folgt der P-Welle in einem zeitlich konstanten Abstand.

■ Jeder P-Welle folgt ein QRS-Komplex.

Abbildung 4 zeigt das Bild eines Sinusrhythmus.

Ist der Grundrhythmus **kein** Sinustyp, muß anhand der Kurvenmorphologie analysiert werden, wo die Impulse des Herzens gebildet werden. Handelt es sich um einen Sinusrhythmus, können dennoch Arrhythmien (z. B. Extrasystolen) vorkommen.

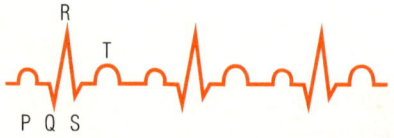

Abb. 4 Der Sinusrhythmus-Typ. P-Wellen sind vorhanden. In der Regel gleichmäßiger PP-Abstand. Der PP-Abstand entspricht dem RR-Abstand.

Die Darstellung der vielfältigen Rhythmusstörungen würde den Rahmen des Buches sprengen; wir verweisen auf die tiermedizinische Fachliteratur, die sich mit dem EKG befaßt.

Zu c) Ausmessen der QRS–Komplexe und Zeitintervalle

■ **P-Welle:** Sie repräsentiert die Vorhofdepolarisation. Ihre Dauer zeigt die Zeit, die für die Erregungsleitung vom Sinusknoten zum AV-Knoten benötigt wird. Der erste Teil der P-Welle wird vom rechten, der zweite Teil vom linken Vorhof gebildet, da dieser später als der rechte Vorhof erregt wird.

Die normale, in Ableitung II registrierte Welle ist rund, positiv und monophasisch.

In Ableitungen mit überwiegend positivem QRS-Komplex ist die P-Welle positiv. Siehe Abb. 5a–d.

Formenvarianz ist ableitungsbedingt oder pathologisch.

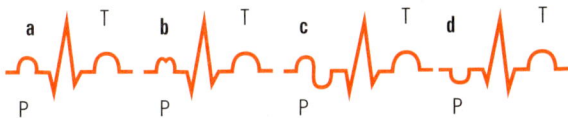

Abb. 5 Die P-Welle; verschiedene Möglichkeiten, wie eine P-Welle aussehen kann: **a** = normal = monophasisch positiv, bei vorwiegend pos. QRS-Komplex. **b** = gekerbt. **c** = biphasisch. **d** = negativ

Tab. 5 Normwerte für die P-Welle

	Hund	**Katze**
Dauer	0,04 s	0,04 s
Amplitudenhöhe	max. 0,4 mV	max. 0,2 mV

■ PQ-Zeit (PQ-Strecke)

Sie entspricht der Zeit, die benötigt wird, um die Erregung vom Sinusknoten zum Kammermyokard weiterzuleiten. Die Messung erfolgt vom Beginn der P-Welle bis zur Q-Zacke (bzw. bis zur R-Zacke, falls keine Q-Zacke vorhanden ist). Die PQ-Zeit sollte in etwa konstant sein und variiert mit der Herzfrequenz (hohe Frequenz → schnelle Erregungsleitung).

Tab. 6 Normwerte für die PQ-Strecke

	Hund	Katze
PQ-Zeit	0,06–0,13 s	0,05–0,09 s

■ QRS-Komplex

Er stellt die Kammerdepolarisation dar und besteht aus folgenden Komponenten:

Q-Zacke: erster neg. Ausschlag vor einer R-Zacke
R-Zacke: erster pos. Ausschlag nach einer P-Welle
S-Zacke: erster neg. Ausschlag nach einer R-Zacke
R'-Zacke: zweiter pos. Ausschlag nach einer R-Zacke (nicht immer vorhanden, i. d. R. bei Schenkelblockbildern zu finden)
QS-Zacke: keine R-Zacke im Kammerkomplex vorhanden
Abbildung 6 stellt dies graphisch dar.

■ Man kann die Breite des gesamten QRS-Komplexes sowie die Amplituden der einzelnen Komponenten von der Null-Linie aus messen.

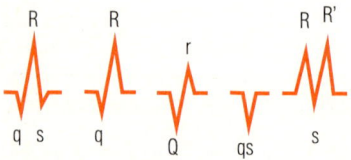

Abb. 6 Der QRS-Komplex

Tab. 7 Normwerte für QRS-Komplex und R-Zacke

	Hund	Katze
Dauer	0,035 – max. 0,05–0,06 s	0,016 – max. 0,04 s
Höhe der R-Zacke	max. 2,5–3 mV	max. 0,9 mV

Die Q-Zacke ist immer negativ (da die Erregung von der Herzspitze zur Herzbasis im Septum der Kammer erfolgt) und darf in der Amplitude nicht größer sein als $1/4$ des größten R-Ausschlages in der Extremitätenableitung.

Die **größte Amplitude** hat die Q-Zacke in den Ableitungen II, III, aVF.

Die **R-Zacke** hat den größten Ausschlag in den Ableitungen, die am nächsten in der elektrischen Herzachse liegen, also in der Regel in I und III.

Die **S-Zacke** folgt der R-Zacke, ist negativ und repräsentiert die Erregung der basalen Kammerabschnitte. Wenn die R-Zacke groß ist, ist die S-Zacke klein und umgekehrt.

ST-Strecke: Sie stellt das Zeitintervall vom Ende des QRS-Komplexes bis zum Beginn der T-Welle dar. Sie kann auf der Null-Linie (= normal), aber auch oberhalb (ST-Hebung) oder unterhalb (ST-Senkung) derselben liegen. Sie ist bei Myokardischämie und Myokardhypertrophie verändert.

QT-Dauer: Sie wird vom Beginn der Q-Zacke bis zum Ende der T-Welle gemessen und repräsentiert die Zeit von der Kammerdepolarisation bis zur Kammerrepolarisation. Je höher die Schlagfrequenz, desto kürzer ist die QT-Dauer. Bei normaler Sinusfrequenz ist die QT-Dauer ungefähr die Hälfte des RR-Intervalls. Bei starker Bradykardie wird die QT-Zeit kürzer als die Hälfte des RR-Intervalls, bei starker Tachykardie ist es umgekehrt.

T-Welle: Sie stellt die Kammerrepolarisation dar, kann positiv gekerbt, negativ oder biphasisch sein.

An der T-Welle kann man sehr gut Störungen des Kaliumhaushaltes erkennen.

Tab. 8 Normwerte für die ST-Strecke

Hund	Katze
Senkung: ≤0,2 mV	isoelektrisch
Hebung: ≤0,15 mV	dito

Tab. 9 Normwerte für die QT-Zeit

Hund	Katze
0,15–0,25 s	0,07–0,20 s

Hypokaliämie → T-Welle flach, evtl. biphasisch
Hyperkaliämie → hohes spitzes T

Zu d) Bestimmung der elektrischen Herzachse (Lagetyp)
Anhand von Größe und Richtung der R-Zacken in den Ableitungen I, II, III, aVR, aVL und aVF lassen sich Größe und Richtung der Summationsvektoren in der Frontalebene bestimmen.

Der Hauptvektor in der Frontalebene entspricht der Ableitung mit der größten R-Zacke. Aus diesem ergibt sich die elektrische Herzachse (Lagetyp), die meist mit der anatomischen Herzachse übereinstimmt.

Die klinische Bedeutung der Herzachsenbestimmung liegt darin, daß Achsenabweichungen eine Hypertrophie von einem oder beiden Ventrikeln anzeigen können oder auch eine intraventrikuläre Leitungsstörung. Bei einer linksventrikulären Hypertrophie kann z. B. die Herzachse nach links abweichen.

Normale Herzachsenwerte bei Hund und Katze:

Hund: – elektrische Herzachse in der Frontalebene +40° bis +100° (= indifferent bis Steiltyp)
– bei Neugeborenen kann ein Rechtstyp durch die intrauterine physiologische Rechtsherzhypertrophie vorliegen.

Katze: – elektrische Herzachse in der Frontalebene 0 bis 160° möglich.

Weiterführende Literatur

Ardjah H. Kompaktwissen praktischer Kardiologie. Erlangen: Perimed, 1985.
Lang E. Kleines EKG-Seminar. 10. Aufl. Balingen: Spitta, 1992.
Scheunert A, Trautmann A. Lehrbuch der Veterinärphysiologie. 7. Aufl. Berlin: Blackwell Wissenschafts-Verlag 1987.
Tilley LP. EKG bei Hund und Katze. Grundlagen, Auswertung und Therapie. Hannover: Schlüter, 1989.

4 Chirurgisches Nähen in der Veterinärmedizin

4.1 Nadel und Faden	46
4.1.1 Der Faden	46
4.1.2 Die Nadeln	52
4.2 Das chirurgische Nähen	55
4.2.1 Die Knüpftechnik	55
4.2.2 Die Nahttechnik	57
4.3 Drainagen	69

Analog zur Humanmedizin muß auch der Veterinärmediziner das chirurgische Nähen beherrschen. In diesem Kapitel finden sich Tips und Techniken, die ihm dabei helfen können.

4.1 Nadel und Faden

4.1.1 Der Faden

Wenden wir uns zunächst den Fadenmaterialien zu. In der Fadenkunde ist die Gruppe der **resorbierbaren** von den **nichtresorbierbaren** Fäden zu unterscheiden. Die nichtresorbierbaren Fäden bleiben reaktionslos im Gewebe liegen oder werden nach sehr langer Zeit abgebaut. Die resorbierbaren Fäden hingegen werden vom Organismus entweder enzymatisch (Catgut) oder hydrolytisch (synthetische Fäden) aufgelöst und resorbiert. Ein Faden erfüllt aber nur solange seine Funktion, wie er eine höhere Reißfestigkeit hat als das Gewebe, das er halten soll. Die Reißkraft nimmt permanent ab, bis der Faden nichts mehr halten kann (obwohl er noch nicht völlig resorbiert ist). **Merke:** Resorptionszeit $\neq$ Reißkraftverlust.

Tab. 10 Verschiedene Arten von Nahtmaterialien

Nahtmaterial	Vorteil	Nachteil
Resorbierbare Fäden		
Polyglykolsäurederivate = PGS ■ Muskeln, Faszien, Hernien, Ligaturen, Hohlorgane ■ HWZ ca. 18 Tage	■ hydrolytische Spaltung, daher reizarm ■ hohe Zug- und Reißfestigkeit auch noch nach mehreren Wochen ■ beim Abbau entstehen fungizide, bakterizide und viruzide Stoffe, die die Wundheilung fördern ■ auch in infizierten Geweben anzuwenden	■ teuer ■ **nicht einsetzen in Geweben mit hohem pH-Wert** (z. B. Blase mit hohem pH infolge Zystitis mit bestimmten Keimen oder Herbivorenblasen, da deren Harn physiologischerweise hohe pH-Werte aufweist!). Der Faden löst sich dann bereits nach wenigen Tagen auf.
Polydioxanon = PDS ■ Hernien, Sehnen, Laparotomiewunden des Pferdes und alle Anwendungen wie unter PGS ■ HWZ ca. 7 Wochen	■ hydrolytische Spaltung ■ Knotenfestigkeit ist doppelt so hoch wie bei Catgut ■ Reißkraftverlust ist nur halb so hoch wie bei PGS-Fäden ■ Absorptionsdauer ca. 180 Tage	■ teuer
Catgut ■ Muskeln, Faszien, Subkutis, Ligaturen ■ HWZ: 6–7 Tage unbehandeltes Catgut, 14 Tage Chromcatgut	■ gewisse Elastizität durch spiralige Struktur ■ billiges Material aus Schaf- und Rinderdünndarmteilen	■ enzymatischer Abbau, dadurch entzündliche Reaktionen vorprogrammiert ■ schneller Verlust der Zug- und Reißfestigkeit ■ reißt rasch beim Knüpfen ■ mindestens 3 Knoten sind übereinander zu legen, um ein Entknoten zu verhindern.

Tab. 10 Fortsetzung

Nahtmaterial	Vorteil	Nachteil
Nicht resorbierbare Fäden		
Seide ■ Hautnähte, **Schwein:** Auch Ligaturen und sogar Muskel- und Fasziennähte	■ sehr billiges Nahtmaterial ■ geschmeidig ■ sehr gute Knüpfeigenschaften ■ beim Schwein: reizarm	■ unbehandelt: sehr große Dochtwirkung, durch Wachsen wird diese Dochtwirkung vermindert
Metalle ■ Knochen- und Sehnenchirurgie, Wundklammerung	■ keinerlei Dochtwirkung ■ einfach zu sterilisieren ■ höchste Zug- und Reißfestigkeit ■ völlig reizarm ■ auch in infizierten Geweben anzuwenden	■ schwierige Knüpftechnik durch hohe Starrheit des Materials
Polyamid, Polyester, Polyäthylen ■ alle Gewebe, die mit nichtresorbierbarem Material genäht werden können	■ preiswert ■ hohe Zug- und Reißfestigkeit ■ reaktionslos im Gewebe ■ auch als sehr dünner Faden bereits sehr gute Eigenschaften (Mikrochirurgie)	

Daher wird i.d.R. die **Halbwertszeit** (HWZ) eines Fadens angegeben, die das Wesentliche (= Reißkraft) berücksichtigt.

<u>Anforderungen an gutes Nahtmaterial:</u>
- Sterilisierbarkeit
- quellfrei im Gewebe
- reizarm

1. Monofile Fäden

massiver Faden, keine Dochtwirkung, gleitet gut wegen
seiner glatten Oberfläche

Nachteil: starr in der Handhabung

Vertreter: moderne Kunststofffäden

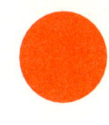

2. Polyfile Fäden

bestehen aus mehreren Einzelfäden. Die Einzelfäden werden
entweder geflochten oder gezwirnt, beliebige Fadenstärke kann
erreicht werden, geschmeidig, gut zu knüpfen, Knoten halten gut.

Nachteile: starke Dochtwirkung, daher Probleme bei der Wundheilung
rauhe Oberfläche, sägend

Vertreter: Catgut, Seide

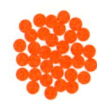

3. Beschichtete polyfile Fäden

Durch eine Beschichtung mit füssigkeitsabweisenden
Materialien können Dochtwirkung und Oberflächenrauhigkeit reduziert
werden.

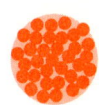

4. Pseudomonofile Fäden

Es wird eine Ummantelung des pseudomonofilen
Fadens vorgenommen.

Vereinigung der Vorteile monofiler Fäden mit denen der polyfilen Fäden
hohe Knoten- und Zugfestigkeit
beliebige Stärke, gute Handhabung
reizarm
keine Sägewirkung

Vertreter: Supramid®

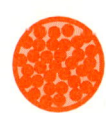

Abb. 7   Fadenstrukturen

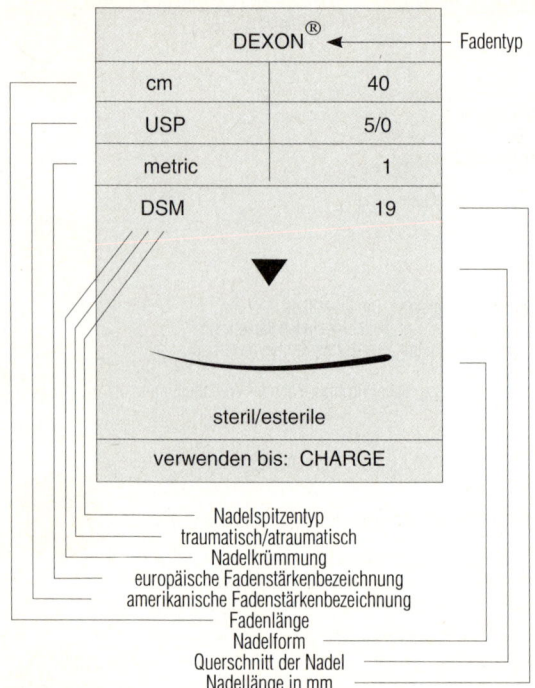

Abb. 8 Die Nadel-Faden-Kombination mit Angaben

- gute Zug- und Reißfestigkeit
- Geschmeidigkeit
- geringe bis keine Dochtwirkung

Neben den genannten Fadenmaterialien gibt es noch die Möglichkeit, statt Fäden **Kunststoffclips** (für Ligaturen) oder **Organkleber** (z. B. Fibrinkleber für Leber- oder Milzrupturen) zu verwenden (siehe einschlägige Literatur).

Neben dem Nahtmaterial spielt auch die Fadenstruktur eine entscheidende Rolle für die Fadeneigenschaften.

Abbildung 7 macht die möglichen Unterschiede der Fadenstrukturen deutlich.

Heute werden die Fäden neben den bekannten Fadenspulen immer mehr in kleinen Fadenpackungen angeboten, z. T. als Nadel-Faden-Kombinationen. Auf den Verpackungen dieser Nadel-Faden-Kombinationen werden dem Arzt viele Informationen angeboten. Abbildung 8 zeigt die Verpackung einer Nadel-Faden-Kombination.

Darauf findet man sowohl eine USP- als auch eine Metric-Angabe. In der Literatur ist dies nicht immer der Fall.

In solchen Fällen hilft Ihnen eine Umrechnungstabelle (Tab. 11).

Tab. 11 Umrechnungshilfe bei Fadenstärkenangaben in Metric und USP

Catgut	Sonstige Fäden	Europ. Pharmakopöe in metric	Durchmesser in mm mit gewisser Variation
7/0	6/0	0,7	0,07
6/0	5/0	1	0,1
5/0	4/0	1,5	0,15
4/0	3/0	2	0,2
3/0	2/0	3	0,3
2/0	0	3,5	0,35
0	1	4	0,4
1	2	5	0,5
2	3	6	0,6
3	4	7	0,7
4	5	8	0,8
5	6	9	0,9

Je größer die Zahl, die vor der …/0 steht, desto dünner der Faden.
Analog gilt: Je größer die Zahl über 0, desto dicker der Faden.

Chirurgisches Nähen

4.1.2 Die Nadeln

Für die verschiedenen Anwendungsbereiche werden unterschiedliche **Nadelformen** angeboten.

- **Nadelstärken:** in Gauge gemessen
- **Querschnitt der Nadel:**

    rund = **atraumatisch** oder armiert, schneidet das Gewebe nicht. Wenig Traumatisierung. Muskeln, Hohlorgane, Gefäße, Augenchirurgie.

    dreieckig = scharfe Ränder, **traumatisch**, schneidet mit den Rändern ins Gewebe. Höhere Traumatisierung, aber leichtes Nähen auch bei festem Gewebe, z. B. Sehnengewebe, Faszien, Bänder und Haut.

    spatelförmige Spezialform für Augenchirurgie, Dura und Faszie

    lanzettförmig dito

Der Faden muß mit der Nadel in Verbindung stehen. Es gibt zwei prinzipielle Verfahren, diese Verbindung herzustellen:

- **Nadel mit Federöhr:** Hierbei handelt es sich um die klassische, jedem Schneider bekannte Methode, einen Faden mittels eines Nadelöhrs an einer Nadel zu befestigen. Zwar ist dies die kostengünstigste Lösung, da man eine Nadel öfters benutzen, sie sogar nachschleifen kann. Außerdem ist die Fadenlänge frei variabel. Jedoch hat dieses System den Nachteil, daß der Faden beim Einfädeln ins Nadelöhr leicht eingeklemmt wird, was die Reißfestigkeit des Fadens an dieser Stelle beeinflußt und somit z.B. eine fortlaufende Naht in Gefahr bringen kann. Des weiteren ist ein Federöhr im Durchmesser stärker als der Nadelquerschnitt, wodurch eine stärkere Traumatisierung des Gewebes verursacht wird. Diese Nachteile werden durch das zweite, zugegebenermaßen teurere System verhindert.

■ Bei der **Nadel-Faden-Kombination** ist der Faden an die Nadel angeschweißt oder eingepreßt. Folglich ist der Übergang Nadel zu Faden harmonisiert worden, das Gewebstrauma ist deutlich geringer. Die Grenzen des Systems sind z.B. in der Rinderchirurgie erreicht, wo sehr lange Fäden, sehr große Nadeln und billige Kombinationen aus beiden gebraucht werden.

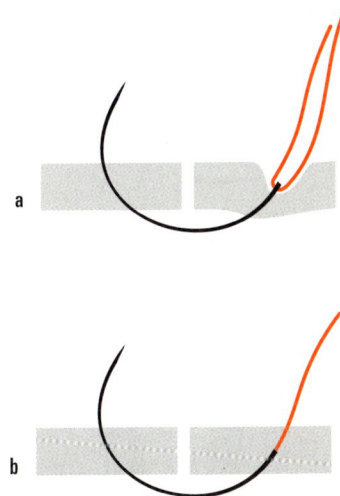

Abb. 9 Das Penetrationsverhalten von Nadel mit Federöhr und Nadel mit angeschweißtem Faden. **a)** Nadel mit Federöhr. Das durchstochene Gewebe wird deutlich traumatisiert. **b)** Nadel mit angeschweißtem Faden, die ohne große Traumatisierung durch das Gewebe gleitet, da sich der Faden übergangslos der Nadel anschließt.

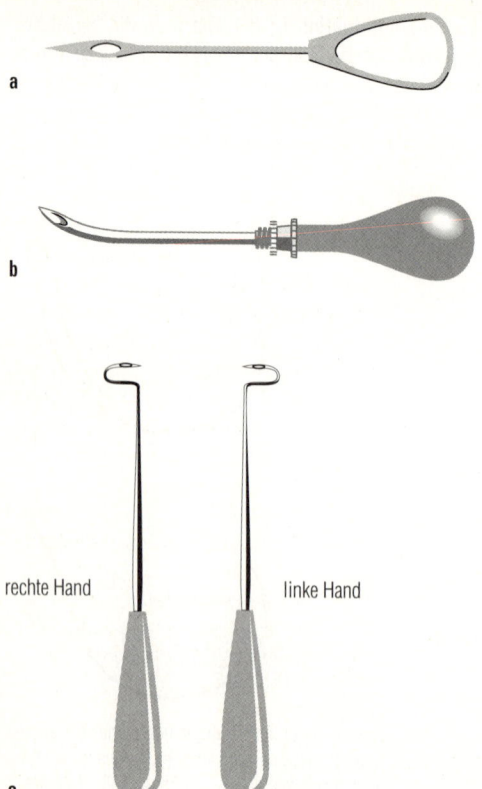

Abb. 10 Spezialnadeln. **a)** Gerlachnadel. Gestielte Nadel zum Anlegen des Bühnerbandes bei Vaginalprolaps des Rindes, Schafes und der Ziege. **b)** Hohlnadel zum Anbringen des Flessaverschlusses beim temporären Scheidenverschluß. **c)** Dechampsnadel zum Anbringen von Ligaturen in der Tiefe des Abdomens oder des Thorax

Spezialnadeln:
Für einige Indikationen gibt es Spezialnadeln, wie sie in Abbildung 10a–c gezeigt und erläutert werden.

4.2 Das chirurgische Nähen

4.2.1 Die Knüpftechnik

Der Medizinmann verwendet also Nadel und Faden wie der Schneider, jedoch mit einer anderen Knüpftechnik. In der Medizin/Veterinärmedizin benutzt man in der Regel den **chirurgischen Knoten,** da er schon nach der ersten Schlingung ein Gewebe unter Spannung halten kann. Durch seine Doppelschlinge hat er eine breite Basis, die den Druck gut verteilt. Abhängig vom Fadenmaterial wird dann nochmals über den chirurgischen Knoten ein oder mehrmals ein **Reffknoten** gesetzt, um ein Lösen des Knotens zu verhindern. Der **Weiberknoten** sollte nicht benutzt werden, da durch seine gleichgerichtete Knüpfung ein Verzerren des Knotens und damit ein ungewolltes Öffnen möglich ist.

Abbildung 11a–c zeigt im Detail die Unterschiede.

Man unterscheidet zwei prinzipielle Methoden, einen Knoten zu knüpfen. Einerseits besteht die Möglichkeit, mit Pinzette und Nadelhalter einen Knoten zu knüpfen (= **Instrumentenknüpftechnik**), andererseits kann man dies auch mit den behandschuhten Fingern tun (= **Handknüpftechnik**). Beide Verfahren haben Vor- und Nachteile (siehe Tab. 12).

Beherrschen muß man sowohl die Handknüpftechnik als auch die Instrumententechnik, da sich beide oft sinnvoll ergänzen.

Wie erlernt man diese Techniken? Nun, Herstellerfirmen von Nahtmaterial bieten dazu sog. **Knüpflernbretter** (z. T. mit Knüpfanleitung) an, die man sich jedoch auch selbst herstellen kann. Man braucht dazu nur zwei verschiedenfarbige dickere Fäden, die man z. B. an ein Rundholz (Besenstiel) antackert. Schon ist das Übungsmodell fertig und man kann die einschlägigen Beschreibungen der Techniken nachvollziehen, bis man sie beherrscht. Des weiteren kann man natürlich auch spezielle Fachliteratur zu Rate ziehen.

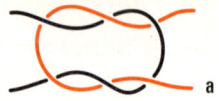

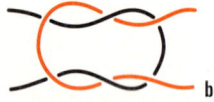

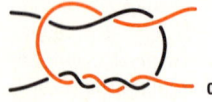

Abb. 11 Chirurgische Knüpftechnik. **a)** Weiberknoten = einfacher geknüpfter „Haushaltsknoten"; Fäden werden zweimal in gleicher Weise geknüpft. **b)** Schifferknoten (Reffknoten). Die Fadenführung bei der zweiten Schlingung ist gegenläufig und damit besonders auch bei glatten Fäden stabil. **c)** Chirurgische Knoten. Wie Schifferknoten, nur mit einer doppelten ersten Schlingung. Nach der ersten Schlingung haftet der Faden bereits so gut, daß das Gewebe schon adaptiert ist.

Tab. 12 Gegenüberstellung der Vor- und Nachteile verschiedener Knüpftechniken

Knüpftechnik	Vorteile	Nachteile
Handknüpftechnik	■ gefühlvolles Knoten möglich ■ sehr schnell	■ teuer durch hohen Fadenbedarf ■ höherer Platzbedarf
Instrumentenknüpftechnik	■ billiger ■ geringer Platzbedarf ■ hygienischer, da die Hände weniger in die Wunde kommen	■ weniger Gefühl beim Knüpfen ■ zeitaufwendiger

4.2.2 Die Nahttechnik

Man unterscheidet prinzipiell zwischen **Einzelheften** und **fortlaufenden Nähten** (Tab. 13).

Praktische Tips

- Möglichst wenig Fadenmaterial in Wunden einbringen.
- Bei Wunden, die stark unter Spannung stehen, lieber viele dünne Fäden als wenige dicke Fäden verwenden.

Tab. 13 Vor- und Nachteile der beiden Nahttechniken

Methode	Vorteile	Nachteile
Einzelhefte	<ul><li>reißt ein Heft, ist die Naht noch lange nicht in Gefahr</li><li>im Falle eines Wundsekretstaus lassen sich Einzelhefte gezielt entfernen, ohne die Naht zu gefährden</li><li>geringerer Druck auf den Wundrand und damit bessere Perfusion der Wunde mit besserer Heilungsaussicht</li><li>flexible Nahttechnik</li></ul>	<ul><li>zeitaufwendig</li><li>viel Nahtmaterial</li><li>viele Knoten, die u. U. die Wundheilung stören können</li></ul>
Fortlaufende Naht	<ul><li>schneller Wundverschluß</li><li>sparsamer Fadenverbrauch</li><li>nur 2 Knoten/Naht, belastet das Gewebe minimal</li></ul>	<ul><li>reißt der Faden an einer Stelle, so ist die Naht nicht mehr zu retten</li><li>bei langen Nähten kann es durch postoperative Bewegungen zu Veränderungen der Spannungsverhältnisse und damit zu Undichtigkeiten von Wunden kommen (z. B. Uterusnähte)</li><li>peristaltikhemmende Strikturen am Darm</li><li>schlechte Wundrandperfusion</li></ul>

Chirurgisches Nähen

- Abstand der Nähte zueinander und zum Wundrand sollte etwa so groß sein, wie die Wundränder dick sind.
- Wundränder sollten schonend, d. h. so leicht wie möglich adaptiert werden, um die Blutzirkulation im Wundrandgebiet nicht zu behindern. Folge wären sonst Wundheilungsstörungen, wie Wundrandödeme, Nahtdehiszenzen oder gar Nekrosen.
- Einzelhefte gleichmäßig anziehen.
- Gleicher Abstand der Ein- und Ausstichstelle vom Wundrand beachten (Abb. 12a).
- Die Wunden weder zu flach noch zu tief nähen (Abb. 12b, c).

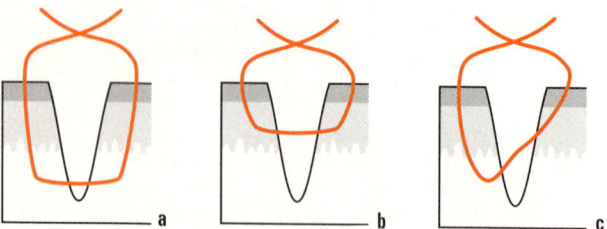

Abb. 12 Prinzipielle Hefttechnik. **a)** Korrekt geführter Faden. **b)** Zu flach geführter Faden mit dadurch verursachter Hohlraumbildung. **c)** Ungleich geführter Faden mit dadurch bedingtem Einrollen der Wundränder

Es gibt eine Unzahl von Methoden, die mehr oder weniger geeignet sind, im speziellen Fall eine Wunde zu schließen. Oftmals sind die Techniken mit Eigennamen bezeichnet. Um ein wenig Ordnung in die Methoden zu bringen, ist eine kleine Auswahl von brauchbaren Nahttechniken zusammengestellt. Fangen wir mit einer **Übersicht** an:

Einzelhefte (Abb. 13.1–13.5)
Knopfnaht (Abb. 13.1)
U-Heft (rückläufige Naht) (Abb. 13.2)
Rückstichnaht nach Donati (Abb. 13.2a)
Rückstichnaht nach Allgöwer (Abb. 13.2b)
Achternaht nach Moser (Abb. 13.3)
Achternaht nach Forssell (Abb. 13.3a)
Sultan-Diagonalnaht (Abb. 13.4)
Entspannungshefte (Abb. 13.5)
Fortlaufende Naht (Abb. 13.6–13.10)
Kürschnernaht (Abb. 13.6)
Naht nach Reverdin (Abb. 13.6a)
Matratzennaht (fortlaufende U-Naht) (Abb. 13.7)
Naht nach Lembert (Abb. 13.8)
Naht nach Schmieden (Abb. 13.9)
Intrakutane Naht nach Halsted (Abb. 13.10)

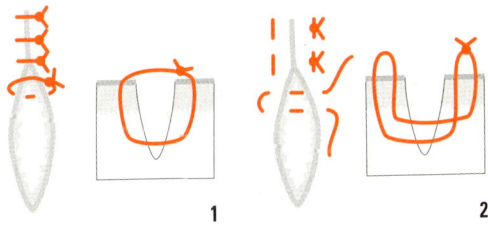

Abb. 13 Einzelhefte. **1)** Knopfnaht: findet Anwendung bei spannungsarmen Gebieten an schwer erreichbaren Stellen (Haut und Abdomen). **2)** Klassisches U-Heft

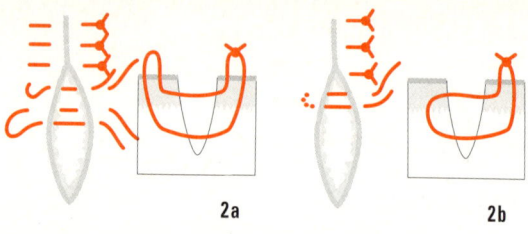

Abb. 13 Einzelhefte. **2a)** Rückstichnaht nach Donati (Kammbildung und gute Wundrandperfusion). **2b)** Rückstichnaht nach Allgöwer (keine Kammbildung und gute Adaptation). Anwendung in spannungsreichen Gebieten; flächenhafte Adaptation (Haut, Muskel, Hernien)

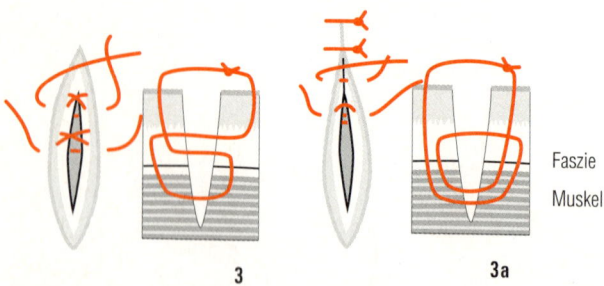

Faszie
Muskel

Abb. 13 Einzelhefte. **3)** Achternaht nach Moser (lästiger Wechsel der Nadelrichtung nötig). **3a)** Achternaht nach Forssell (Richtungswechsel entfällt. Anwendung zur gleichzeitigen Vereinigung von Haut und Faszien). Beide Techniken ermöglichen ein gleichzeitiges Adaptieren von verschiedenen Schichten.

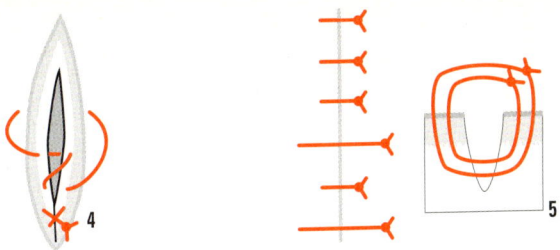

Abb. 13 Einzelhefte. **4)** Sultan-Diagonalnaht. Anwendung in spannungsreichen Gebieten, z. B. Naht der Linea alba des Hundes. **5)** Entspannungshefte. Variantenreiche Methode, z. T. unter Benutzung von Schlauchstückchen. Die Abbildung zeigt einfache Entspannungshefte (Anwendung Haut).

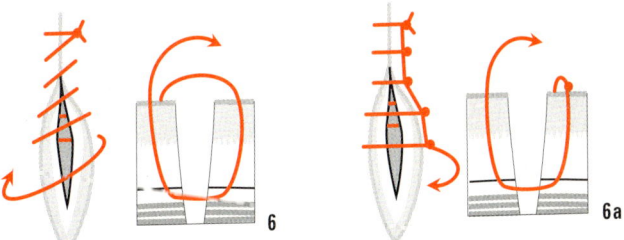

Abb. 13 Fortlaufende Naht (zeit- und fadensparend). **6)** Fortlaufende Naht nach Kürschner. Anwendungsbereiche: Haut, Muskel, Faszien, elastische Häute, Bauchfell, Subkutis, Laparotomie beim Rind und kleinen Wdk und die entstülpenden Nähte bei Uterus, Darm und Blase. **6a)** Fortlaufende Naht nach Reverdin (kein Verziehen der Wundränder).

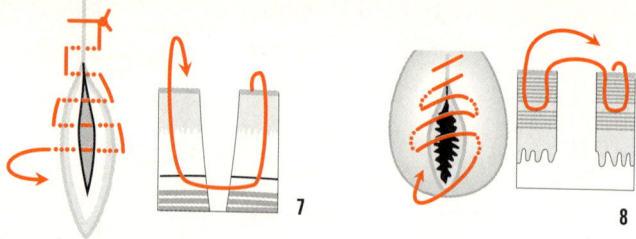

Abb. 13 Fortlaufende Naht. **7)** Matratzennaht (stabile, nicht ausreißende Naht, wirkt aber zirkulationsstörend). **8)** Fortlaufende Naht nach Lembert (einstülpend, nicht perforierend)

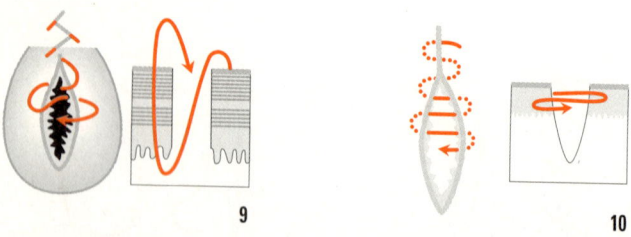

Abb. 13 Fortlaufende Naht. **9)** Fortlaufende Naht nach Schmieden (einstülpend, perforierend). **10)** Intrakutannaht nach Halsted. Anwendung bei kosmetischen Nähten spannungsarmer Hautgebiete.

Spezialnähte für spezielle Gewebe (Abb. 13.11–13.17)
Umschlingende Achternaht (Abb. 13.11)
Sehnennaht (Abb. 13.12)
　nach Bunnell (Abb. 13.12a)
　nach Kessler (Abb. 13.12b)
Gefäßnaht (Abb. 13.13)
　kleine Gefäße (Abb. 13.13a)
Zitzennaht (Abb. 13.14)
　nach Allgöwer (Abb. 13.14a)
Uterusnaht, siehe Text
Pansennaht (Abb. 13.15)
Klassische Darmnaht (Abb. 13.16)
Schichtgerechte Adaptation (Abb. 13.16a)
Herniennaht (Abb. 13.17)
　nach Guibé und Quénu (Abb. 13.17a)
　nach Becker (Abb. 13.17b)

Verschluß von Laparotomiewunden verschiedener Tierarten, siehe Text. Die Methoden sind in Abbildung 13.1–13.17a gezeichnet und beschrieben. Hingegen werden Uterusnaht und Verschluß von Laparotomiewunden im folgenden erläutert.

<u>Uterusnaht.</u> Diese soll immer zweischichtig angelegt werden. Die erste Naht kann eine Schmieden-Naht sein, die zweite eine Lembert-Naht. Auch zwei Lembert-Nähte sind möglich. Knoten sollten wegen postoperativer Verklebungsgefahr versenkt werden. Manche Autoren empfehlen Einzelhefte, was jedoch eine Sektio beim Rind auf ein unerträgliches Zeitmaß ausdehnt.

<u>Verschluß von Laparotomiewunden verschiedener Tierarten</u>

Katze:
Peritoneum und Muskulatur mit einer Sultan-Diagonalnaht, chromierter Catgut oder resorb. Kunststoffaden der Stärke 4 metric. Anschließend Knopfnaht der Haut, u. U. mit nichtresorbierbarem Kunststoffaden.

Hund:
Linea alba mit Sultan-Diagonalnaht oder Matratzennaht; Haut wie bei der Katze. Faden ebenso, vielleicht etwas stärker wählen.

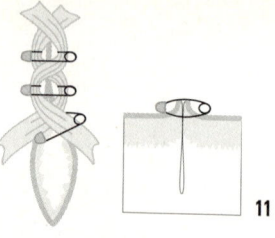

Abb. 13 Spezialnaht. **11)** Umschlingende Achternaht. Anwendung: in spannungsreichen Gebieten, wie z. B. als Ergänzung zum Flessaverschluß der Scheide bei Wdk.

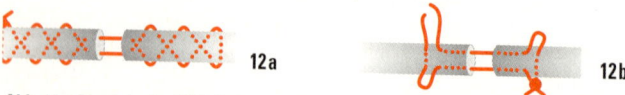

Abb. 13 Spezialnaht. **12a)** Sehnennaht nach Bunnell (Stahldraht oder Kunststofffaden). **12b)** Sehnennaht nach Kessler (Stahldraht oder Kunststofffaden)

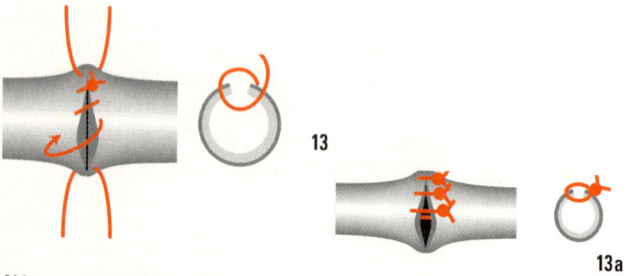

Abb. 13 Spezialnaht. **13)** Gefäßnähte bei großen Gefäßen. Hierbei ist möglichst quer zur Längsachse zu nähen, um eine Lumenverengung zu vermeiden. Es soll leicht evertierend genäht werden; i.d.R. fortlaufend. **13a)** Naht bei kleinen Gefäßen. Diese werden mit Einzelheften versorgt.

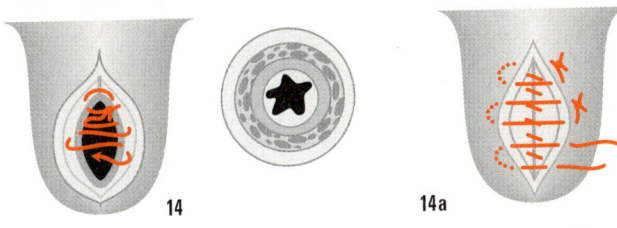

Abb. 13 Spezialnaht. **14)** Zitzennaht. Die sorgfältige Versorgung des Strichkanals ist für die Melkbarkeit wichtig. Naht: fortlaufend, nicht perforierend an der Schleimhaut-Haut-Grenze. Die Haut kann mit Einzelheften, einfachen Knopfheften oder besser mit einer Naht nach Allgöwer (Abb. 14a) versorgt werden. Nahtmaterial: atraumatische Nadel-Faden-Kombination, resorb. Kunststoffäden 1–1,5 metric. **14a)** Zitzennaht nach Allgöwer

Rind:

Flankenwunde wird in Schichten genäht. Erste Schicht ist eine fortlaufende Matratzennaht mit Peritoneum und M. transversus abdominis. Eventuell den Kamm mit einer Kürschnernaht zusätzlich vernähen. Die zweite Schicht umfaßt den M. obliquus abdominis internus und den M. obliquus abdominis externus sowie die subkutane Faszie. Diese Schicht kann mit einfachen Knopfnähten oder mit einer einfachen Kürschnernaht vereinigt werden. Dabei sollte der Kamm der ersten Schicht hie und da mit durchstochen werden, um Hohlraumbildungen zu vermeiden. Beide Schichten sind mit Catgut der Stärke 6–7 metric zu nähen.

Als letzte Schicht bleibt noch die Haut, die mit Seide oder mit Klammern vereinigt werden kann. Möglich wäre, eine Drainage zu legen (siehe Abschnitt 4.3).

Tip: Das Vorlagern des Fetus in die Sektiowunde wird erheblich erleichtert, wenn man die Schnittführung in der Flanke leicht nach kranioventral (anstatt ventral) abändert.

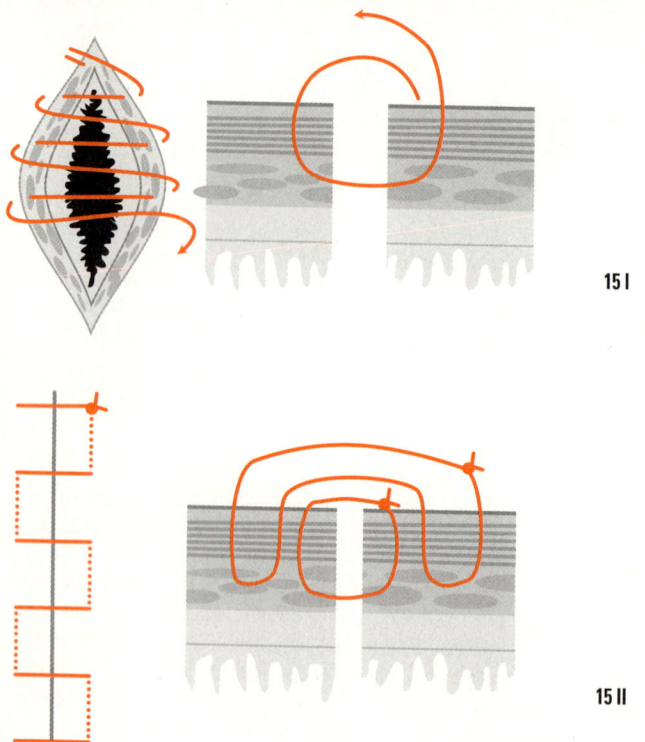

Abb. 13 Spezialnaht. **15)** Seromuskuläre Pansennaht (Fremdkörper-Op., versehentliche Verletzung bei der Sektio). Die Schleimhaut darf nicht perforiert und nicht zu stark angezogen werden, da sonst Zirkulationsstörungen die Folge wären (I). Empfehlenswert ist eine zusätzliche einstülpende, nicht perforierende Matratzennaht (II).

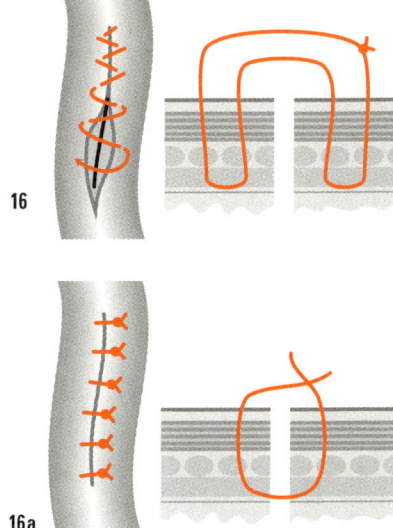

Abb. 13 Spezialnaht. **16)** Klassische Darmnaht. Prinzipiell sollte man längs eröffnete Darmwunden (Fremdkörper) quer vernähen, damit keine Lumenverengungen entstehen. Die klassische Darmnaht ist die einstülpende Lembertnaht. Niemals darf ausstülpend genäht werden. **16a)** Schichtgerechte Darmadaptation. Wer es sich zutraut, kann diese Technik bei der Darmnaht verwenden, wobei dann Einzelknopfhefte anzuwenden sind.

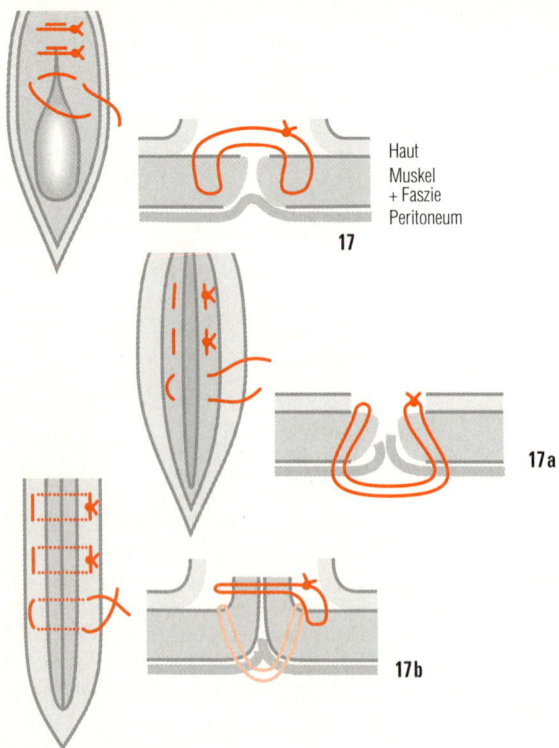

Abb. 13 Spezialnaht. **17)** Herniennaht (Nabel und Bauch). Einfache Einzelhefte nach Donati. **17a)** Herniennaht nach Guibé und Quénu. In diesem Fall ist der Bruchsack eröffnet. Zunächst näht man eine Reihe U-Hefte, danach wird der gebildete Kamm an der Muskulatur angeheftet (sehr guter Verschluß). Benutzt wird ein kräftiger, monofiler Faden, der nach 8–10 Tagen wieder entfernt wird. (Nabel- und Bauchwandbrüche bei Klein- und Großtier) **17b)** Herniennaht nach Becker. Im Prinzip eine modifizierte Naht nach Donati.

Kleiner Wiederkäuer:
Sektio in der Flanke erfolgt analog der des Rindes mit entsprechender Laparotomienaht. Chromiertes Catgut ist gut verwendbar; Stärke 4 metric.

Pferd:
Laparotomiewunde in der Linea alba wird in folgenden Schichten genäht: Erste Schicht vereinigt nur das Peritoneum mit einer fortlaufenden Naht mit Catgut 7 metric. Als nächstes löst man das gelbe Bauchfett von der Faszie und näht die gelbe Bauchhaut mit doppeltem Faden (PGS) mit einer Matratzennaht; Fadenstärke 5 metric. Bleibt noch die Haut, die mit einem monofilen nichtresorbierbaren Faden der Stärke 3,5 metric mit Knopfheften vereinigt wird. Dabei sollte der Wundkamm der letzten Schicht miterfaßt werden, um Hohlraumbildung zu vermeiden.

Schwein:
Beim paramedianen Kaiserschnitt hat man es nur mit dem Bauchfell, der Fascia transversa, dem M. rectus abdominis und der Haut zu tun. Erste Schicht vereinigt Peritoneum mit Fascia transversa mit U-Heften. Benutzt wird ein chromierter Catgutfaden der Stärke 5–6 metric.
In der zweiten Runde vereinigt man dem M. rectus abdominis mit der Haut durch Donati-Nähte. Man benutzt dabei einen monofilen Kunststoffaden der Stärke 4 metric, der nicht resorbierbar ist.

4.3 Drainagen

Drainagen sind eine in der Humanmedizin täglich benutzte Technik, die leider in der Veterinärmedizin nicht diese Bedeutung zugemessen bekommt, obwohl dies durchaus nötig wäre; man denke nur an die häufigen, eindrucksvollen Serome beim Kaiserschnitt der Rinder. Eine Wunde drainieren bedeutet, eine Abflußmöglichkeit für Wundflüssigkeiten über die Op. hinaus zu schaffen und/oder bakterienkontaminiertes Sekret zu entfernen. Damit vermeidet man, daß die Wundsekrete die Wundflächen auseinanderdrücken bzw. sich Abszesse bilden und somit die Wundheilung behindern.

Indikationen:
- Vermeidung von postoperativen Seromen
- Osteosynthese nach offenen Frakturen
- Infizierte Wunden aller Art
- Thorax und Abdomen, falls mit Kontaminationen zu rechnen ist
- Im Zweifel lieber eine Drainage zuviel als eine zu wenig.

Achtung:
- Ein Drain kann nicht a priori als Einbahnstraße angesehen werden. Immer birgt er die Gefahr in sich, als Leitschiene für aufsteigende Infektionen zu dienen. Daher ist ein Drain täglich zu kontrollieren und zu pflegen.

Sauberkeit ist alles!

Bei infizierten Wunden kann man Saug-/Spüldrainagen einbringen, über die antibiotikahaltige Spülflüssigkeiten ein- und ausgebracht werden können. Auch hier sind zwei getrennte Drains einzusetzen: ein Drain zum Infundieren (evtl. mit Bakterienfilter) und ein anderer Drain zum Ablassen.

- Immer sollte der tiefste Punkt eines Wundbereichs drainiert werden.
- Stets ist eine Fixation der Drains am Tier anzuraten. Dies geschieht über ein Knopfheft, das den Drain perforierend fixiert, und mit einem abdeckenden Verband.

Man unterscheidet:

- **Redon-Drain** (Abb. 14): In der Humanmedizin das tägliche Brot. Ein starrer, heparinisierter Kunststoffschlauch mit seitlichen Löchern wird in die Wunde gesetzt (über wundfernen Zugang) und an ein Unterdrucksystem (Vakuumflasche/3-Wege-Hahn-System) angeschlossen (Abb. 14a). Wer kennt nicht die Bilder auf einer Krankenstation mit den frisch operierten Patienten und den umgehängten Vakuumflaschen am Schlauch? Dieses System braucht tägliche Pflege und Kontrolle. Zudem ist es relativ teuer. Eine für die Großtierpraxis praktikable Technik, die Vakuumflasche zu ersetzen, zeigt Abbildung 14a.

- **Infusionsschlauch:** Hat man keinen speziellen Redon-Schlauch zur Hand, kann man auch einen sterilen Infusionsschlauch nehmen, den man vor dem Einbringen mit Löchern versieht.

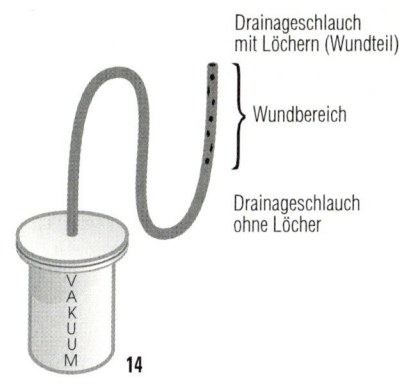

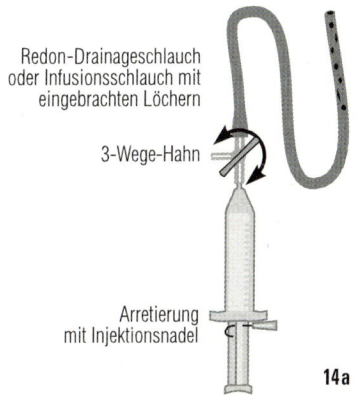

Abb. 14 Redon-Drainagesystem. **14 a)** Redon-Drainage mit 3-Wege-Hahn

- **Penrose-Drainage:** Schlapper Latexschlauch ohne Löcher und ohne Vakuum, der nur auf der Basis von Kapillarwirkung und Schwerkraft funktioniert. Die Sekrete fließen dabei weniger innen als vielmehr außen am Schlauch entlang. Das System ist billiger und weniger pflegeintensiv als das Redon-System. Auch hier sollte der Drain nicht durch die Wundränder in die Wunden gelegt werden, sondern über einen separaten Zugang (Abb. 15, 15a).

Bei Abdominaldrainagen hat sich der Penrose-Drain nicht bewährt, da vermehrt mit aszendierenden Infektionen zu rechnen ist.

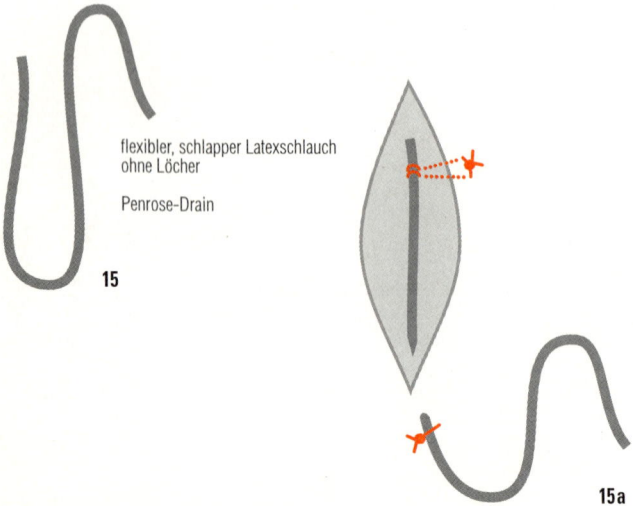

Abb. 15 Penrose-Latexschlauch. **15a)** Einlegen des Penrose-Latexschlauchs. Beachte, daß der Schlauch nicht über die Wunde ein- oder ausgeführt werden darf: es muß ein eigener Zugang außerhalb des Wundrandes erfolgen. Im Schlauchverlauf muß der tiefste Wundenpunkt mit einbezogen werden. Den Schlauch auf gar keinen Fall in die Wundnaht einbeziehen.

■ **Jodoformgaze:** Jodoformgetränkte Gazestreifen werden in die Wunde eingelegt, um einen Sekretabfluß zu gewährleisten. Billig und effektiv.

Wie lange muß ein Drain belassen werden?

Ein Drain in einer aseptischen Wunde darf seinen Dienst nach 2–3 Tagen quittieren.

Bei septischen Wunden muß ein Drain ausharren, bis die Qualität des Sekretes besser ist, d. h. klar und wenig.

Bedenke: Ein Drain sollte nicht länger als nötig eingesetzt werden, da er als Fremdkörper die Wundheilung verzögern kann!

■ Spezialdrainagen von Thorax und Abdomen: siehe jeweils unter den Tierarten in Kapitel 1 „Anatomie und Zugänge".

Weiterführende Literatur

Ammann K, Becker M. Nahtverfahren bei tierärztlichen Operationen. 3. Aufl. Berlin: Blackwell Wissenschafts-Verlag, 1985.

Bouckaert JH. Traitement chirurgical de la hernie umbilicale dans le grandes especies. Rec Med Vet Ecole Alfort 1948; 12.

Chirurgische Knotentechnik. Norderstedt: Ethicon

Schebitz H, Brass W, Wintzer HJ. Allgemeine Chirurgie für Tierärzte und Studierende. 2. Aufl. Berlin: Blackwell Wissenschafts-Verlag, 1993.

Turner AS, McIllwraith CW. Prinzipien der Wundbehandlung und die Verwendung von Drains. In: Praxis der Großtierchirurgie. Stuttgart: Enke, 1983: 75–81.

5 Rezepte

> 5.1 Einleitung 74
> 5.2 Das „gemeine Rezept" 74
> 5.3 Das BTM-Rezept 77
> 5.3.1 Verschreiben von BTM für einen Patienten 78
> 5.3.2 Verschreiben von BTM für den Praxisbedarf 81
> 5.3.3 Verschreiben von BTM in der Tierklinik 83
> 5.3.4 Bezug von BTM über den pharmazeutischen Großhandel ... 84

5.1 Einleitung

- Auch Tierärzte dürfen Medikamente auf Rezept verschreiben (§ 56a AMG);
- z. T. handschriftlich mit dokumentenechter Tinte, teilweise mit Maschine möglich (z. B. Adresse).
- Rezept gilt 6 Monate (normal) bzw. 7 Tage (BTM).
- Normale Rezepte sind ohne zwingende äußere Form, BTM-Rezepte jedoch als gesetzlicher Formblock genormt.

5.2 Das „gemeine Rezept"

Wie ein gemeines Rezept äußerlich aussieht, ist zwar nicht vorgeschrieben, was darauf steht z. T. jedoch schon. Es kann z. B. wie auf Abbildung 16 aussehen.

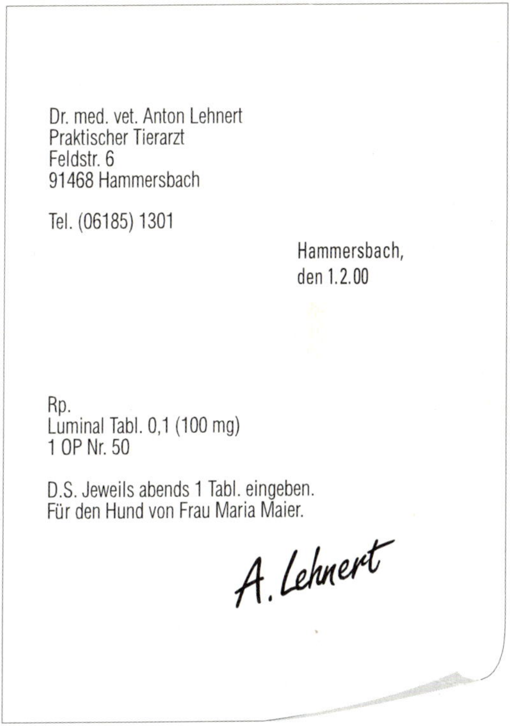

Dr. med. vet. Anton Lehnert
Praktischer Tierarzt
Feldstr. 6
91468 Hammersbach

Tel. (06185) 1301

Hammersbach,
den 1.2.00

Rp.
Luminal Tabl. 0,1 (100 mg)
1 OP Nr. 50

D.S. Jeweils abends 1 Tabl. eingeben.
Für den Hund von Frau Maria Maier.

A. Lehnert

Abb. 16 Gemeines Rezept

Besonderheiten:
- Stellt man ein Rezept für Tiere aus, die der Lebensmittelgewinnung dienen (Wiederkäuer, Pferd, Schwein, Nutzfische, Geflügel, Wildtiere,

Kaninchen und Bienen), wobei das AMG nicht unterscheidet, ob nun z. B. ein Pferd wirklich in die Dose kommt oder nicht, so gibt es einige Dinge zu beachten:

1. Angabe von Wartezeiten am Ende des Rezepts.
2. Ein für Schweine zugelassenes Medikament kann z. B. für Pferde „umgewidmet" werden, falls
– bezüglich der diagnostizierten Krankheit für das Pferd kein Medikament zur Verfügung steht und die notwendige arzneiliche Versorgung sonst ernstlich gefährdet wäre
und
– die Gesundheit von Mensch und Pferd durch die Umwidmung nicht gefährdet wird. Wartezeit ist dann 28 Tage für eßbares Gewebe, 7 Tage für Milch, 10 Tage für Eier.
Das Beispiel gilt analog für alle Tiere, die der Lebensmittelgewinnung dienen (lt. AMG), wobei jedoch stets zu beachten ist, daß nur Arzneimittel auf diese Tierarten umgewidmet werden dürfen, die bereits bei anderen Lebenmitteltieren zugelassen sind.
3. Prinzipiell ist ein Umwidmen von humanmedizinischen Fertigpräparaten auf <u>Lebensmitteltiere nicht</u> mehr vorgesehen (5. Novelle AMG).
4. Rezepte für die genannten Tiergruppen sind mit doppeltem Durchschlag auszufüllen (also insgesamt 3 Zettel). Original: Tierhalter; eine Durchschrift: Apotheker; die zweite Durchschrift behält der Tierarzt, der sie 3 Jahre lang aufbewahren muß (§13a TÄHAV). Außerdem ist der Tierhalter auf die Wartezeit hinzuweisen (§12a TÄHAV)!

■ Das Umwidmen von humanmedizinischen Präparaten auf Hunde, Katzen und sonstige bei uns nicht verzehrfähige Hausgenossen bereitet juristisch keine Probleme.

■ Die Wartezeit für homöopathische Arzneimittel, deren Verdünnung die 6. Dezimalpotenz nicht unterschreitet, darf auf 0 Tage festgesetzt werden.

■ Zusatz: „Zur äußerlichen Anwendung" bei entsprechenden Medikamenten.

- Falls der Praxisinhaber (lt. Stempel) nicht unterzeichnet, hat der Assistent oder Vertreter die Ergänzung **„Tierarzt"** hinter/unter seiner Unterschrift zu führen.
- Als Tierarzt darf ich auch ohne eigene Praxis gemeine Rezepte ausstellen bzw. Medikamente aus der Apotheke beziehen. In diesem Fall ist die Mitnahme des Tierarztausweises zur Apotheke notwendig.
- Natürlich kann ein Tierarzt auch ein Medikament vom Apotheker speziell zubereiten lassen. Dazu bedarf es einer **Praescriptio (Vorschrift)**, die die nötigen Grundstoffe mit Angabe der Gewichtsmengen nennt, und einer **Bereitungsvorschrift,** die dem Apotheker mitteilt, welche Arzneiform hergestellt werden soll (Salbe, Pillen, Tinkturen etc.).

5.3 Das BTM-Rezept

Das Ausstellen von Rezepten für Betäubungsmittel ist wesentlich komplizierter. Das Betäubungsmittelgesetz (BtMG) definiert genau, was BTM sind; dabei handelt es sich um **suchterzeugende** Mittel. Einige dieser Mittel, z. B. Benzodiazepine (wie das Diazepam) oder bestimmte Barbiturate (wie das Phenobarbital Luminal®) können jedoch auch auf gemeinen Rezepten verschrieben werden, da die gängigen Zubereitungen unter die **„ausgenommenen Zubereitungen"** fallen. Diese enthalten eine Wirkstoffkonzentration pro Abpackungseinheit, die unter eine vom Gesetz festgelegte Grenze fällt. Wird jedoch der Apotheker beauftragt, eine Zubereitung herzustellen, die diese Grenze überschreitet, so muß ein BTM-Rezept verwendet werden.
Die BTM werden in drei Hauptgruppen differenziert, definiert in den Anlagen I–III des BtMG.
Medikamente aus **Anlage I** sind weder verkehrs- noch verschreibungsfähig und daher (für uns hoffentlich) nur von akademischem Wert (Cannabis, Heroin etc.).
Anlage II beinhaltet zwar verkehrsfähige, aber nicht verschreibungsfähige BTM. Es handelt sich um BTM, die als Grundstoffe zur Arznei-

mittelherstellung bezogen werden können. Aus dieser Gruppe kommen einige der ausgenommenen Zubereitungen, die bereits erwähnt wurden. Zu nennen sind z. B. die Kodeintropfen **ohne** sonstige Stoffe (bis 2,5%ig) oder die Kodeintabletten (bis 100 mg/Tabl.).

In diese Anlage II wurden neu aufgenommen: Dextromoramid und Oxycodon (beide früher Anlage III).

Das eigentliche tierärztliche BTM-Feld steht in **Anlage III.** Es ist wiederum in drei Gruppen (A–C) unterteilt und enthält starke Analgetika, starke kodeinähnliche Hustenmittel, Hypnotika und Weckamine, wobei eigentlich nur Präparate aus der Gruppe A sowie aus der Gruppe B (Pentazocin und Pentobarbital) vom Tierarzt als BTM rezeptiert werden.

Diese Gruppe III ist sowohl verkehrs- als auch verschreibungsfähig mittels BTM-Rezepten **und** der Einhaltung gewisser Höchstmengen pro Tier und Tag. Geregelt wird die Verschreibung der BTM durch die Betäubungsmittelverschreibungsverordnung (BtMVV). Auch homöopathische Medikamente werden durch die BtMVV in ihrer Verschreibung geregelt. Unter den homöopathischen Präparaten gibt es BTM-Substanzen als „ausgenommene homöopathische Zubereitungen" (z.B. Papaver somniferum ab D4-Potenz und Homöopathika mit Opium ab D6-Potenz.)

5.3.1 Verschreiben von BTM für einen Patienten

Wer darf BTM verschreiben?

Der Tierarzt, der nach Antrag beim Bundesinstitut für Arzneimittel und Medizinprodukte eine BTM-Nr. und BTM-Rezepte bekommen hat. Diese Gewährung ist wiederum **nicht** an die Führung einer Praxis gebunden.

Besonderheiten bei BTM–Verschreibung

- BTM dürfen nur als Zubereitungen verschrieben und abgegeben werden.
- BTM müssen im abschließbaren Giftschrank verschlossen aufbewahrt werden.
- Einschränkungen beachten (z. B. Höchstmengen, wobei die Einschränkungen für Patientenverschreibung, Praxisbedarf und Stationsbedarf unterschiedlich geregelt sind).

- Das BTM-Rezept besteht aus drei Blättern: 1 Original mit 2 Durchschriften. **Original:** Tierhalter; **1. Durchschrift:** Apotheker; **2. Durchschrift:** Tierarzt, der diese wiederum 3 Jahre aufzubewahren hat.
- Das BTM-Rezept hat nur eine Gültigkeit von 7 Tagen.
- Zusätzlich kann auf einem BTM-Rezept auch ein gemeines Medikament verordnet werden, wenn dieses im Zusammenhang mit dem BTM verschrieben wird.
- Exakte Buchführung über das Verschreiben, die Abgabe und Anwendung der BTM ist vorgeschrieben. Der Tierarzt muß am Monatsende die Eintragungen in die BTM-Kartei nach Überprüfung abzeichnen.
- Innerhalb von 30 Tagen darf für ein Tier nur 1 BTM-Präparat unter Einhaltung der Höchstmengen (§ 4 Absatz 1a; siehe Tab. 14) verschrieben werden. Ausnahme möglich, falls tierärztlich begründet. Anstatt des früheren Vermerkes „Menge tierärztlich begründet" soll nunmehr der Vermerk „Schwerer Krankheitsfall" (A) angebracht werden.
- Bei homöopathischen Arzneimitteln sind zusätzlich die Bezeichnung des Arzneimittels oder des enthaltenen BTM und der Verdünnungsgrad anzugeben.
- Müssen BTM-Mittel vernichtet werden (z. B. Haltbarkeit abgelaufen), so muß dies unter Anwesenheit von 2 Zeugen geschehen. Über die Vernichtung ist ein Protokoll anzufertigen.
- Bei Praxisaufgabe: BTM-Block zurückgeben.
- BTM-Rezepte sind unter Verschluß zu halten.

Wie sieht ein BTM-Rezept aus?
Abbildung 17 zeigt ein BTM-Rezept. Folgende Besonderheiten sind zu beachten (berücksichtigt die 4. Novelle der Betäubungsmittelverschreibeverordnung BTMVV, seit 2/93):

- **Es müssen folgende Angaben gemacht werden:**
1. Tierbesitzer mit Name, Vorname und Anschrift sowie Tierart (geschrieben mit Hand oder Maschine)

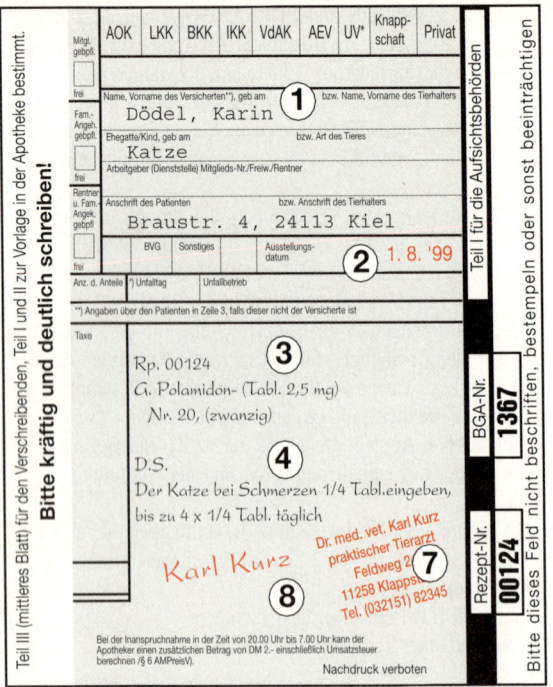

Abb. 17 BTM-Rezept

2. Datum (nunmehr auch Maschine erlaubt)
3. Bei Fertigarzneimitteln sind der Handelsname, Darreichungsform mit Wirkstoffmenge/Packungseinheit oder pro abgeteilter Form die Stückzahl der abgeteilten Einheiten anzugeben. Zusätzlich muß die Stückzahl in einer Klammer „in Worten" wiederholt werden (handschriftlich).

3.1 Bei Rezepturen sind Bestandteile, Wirkstoffmenge, Darreichungsform, Stückzahl bei abgeteilten Zubereitungen zu nennen (in Worten), handschriftlich.
3.2 Bei einem homöopathischen Fertigarzneimittel oder bei einer homöopathischen Rezeptur Arzneimittelbezeichnung oder Bezeichnung des enthaltenen BTM, Darreichungsform, Verdünnungsgrad des enthaltenen BTM, Gewichtsmenge der Packungseinheit, bei abgeteilten Zubereitungen die Stückzahl, bei einem Gemisch mehrerer Zubereitungen zusätzlich den Gewichtsvomhundertsatz der das BTM enthaltenden Verdünnung.
4. Gebrauchsanweisung mit Einzel- und Tagesdosis (handschr.). Falls der Tierbesitzer schriftlich einen detaillierten Applikationsplan bekommt, so genügt auf dem Rezept der handschriftliche Zusatz: „Gem. schriftl. Anw."
5. Falls die Höchstmenge überschritten werden muß, ist der Vermerk „Schwerer Krankheitsfall" anzubringen.
6. Bei Praxisbedarf muß handschriftlich ein entsprechender Zusatz vermerkt werden.
7. Name und Berufsbezeichnung, Anschrift und Telefonnummer (für Rückfragen des Apothekers), Stempel möglich
8. Eigenhändige Unterschrift des Tierarztes. Unterschreibt der Vertreter, so muß der Zusatz „in Vertretung" beigefügt werden.

5.3.2 Verschreiben von BTM für den Praxisbedarf

Erhebliche Erleichterungen gibt es seit der 4. Novelle des BtMVV bei Verschreibungen für den Praxisbedarf. Man wollte wohl den Gegebenheiten der Praxis etwas entgegenkommen.

Nunmehr darf der Tierarzt für den **„Praxisbedarf"** mehrere BTM aus der Liste (siehe Tab. 14) ohne Höchstmengenbeschränkung an einem Tag mittels Rezept beziehen. Dazu darf er mehrere BTM aus der Anlage III des BtMG, Teil B (diverse Hypnotika, außer Pentazocin und Pentobarbital)

und Teil C (div. Hypnotika; weniger interessant für den Tierarzt, da Präparate aus dieser Gruppe in der Veterinärmedizin sowieso als „ausgenommene Zubereitungen", folglich nicht als BTM im Handel sind) **und** (nur für Praxisbedarf) verschreiben:

1. Alfentanil
2. Cocain für Eingriffe am Kopf
3. Etorphin zur Immobilisation von Tieren (Zoo, Zirkus, Wildgehege)
4. Fentanyl
5. Pentobarbital
6. Sufentanil (neu)
7. Remifentanil

Tab. 14 Betäubungsmittel, die nach § 4 Abs. 1a der BtMVV vom Tierarzt innerhalb von 30 Tagen für ein Tier verschrieben werden dürfen

BTM	Warenzeichen	Höchstmenge
Amphetamin	kein Fertigarzneimittel	600 mg
Buprenorphin	Temgesic	150 mg
Hydrocodon	Dicodid	1200 mg
Hydromorphon	Dilaudid	5000 mg
Levomethadon	l-Polamidon	
	l-Polamivet	750 mg
Morphin	Morphin	20 000 mg
	Thilo u. a.	
Normethadon	kein Fertigarzneimittel	200 mg
eingest. Opium	kein Fertigarzneimittel	12 000 mg
Opiumextrakt	kein Fertigarzneimittel	6000 mg
Opiumtinktur	kein Fertigarzneimittel	120 000 mg
Pentazocin	Fortral	15 000 mg
Pethidin	Dolantin	10 000 mg

Tab. 14 Fortsetzung

BTM	Warenzeichen	Höchstmenge
Piritramid	Dipidolor	6000 mg
Tilidin	Valoron	18000 mg

oder eines der weiteren in Anlage III des BTMG bezeichneten Betäubungsmittels außer Alfentanil, Cocain, Dronabinol, Etorphin, Fenetylin, Fentanyl, Levacetylmethadol, Methadon, Methaqualon, Methylphenidat, Modafinit, Nabilon, Oxycodon, Papaver somniferum, Pentobarbital, Phenmetrazin, Remifentanil, Secobarbital und Sufentanil.

Zum Praxisbedarf:
- Die Mengen sollen den 2-Wochen-Therapiebedarf nicht überschreiten. Mindestens kann jedoch die kleinste OP verschrieben werden.
- Prinzipiell gilt, daß die Bevorratung den Monatsbedarf des Tierarztes nicht überschreiten sollte.

(§ 4 Abs. 3 BtMVV)

5.3.3 Verschreiben von BTM in der Tierklinik

BTM für den Stationsbedarf dürfen nur noch auf Betäubungsmittel-Anforderungsscheinen verschrieben werden. Es gilt die gleiche Regelung wie für den Praxisbedarf hinsichtlich verschreibbarer BTM und ohne Höchstmengenbeschränkung. Aber:
- Etorphine dürten für die Tierklinik nicht verschrieben werden.
- Für die Tierklinik darf nur der leitende Tierarzt oder Stationsarzt oder deren Vertreter (im Vertretungsfall) unterschreiben.
- Die BTM-Anforderungsscheine sind beim Bundesinstitut für Arzneimittel und Medizinprodukte zu beziehen, gelten aber nur für Verschreibungen im Rahmen der Kliniks- bzw. Stationsarbeit. Es sind dreiteilige Formulare, wobei Teil 1 und 2 dem **Apotheker** gegeben werden und Teil 3 in der **Klinik** verbleibt.

5.3.4 Bezug von BTM über den pharmazeutischen Großhandel

In einer Tierarztpraxis werden die häufig verwendeten BTM (Polamivet®, Narcoren®) über den pharmazeutischen Großhandel bezogen. Gesetzlich geregelt wird diese Quelle durch die Betäubungsmittel-Binnenhandelsverordnung.

Voraussetzung ist eine ordnungsgemäß angemeldete tierärztliche Hausapotheke und die Anzeige beim Bundesinstitut für Arzneimittel und Medizinprodukte über die entsprechende Teilnahme am BTM-Verkehr.

Als Tierarzt bestelle ich schriftlich oder telefonisch das BTM unter Angabe meiner BTM-Nummer. Mit der Lieferung erhalte ich dann diverse Formblätter.

Die Empfangsbestätigung muß ich ausgefüllt zurücksenden und das Original des Lieferscheines 3 Jahre aufbewahren. Über den Verbrauch des BTM muß ich Buch führen. Dabei empfiehlt sich das Anlegen einer BTM-Kartei oder eines BTM-Buches, in das der Verbrauch unter Angabe von Datum, Verwendungszweck und des Patienten einzutragen ist. Einmal im Monat bin ich gehalten, die Eintragungen zu überprüfen und gegenzuzeichnen.

Weiterführende Literatur

Bundesverband der Pharmazeutischen Industrie e.V. (Hrsg). Rote Liste. Aulendorf: Editio Cantor, 2000.

Löscher W, Ungemach FR, Kroker R. Pharmakotherapie bei Haustieren und Nutztieren. 4. Aufl. Berlin: Blackwell Wissenschafts-Verlag 1999.

Ungemach F. Wichtige Änderungen betäubungsrechtlicher Vorschriften. Dtsch Tierärztebl 1993; 7: 562–7.

Wolff A, Zrenner KM. Veterinär-Vorschriften des Bundes. Stand: August 1997. München: Verlagsgruppe Jehle Rehm, 1997.

Wolff A, Zrenner KM. Veterinär-Vorschriften in Bayern. Stand: August 1997. München: Verlagsgruppe Jehle Rehm, 1997.

Zrenner KM, Paintner K. Arzneimittelrechtliche Vorschriften für Tierärzte. Stand Februar. Deutscher Apotheker Verlag, 2000.

6 Infusionstherapie

6.1 Wozu infundieren?	85
6.2 Grundlagen	86
6.2.1 Wasser im Organismus	86
6.2.2 Wassergewinnung/Wasserverlust	87
6.2.3 Regulation des Wasserhaushaltes	87
6.2.4 Wasserbedarf	89
6.3 Dehydratation	90
6.3.1 Säure-Basen-Haushalt	91
6.4 Infusionen	91
6.4.1 Zugänge	91
6.4.2 Injektions- und Infusionstechnik	92
6.4.3 Flüssigkeitsbedarf	95
6.4.4 Tatsächliche Infusionsmenge	97
6.4.5 Infusionsgeschwindigkeit	97
6.4.6 Infusionsüberwachung	99
6.5 Infusionslösungen	99
6.6 Infusionen als Medikamententräger	102

6.1 Wozu infundieren?

■ Ausgleich von Mangel an Flüssigkeiten und/oder darin gelöster Substanzen nach Blutungen, Durchfällen, Erbrechen oder Tränkeverweigerung

- Medikamentenzufuhr
- Forciertes Entfernen von nierengängigen Stoffen und Toxinen (Salizylate, Barbiturate, Thallium und Kalzium)

6.2 Grundlagen

6.2.1 Wasser im Organismus

Der tierische Organismus besteht zu einem Großteil aus Wasser (50–70% des Körpergewichtes). In der Veterinärmedizin müssen wir berücksichtigen, daß die Pflanzenfresser, hier insbesondere die großen Wiederkäuer, z. T. riesige Mengen von Wasser (bis 25% des Gesamtwassers) in ihren Mägen und Därmen (= Ingestawasser) mit sich herumtragen. Bezüglich der Wasserverteilung im Organismus unterscheidet man das **Extrazellulärwasser** (Gefäße, zwischen den Zellen und im Magen-Darm-Trakt) von dem **Intrazellulärwasser** (in den Zellen). Siehe Abbildung 18.

Der Wassergehalt am Gesamtgewicht liegt bei Jungtieren über 70% und bei adipösen Tieren bisweilen unter 50%.

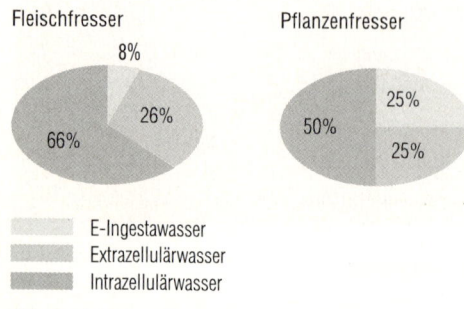

Abb. 18 Wasserverteilung im Organismus bei Fleischfressern und Pflanzenfressern

6.2.2 Wassergewinnung/Wasserverlust

Die Tiere nehmen Wasser nicht nur mit der Tränke, sondern größtenteils über die Nahrung auf. Die dritte Quelle ist der **intermediäre Stoffwechsel,** der sog. Oxidationswasser abwirft (Abb. 19a). Der Körper verliert Wasser (s. Abb. 19b) durch:
- Miktion
- Kot
- Schwitzen
- Atemluft

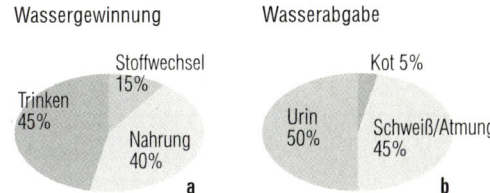

Abb. 19 **a)** Wassergewinnung und **b)** Wasserverlust bei landlebenden Säugern

6.2.3 Regulation des Wasserhaushaltes

Auf Wasserverluste über Kot und Schwitzen/Atemluft hat das Tier wenig Einfluß, doch können Aufnahme (Durstgefühl) und Abgabe über die Nieren (Nierensekretion) hormonell beeinflußt werden. Was z. B. bei Volumenmangel geschieht, zeigt Abbildung 20.

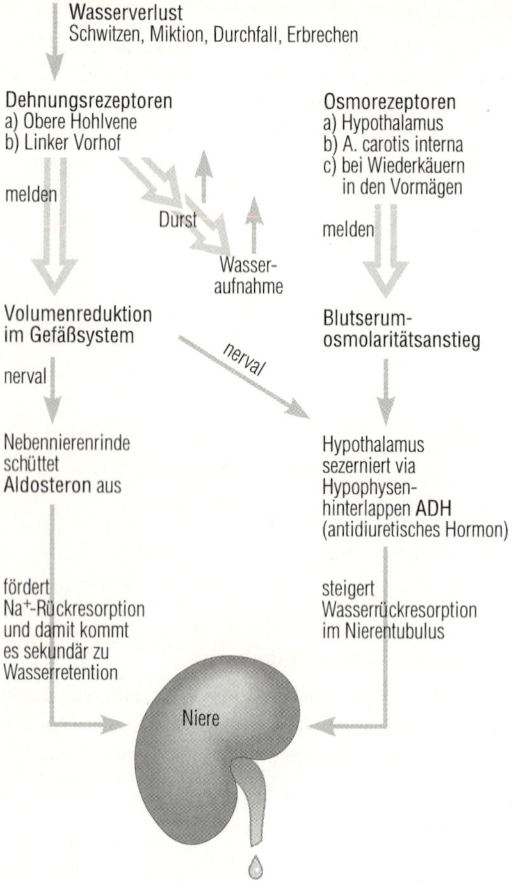

Wasserverlust
Schwitzen, Miktion, Durchfall, Erbrechen

Dehnungsrezeptoren
a) Obere Hohlvene
b) Linker Vorhof

Osmorezeptoren
a) Hypothalamus
b) A. carotis interna
c) bei Wiederkäuern in den Vormägen

melden

Durst

Wasseraufnahme

melden

Volumenreduktion im Gefäßsystem

nerval

nerval

Blutserumosmolaritätsanstieg

Nebennierenrinde schüttet **Aldosteron** aus

Hypothalamus sezerniert via Hypophysenhinterlappen **ADH** (antidiuretisches Hormon)

fördert Na^+-Rückresorption und damit kommt es sekundär zu Wasserretention

steigert Wasserrückresorption im Nierentubulus

Niere

Abb. 20 Regulationsmöglichkeiten des Wasserhaushaltes am Beispiel des Flüssigkeitsverlustes

6.2.4 Wasserbedarf

Der Wasserbedarf setzt sich zusammen aus dem **Erhaltungsbedarf** (entspricht dem Flüssigkeitsverlust aus Schweiß, Urin, Kot und Atmung abzüglich dem Oxidationswasser von ca. 5–7 ml/kg und Tag) und dem zusätzlichen Bedarf (**Korrekturbedarf**) bei Volumenmangel (nach Blutungen, Erbrechen, Durchfall, Verbrennungen etc.). Für den Erhaltungsbedarf spielt insbesondere die **Körperoberfläche** eine Rolle (je mehr rel. Oberfläche ein Tier besitzt, desto höher der Wasserbedarf/kg Körpergewicht). Zur Orientierung siehe Tabelle 15.

Tab. 15 Wasserbedarf von Tieren über Tränke und Futter und die tägliche renale Ausscheidung

Tierart	Gewicht (kg)	Gesamtwasseraufnahme: ml/kg und Tag[1]	Wasseraufnahme: Liter/Tier und Tag	Renale Ausscheidung: Liter/Tag
Pferd	500	30–70	bis 35	3–10
Rind	500	30–100	bis 50	6–12
Schwein	50	30–70	bis 3,5	2–4
Hund	20	30–55	bis 0,6–1,1	0,1–0,3
Katze	3	12–20	bis 0,03–0,06	0,01–0,02

Beachte:
- Wasserbedarf ist stark abhängig z. B. von der Umgebungstemperatur und der Leistung (Milch, Bewegung etc.). Außerdem haben Fieber (Erhöhung um 1 °C steigert den Bedarf um ca. 10%) und das Alter der Tiere einen wesentlichen Einfluß. Junge Tiere können den Harn weniger konzentrieren, brauchen daher mehr Wasser als erwachsene Tiere. Auch schwankt der Wassergehalt der Futtermittel stark, so daß in der Literatur die unterschiedlichsten Werte zu finden sind.

[1] Gesamtwasseraufnahme setzt sich zusammen aus der Tränke und dem Wasseranteil im Futter, Verhältnis ca. 50:50.
(Nach: Scheunert/Trautmann)

Tab. 16 Täglicher Bedarf an Infusionsvolumen zur Deckung des Erhaltungsbedarfs bei Tränke- und Futterverweigerung. Bei Jungtieren liegt der Wert bis zu 100% höher, da die Nieren noch nicht so stark konzentrieren können und damit der Körper mehr Flüssigkeit verliert.

Körpergewicht (kg)	Bedarf ml/kg + Tag	Bedarf ml/Tag + Tier
1	80	80
5	45	225
50 (Kalb)	25	1250
500 (Rind)	15	7500

Bei Infusionen wegen Volumenmangel sind der **Erhaltungsbedarf** (Tab. 16) und die fehlende Volumenmenge (**Korrekturbedarf**) zu berücksichtigen. Die Infusionsmenge muß bei Blutungen jedoch z. T. den Blutverlust um ein Mehrfaches übersteigen.

Merke: Infusionsmenge ungleich Flüssigkeitsbedarf!

6.3 Dehydratation

Verliert ein Körper einen Großteil seiner Körperflüssigkeit, so spricht man von Dehydratation. Man unterscheidet drei Formen der Dehydratation:

■ **Isotone Dehydratation:** Der Organismus verliert zu etwa gleichen Teilen Wasser und Salze (mittelgradiger Durchfall, Erbrechen, Aszites, Pleuraergüsse, Ileus, Blutungen).

Das Blutplasma behält seine Osmolarität von ca. 300 mosmol/l (= Osmolarität von 300 mosmol/kg).

Therapie: Zufuhr von isotonen Lösungen (Vollelektrolyte, 0,9%ige NaCl-Lösung, Plasmaexpander; s. Tab. 19).

■ **Hypertone Dehydratation:** Der Organismus verliert mehr Wasser als Salze (Wassermangel, lange osmotische Diurese [iatrogen], Mangel an ADH, schwerer Durchfall, schweres Erbrechen, Diabetes insipidus, diabetisches Koma, lang dauerndes, hohes Fieber).

Therapie: Vollelektrolyte, keine elektrolytfreien Lösungen, wohl aber 5%ige Glucose-Lösungen mit Elektrolyten kombiniert (siehe Tab. 19).

■ **Hypotone Dehydratation:** Der Organismus verliert mehr Salz als Wasser (seltenes Ereignis). Iatrogen: Schleifendiuretika, Aldosteronmangel, Niereninsuffizienz, Nebennierenrindeninsuffizienz (Morbus Addison).
Therapie: Ersatz durch isotone Vollelektrolytlösungen und hypertone Lösungen (bis 5,8%ige NaCl-Lösung als Infusionszusatz).

6.3.1 Säure-Basen-Haushalt

Sorgt im Blutserum für einen konstanten pH von 7,4 ± 0,1. Dieser Blut-pH ist für die Stoffwechselvorgänge von essentieller Bedeutung. Geht der Blut-pH über 7,45, so spricht man von einer **Alkalose**, fällt er dagegen unter 7,35, so nennt man das eine **Azidose**.

Der Organismus setzt drei Systeme ein, um größere Schwankungen des Blut-pH zu vermeiden:

■ Säuren-Basen-Puffer
(Phosphat-, Bikarbonat- und Proteinpuffer)
■ CO_2-Abgabe über die Atmung nach der Formel
$$H_2O + CO_2 \leftrightarrow H_2CO_3 \leftrightarrow H^+ + HCO_3^-$$
Durch vermehrtes Atmen wird mehr CO_2 abgeatmet, die Gleichung verschiebt sich nach links, der pH steigt. Umgekehrt sinkt der pH bei verminderter Abatmung; die Gleichung wird nach rechts verschoben.
■ Entfernen von H^+-Ionen über die Niere durch folgende Möglichkeiten:
1. direkte Sezernierung von H^+-Ionen
2. Austausch zusammen mit K^+ gegen Na^+-Ionen
3. Bindung an Ammoniak und Sezernierung als Ammonium-Ionen.

6.4 Infusionen

6.4.1 Zugänge

Im Notfall ist die **intravenöse Applikation** sicherlich am effektivsten. Daneben sind bei den verschiedenen Tierarten jedoch auch andere Zugänge von Bedeutung (siehe Abb. 21).

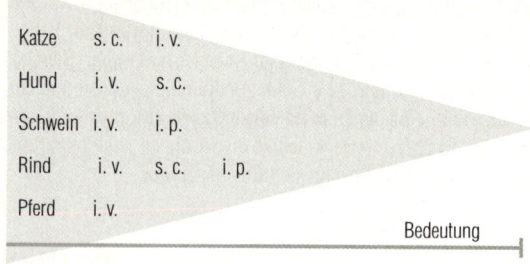

Abb. 21 Bedeutung der Infusionszugänge bei verschiedenen Tierarten

6.4.2 Injektions- und Infusionstechnik

Im folgenden wird auf die Technik der intravenösen Injektion und Infusion eingegangen. Die Beherzigung gewisser Regeln kann vor einigen bösen Überraschungen bewahren. Gerade in der Pferdepraxis kann eine Unterlassung gerichtliche Folgen nach sich ziehen.

Die aufgeführten Regeln gelten insbesondere für das Pferd; sinngemäß jedoch für fast alle unsere Patienten.

<u>Voraussetzungen:</u>

■ Ist eine intravenöse Injektion überhaupt nötig oder läßt sich das Medikament auch auf ungefährlichere Weise (oral, s.c., i.m.) applizieren?

Hier ist nicht der Bequemlichkeit, sondern der Notwendigkeit (Wirkungseintritt, Galenik) der Vorzug zu geben.

■ Ist das Medikament überhaupt für die i.v. Gabe zugelassen oder bestehen vielleicht Warnhinweise, wie z.B. „langsam intravenös", „in Notfällen intravenös", „(intravenös)". In diesen Fällen ist die Indikation besonders zu prüfen.

Aber Achtung: Auch die tierärztliche Erfahrung muß mit berücksichtigt werden; so gehen z. B. manche Kühe bei einer Trimethoprim-Sulfonamid-Injektion in die Knie (also stets die Erkenntnisse und Erfahrungen mit in die Entscheidung einbeziehen).

- Das Tier ist stets sicher zu fixieren (Halfter, Trense, Leine), evtl. vorab oral oder i. m. zu sedieren.
- Kanülen und Spritzen müssen sauber und steril sein. Dies wird natürlich am einfachsten durch neue Instrumente erreicht. In der Pferdepraxis ist dies bereits Usus, nicht jedoch in der Rinder- und Schweinepraxis. Hier geht es häufig um die Kostenkalkulationen, doch sollte sich jeder Kollege überlegen, ob nicht ein vergraulter Kunde alle Einsparungen am falschen Ort zunichte macht. Hand aufs Herz: Wer kann schon angesichts von IBR, MD/BVD, Leukose, Aujeszky etc. mit gutem Gewissen seine Universalkanüle einsetzen? Beim Einzeltier sollte diese Frage eindeutig mit „niemand" beantwortet werden, und bei Massenbeständen sollte man zumindest buchtenweise neue Kanülen verwenden.

Übrigens: Bei Massenblutproben ist jeweils eine neue Kanüle erforderlich und in der Vergütung durch die Tierseuchenkasse auch bereits bezahlt! Sind all die Voraussetzungen erfüllt, so können wir wie folgt zur Tat schreiten:

1. Injektionsstelle ausgucken und über Venenstauprobe prüfen, ob die Vene intakt ist.

Merke: Besteht der Verdacht, daß die Vene vorgeschädigt ist oder gar im Injektionsumfeld eine Infektion besteht, so ist eine **neue** Stelle auszuwählen.

2. Reinigen und desinfizieren der Injektionsstelle. Es muß ein sauberer Zugang gefunden werden, diesen evtl. scheren (Hund, Schaf, Katze) und dann kräftig mit einem Hautdesinfektionsmittel (z. B. Desderman®) desinfizieren.

3. Vene mit der Hand (Pferd, evtl. Rind) oder mit Hilfsmitteln (Rind, Hund, Katze) stauen und mit der neuen, sterilen Injektionsnadel punktieren.

Merke: Kanüle soweit wie möglich in das Gefäßlumen vorschieben, um ein versehentliches Herausrutschen zu vermeiden. Bei korrektem Sitz und gestauter Vene tropft Blut aus der Kanüle ab.

Ein Ansaugen in die Medikamentenspritze sollte wegen der Wechselwirkungen mit dem Medikament obsolet sein.

4. Langsames Injizieren (10 ml/1 min). Zeigt das Tier plötzlich Unruhe, Zittern oder Schwanken, so ist die Injektion sofort abzubrechen, und durch die nicht entfernte Kanüle sind die Notfallmedikamente (siehe weiter unten) zu applizieren.

5. Nach Abschluß der Injektion ist die Spritze ohne Kanüle zu entfernen und die Kanüle durch erneuten Venenstau von Medikamentenresten freizuspülen.

Danach staut man peripher der Injektionsstelle, zieht die Kanüle und komprimiert die Injektionsstelle am besten mit einem Tupfer.

6. Nach der Injektion ist kurzes Verweilen beim Patienten angebracht, um etwaigen verzögerten Unverträglichkeitsreaktionen entgegentreten zu können.

Zur Infusion

Prinzipiell gelten für die Infusionen dieselben Regeln. Während der Infusion sollte die Infusionsflasche mehrmals unter Venenniveau gehalten werden, um den korrekten Sitz der Kanüle zu kontrollieren (im positiven Fall wird Blut am Ansatz des Infusionsschlauches sichtbar).

- Es ist verstärkt auf die Temperatur der Lösung (körperwarm) und auf die Infusionsgeschwindigkeit zu achten.
- Zur Infusion benutzt man Verweilkanülen (Butterfly® etc.) oder gar Venenkatheter, um eine sichere intravenöse Lage zu gewährleisten. Zusätzlich sollten die Verweilkanülen mittels Heftpflaster oder gar eines Einzelheftes fixiert werden. Der Patient ist unter der Infusion in seiner Mobilität einzuschränken (Halfter, Ständer, Kälberbox, Strohballen).

Zwischenfälle

- <u>Durch Abwehrbewegungen verrutscht die Kanüle während der Injektion.</u> In diesem Falle ist die Spritze abzuziehen und die Vene zu stauen. Bei korrektem Sitz läuft wieder Blut aus der Kanüle, ansonsten korrigieren.

- <u>Paravenöse Injektion.</u> Manche Medikamente sind paravenös nicht verträglich. Es besteht die Gefahr von Gefäßentzündungen und Abszedierungen. Injiziert man paravenös, so ist die Kanüle nicht zu entfernen, sondern man läßt möglichst viel vom Medikament abtropfen. Anschließend wird eine größere Menge physiologischer Kochsalzlösung mit etwas Hyaluronidase (Kinetin®) in das vermeintliche Depot und darum herum appliziert, um die Resorption zu beschleunigen. Aus demselben Grund trägt man im äußerlichen Bereich des „Tatorts" eine Heparinsalbe auf.
- <u>Der Patient erleidet einen anaphylaktischen Schock.</u> Sofort muß Adrenalin (Suprarenin®) und Prednisolon (Urbason®) i.v. gespritzt werden. Dosierungen finden sich unter dem Abschnitt 9 (Notfalltherapie) der jeweiligen Tierart.
- <u>Das Tier stirbt auf der Stelle.</u> Die Nerven nicht verlieren, sondern sofort Medikamentenreste archivieren und eine kompetente Sektion durchführen lassen.
- **Übrigens:** Als Tierarzt bin ich für die von mir durchgeführte Injektion/Infusion verantwortlich, egal wer meine Spritze gefüllt hat. Hat die Assistenz versagt, so entbindet mich das nicht von meiner Verantwortung.

6.4.3 Flüssigkeitsbedarf

Der Bedarf kann in Notfallsituationen nur geschätzt werden. Man schätzt den Dehydratationsgrad (Tab. 17), kann daraus das Flüssigkeitsdefizit errechnen und addiert dazu den Erhaltungsbedarf (Tab. 18). Rein rechnerisch ergibt dies eine Menge, die dem Organismus an Flüssigkeit fehlt.
<u>Beispiel:</u> 10-kg-Hund mit einem geschätzten Dehydratationsgrad von 8%. 8% von 10 kg = 800 ml + Erhaltung von ca. 30 ml/Tag und kg = 300 ml.
Resultat: Dem Tier müßte zumindest ca. 1 l Flüssigkeit zur Verfügung gestellt werden, um den Bedarf zu decken.
Achtung: Der momentane Flüssigkeitsbedarf und die Menge, die zur erfolgreichen Therapie infundiert werden muß, sind **nicht** identisch.
Alternative Berechnungsformeln siehe auch Abschnitt 3 unter der jeweiligen Tierart.

Bedenke:

- Ständig wird Wasser über die Nieren ausgeschieden.
- Auch infundierte Flüssigkeit wird, je nach Art der Infusionslösung, mehr oder weniger schnell wieder über die Nieren ausgeschieden.
- Gerade die Nierenfunktion soll aufrechterhalten oder angeregt werden, wodurch es nötig ist, eher mehr Flüssigkeit zu infundieren.
- Der Bedarf kann nur annähernd geschätzt werden. Ein „Zuviel" schadet bei guter Nierenfunktion nicht. Daher infundiert man lieber zuviel als zuwenig, wodurch die Infusionsmenge i. d. R. höher liegt als der Bedarf.

Tab. 17 Schätzen des Dehydratationsgrades

Wasserverlust bezogen auf KGW	Symptome
3–5%	- Leistungsminderung - geringgradige Symptomatik
5–10%	- weitere Leistungsminderung - Bewußtseinstrübung - Hautfalte bleibt stehen, verminderter Hautturgor - kapilläre Füllungszeit: über 4 s (2 s = normal) - fliehender Puls - Zyanose - Enophthalmus - trockene Schleimhäute - Hämatokrit- und Hämoglobinanstieg (Bluteindickung); gilt nicht bei Dehydratation durch akute Blutverluste, da hier gleichermaßen Blutkörperchen und Serum verlorengehen. - Blutharnstoff steigt - Bein- und Ohrenkälte - Apathie
10–15%	- Verschlimmerung der Symptomatik - Hypovolämischer Schock (ab 10%)
15–20%	- letal

Tab. 18 Erhaltungsbedarf an Wasser, wenn das Tier nicht trinkt[1]

Körpergewicht (kg)	Bedarf in ml/kg und Tag, falls keine Flüssigkeit oral aufgenommen wird	Menge/Tag in l
1–5	100–60	0,1–0,3
5–100	60–40	0,3–4
über 100	30–10	ca. 4–7,5
500	15	7,5

[1] Erhaltungsbedarf entspricht dem Verlust an Wasser durch Schwitzen, Urin, Fäzes und Perspiration abzüglich des Stoffwechselwassers.
<u>Wichtig</u>: Der Erhaltungsbedarf ist proportional der Körperoberfläche, sinkt daher bei zunehmender Körpermasse.
Nach W. Löscher, F. Ungemach, R. Kroker, Pharmakotherapie

6.4.4 Tatsächliche Infusionsmenge

- Richtet sich nach dem Infusionserfolg, gemessen am Allgemeinzustand des Patienten
- Normalisierung der kapillären Füllungszeit (ca. 2 s)
- Anstieg des zentralen Venendruckes auf Normalwerte
- Vernünftige Harnproduktion
- Kann das normale Blutvolumen um ein Mehrfaches übersteigen (2–4fach)

6.4.5 Infusionsgeschwindigkeit

Die Geschwindigkeit kann nur annähernd angegeben werden, da sie sich nach dem jeweiligen Fall, insbesondere nach der Reaktion des Tieres auf die Infusion zu richten hat. Richtwert für eine protrahierte Infusion: **15–20 ml/kg/h** (max. Hund: 100 ml/kg/h; Katze: 60 ml/kg/h isotone Lösung).

- Abhängig vom Grad der Dehydratation. So muß bei starken Verlusten zunächst viel schneller und viel mehr infundiert werden. Ist das Gröbste aufgefüllt, kann die Infusionsgeschwindigkeit reduziert werden.

> **Beispiel:** Einem dehydrierten, 50 kg schweren Kalb, dem einige Liter fehlen, kann zunächst unter Herz-Kreislauf-Kontrolle 1 Liter in 15 Minuten appliziert werden. Danach sollte man pro 30 Minuten 1 Liter infundieren.

Die Art der Infusionslösung

■ Hypertone Lösungen (z. B. Glucose 10, 20, 40) können, s. c. gegeben, zu Nekrosen führen; lieber infundiert man in großkalibrige Venen. Sowohl hypertone als auch stark kreislaufaktive Lösungen (Kalzium) sind langsam zu infundieren.

■ Zu schnelle Infusionen belasten das Kreislaufsystem der Tiere stark, was bis zum Zusammenbruch führen kann (z. B. Infundieren von Kälbern unter tierärztlicher Zeitnot). Herzgeschädigte Tiere muß man langsam infundieren.

■ Faustregeln zur Berechnung der Infusionsgeschwindigkeit
Ziel: 1 l/h infundieren.

■ Auf körperwarme Applikation achten.

■ Katzen vertragen keine i. v. Infusion von Bicarbonat-Lösungen.

Frage: Wieviele Tropfen/Minute?

$$\text{Normale Volumina: } \frac{\text{Infusionsvolumen in ml}}{3 \times \text{Infusionszeit in h}} = \text{Tropfen/min}$$
$$= 1000 : 3 \times 1 = 333 \text{ Tropfen/min}$$

$$\text{Kleine Volumina: } \frac{\text{Infusionsmenge in ml}}{\text{Infusionszeit in h}} = \text{Tropfen/min}$$

Achtung: Die Tropfenangabe gilt für normale Tropfenbestecke, wobei 1 ml = 20 Tropfen sind.
Im Gegensatz dazu stehen Pädiatrietropfer, wobei 1 ml = 60 Tropfen.

6.4.6 Infusionsüberwachung

Spielt eine wesentliche Rolle in der Infusionstherapie, weil aus ihr direkte Rückschlüsse auf die benötigte Infusionsmenge und Infusionsgeschwindigkeit zu ziehen sind. Insbesondere ist über einen Harnkatheter die Harnproduktion zu kontrollieren. Weiterhin ist auf Zeichen der Hyperinfusion zu achten (→ Infusion reduzieren oder abbrechen, evtl. Dimazongabe). Anzeichen dafür:
– Unruhe
– forcierte Atmung
– seröser Nasen-, Tränen- und Speichelfluß
– Husten
– Erbrechen, später Durchfall
– erhöhter Blutdruck, falls gemessen werden kann
  (über 10 cm Wassersäule)

Cave: Dehydratationszeichen, wie Enophthalmie und verminderter Hautturgor, normalisieren sich erst Stunden nach der Infusion, sind daher zu träge Parameter.

6.5 Infusionslösungen

Fast für jeden Zweck gibt es Infusionslösungen (Tab. 19).

Tab. 19 Eine Auswahl von Infusionslösungen und deren Anwendung

Infusionsgruppe	Vertreter	Anwendung
Isotone Lösungen ca. 300 mosmol/l	■ 0,9%ige Natriumchloridlösung	■ Träger für Medikamente ■ billige Volumensubstitution ■ Wasser- u. Elektrolytzufuhr bei isotoner und hypotoner Dehydratation
	■ Halb- und Vollelektrolyte, z. B. Ringer-Lactat-Lsg. (haben fast alle Salze des Plasmas in entsprechender Osmolarität)	■ Träger für Medikamente ■ Wasser- u. Elektrolytzufuhr bei isotoner und hypotoner Dehydratation
	■ Glucose 5%ig (ebenfalls isoton, wobei nach Verstoffwechselung in Leber „freies Wasser" freigesetzt wird, was u. U. zur Zellquellung führen kann.	■ Träger für Medikamente ■ Energieträger und Lieferant für freies Wasser bei hypertoner Dehydratation. ■ <u>Cave:</u> nie ohne Elektrolyte geben wegen der Gefahr der Zellödeme.
Hypertone Lösungen Osmolarität ist größer als 300 mosmol/l	■ Glucose 10, 20, 40%	■ Energielieferant ■ Azetonämie der Rinder ■ neonatale Hypoglykämie der Ferkel (i. p.) ■ Langsam in große Gefäße infundieren wegen der Gefahr der Zellnekrosen; nie s. c.
Hypotone Lösungen unter 300 mosmol/l	–	keine praktische Anwendung

Tab. 19 Fortsetzung

Infusionsgruppe	Vertreter	Anwendung
Elektrolytkonzentratlösungen	Kalzium, Phosphor (meist als Kombinationspräparat mit Magnesium im Handel)	■ Gebärparese des Rindes ■ Eklampsie der peripartalen Hündin, Katze ■ Hypoparathyreoidismusbedingte Hypokalzämie ■ Pankreatitis-bedingte Hypokalzämie ■ langsam i. v., bei Kalziumglukonatverbindungen auch s. c.
	Magnesium Kalium	■ Weide-, Stall- und Transporttetanie der Rinder ■ Aufrechterhaltung aller Reiz- und Erregungsübertragung an Muskel und Nerven ■ Hypokaliämie infolge starken Kaliumverlustes bei starkem Durchfall und starkem Schwitzen
	Natriumbicarbonat 4,2 + 8,4%	■ metabolische Azidose empirische Azidose: (= unbekanntes Basendefizit) 1–2 ml/kg KGW i. v. 8,4%ige Lösung exakt: $0,3 \times$ kg KGW $\times$ Basendefizit = ml der 8,4%igen Lösung ■ <u>Cave</u>: Katzen können bei i. v. Bicarbonatgabe mit ZNS-Symptomatik reagieren

Tab. 19 Fortsetzung

Infusionsgruppe	Vertreter	Anwendung
Osmotherapeutische Lösungen	Mannitol 10, 20% Sorbitol 40%	■ forcierte Diurese (Vergiftungen, Hirnödemtherapie) ■ „Nierenstarter"
Plasmaexpander meist isotonische Lösungen, die sich länger intravasal halten und damit eine effektivere Volumensubstitution ausmachen	– Dextrane 40 000 u. 70 000	■ Volumensubstitution ■ halten sich 3–4 Stunden (40 000) bzw. 6–8 Stunden (70 000) intravasal ■ renale Ausscheidung bei Dextran 40 000 ■ Dextran 40 000 hemmt die Blutgerinnung (kontraindiziert bei Blutungen)
	– HES (Hydroxyäthylstärke) kann allergenisieren	■ nierengängig ■ Volumensubstitution, in der Humanmedizin viel angewendet, z. B. Hörsturztherapie
	– Gelatine	■ nierengängiges Volumensubstitut mit geringerer Verweildauer als Dextran 40

6.6 Infusionen als Medikamententräger

■ Falls Aqua dest. nicht vorgeschrieben ist (Packungsbeilage), kann fast jedes Medikament in isotonischer Kochsalzlösung oder G5-Lösung gelöst und infundiert werden, vorausgesetzt es ist zur i. v. Gabe zugelassen.

■ In jedem Fall ist auf Trübungen oder gar Ausfällungen zu achten und, falls dies der Fall ist, das Gemisch zu verwerfen.

Weiterführende Literatur

Ahnefeld FW, Schmitz JE. Infusionstherapie, Ernährungstherapie. Manual Bd. 3. 2. Aufl. Stuttgart, Berlin, Köln: Kohlhammer, 1991; 100–47.

Institut für medizinische Information. Infusionstherapie in der Veterinärmedizin.

Löscher W, Ungemach F, Kroker R. Pharmakotherapie bei Haustieren und Nutztieren. 4. Aufl. Berlin: Blackwell Wissenschafts-Verlag, 1999.

Scheunert A, Trautmann A. Lehrbuch der Veterinär-Physiologie. 7. Aufl. Berlin, Hamburg: Parey, 1987.

7 Labor

7.1	Einleitung	104
7.2	Klassische Hämatologie	105
7.3	Harnuntersuchung	108
7.4	Kotuntersuchung	114
7.5	Hautuntersuchung	118
7.6	Milchuntersuchung	120
7.7	Punktate	121
7.8	Diagnostisch relevante Stoffwechselprodukte	124
7.9	Enzyme	126
7.10	Organprofile	132
7.11	Suchprofile	133
7.12	Einsenden von Untersuchungsmaterial	134

7.1 Einleitung

Viele Praktiker wollen und können nicht mehr die Bedeutung eines Labors für die tägliche Praxis leugnen. Stellt sich nun die Frage: Was kann wer untersuchen?

Neben den klassischen Untersuchungen (Parasitologie, Hämatologie, Kot-, Harn- und Milchuntersuchungen) haben durch die Entwicklung der Diagnostik-Sticks (auch im Stall einsetzbar) und der Trockenchemie (Hauslabor) auch differenziertere Nachweismethoden den Weg in die Praxis gefunden. Rasch sind Ergebnisse zur Hand, die Diagnosen finden oder festigen helfen. Aber auch wenn man Untersuchungsmaterial an ein Labor weiterreicht, ist es wichtig, sich mit der Laborthematik zu befassen, damit die Ergebnisse richtig interpretiert werden können. Das folgende Laborkapitel gibt Daten und Tips, um sich im Dschungel der (un)möglichen Laborinformationen zurechtzufinden.

7.2 Klassische Hämatologie

Die Blutuntersuchung ist in der Praxis zum Erkennen verschiedenster Krankheiten sehr wichtig und gliedert sich in:
Chemische Untersuchung
- Bestimmung von Stoffwechselprodukten
(z. B. Bilirubin, Glucose, Harnstoff, Kreatinin)
- Bestimmung von Enzymen
(z. B. Amylase, GOT, GPT)
- Bestimmung von Elektrolyten
(z. B. Na^+, K^+, Cl^-)
- Bestimmung des Hämoglobin

Hämatologische Untersuchung
- **Zählung von Leukozyten, Erythrozyten und Thrombozyten**

Das ungerinnbar gemachte Blut (z. B. EDTA-Blut) wird mit Essigsäurelösung in einer Leukozytenpipette verdünnt (1:20) und auf einen Schüttler gelegt. Anschließend bringt man die Flüssigkeit in eine Zählkammer mit Gitternetzeinteilung. Bei schwacher Vergrößerung (10er Objektiv) werden die Leukozyten mikroskopisch ausgezählt und ihre Anzahl hochgerechnet.

Die **Thrombozyten** werden mit einer speziellen Lösung ebenfalls 1:20 verdünnt, die **Erythrozyten** hingegen 1:200.

Leukozytose (↑):
- akute infektiöse Prozesse, Allergien
- Stoffwechselerkrankungen, Gewebsschädigung, Hämolyse
- Fütterung, Streß, Trauma

Leukopenie (↓) :
- chronische infektiöse Prozesse
- Viruserkrankungen (z. B. Parvovirose, HCC)
- iatrogen (Zytostatika, Östrogene, Chloramphenicol, Furazolidon, Pyrazolon)
- Erschöpfung des leukopoetischen Systems, Vergiftung, aleukämische Leukose
- Peritonitiden

Erythrozytose (↑):
- Erkrankungen des Knochenmarks (KM)

Thrombozytose (↑):
- hämolytische Anämie
- disseminierte intravasale Koagulopathien
- Milzdrehung

Thrombozytopenie (↓):
- Endotoxinschock, bakterielle und Virusinfektionen
- chronische Benzoleinwirkung
- Tumorinfiltration des Knochenmarks

■ **Bestimmung des Hämatokrit** (prozentualer Anteil der Erythrozyten am Gesamtblut)
Ein mit Blut gefülltes Kapillarröhrchen wird 8 Minuten in einer speziellen Mikrozentrifuge zentrifugiert. Außer dem Hämatokritwert, der in % abgelesen wird, können auch die Farbe des Blutplasmas (Karotingehalt, Hämolyse etc.) und der Leukozytensaum beurteilt werden.

↑ – Lungen- und Herzerkrankungen, Milzentspeicherung
  – NNR-Tumor
↓ – chronische Organerkrankungen (Hepatopathie, Nephritis, Leukose)
  – Mangelernährung
  – Anämie

■ **Bestimmung der BSG** (Senkung in mm/Zeiteinheit)
Die Bestimmung der BSG erfolgt als Suchtest nach der sogenannten „Westergren-Methode". Die entsprechenden Senkungspipetten werden mit Citrat-Blut gefüllt, in einen Senkungsständer gestellt (Pfd: Vertikalsenkung, Hd, Ktz: Schrägsenkung, 60°) und nach 1 und 24 Stunden abgelesen.

↑ – Entzündungsvorgänge, Anämie
- Virusinfektionen
- tumoröse Entartung (Leukose, Malignome)

↓ – akute Leberkrankheiten
- Exsikkose, Erschöpfungszustände
- Proteinsynthesestörung

■ Differentialblutbild

In der Praxis haben sich gebrauchsfertige, farbbeschichtete Objektträger zur Differentialblutbild-Färbung durchgesetzt, da sie vielseitig anwendbar sind und auf eigene Farblösungen (i. d. R. kombinierte May-Grünwald-Giemsa-Färbung) verzichtet werden kann. Mit dem Mikroskop (Ölimmersion!) wird das Präparat mäanderförmig durchgemustert; insgesamt werden 100 Leukozyten differenziert. Die Häufigkeit der einzelnen Leukozytenformen erfolgt somit in %-Angabe. Es hat sich bewährt, eine Strichliste nach folgenden Parametern zu führen:
- segmentkernige neutrophile Granulozyten
- stabkernige neutrophile Granulozyten
- eosinophile Granulozyten
- basophile Granulozyten (selten)
- Lymphozyten
- Monozyten

Interpretation des Differentialblutbildes:

Neutrophilie (↑):
- Belastung des Organismus durch Geburt, Verletzung, chronische Erkrankungen
- Kortikosteroidbehandlung
- sog. Linksverschiebung bei lokalen und generalisierten bakteriellen Infektionen, Hämolyse, starke Gewebsschädigung

Neutropenie (↓):
- Sepsis, Peritonitis
- KM-Schäden, chron. Furazolidonvergiftung, Pyrazolon
- Virusinfektionen

Eosinophilie (↑):
- Allergien
- Myositis und Panostitis eosinophilica, eosinophiler Granulomkomplex der Katze
- Parasitenbefall

Eosinopenie (↓):
- Streß, Kortikosteroidbehandlung
- Überfunktion der NNR

Lymphozytose (↑):
- Streß
- Virusinfektion

Lymphopenie (↓):
- Kortikosteroidbehandlung, Zytostatika
- Cushing-Syndrom, chronische Urämie
- Virusinfektion

Monozytose (↑):
- Streß, Kortikosteroidbehandlung
- Infektionskrankheiten und chronische Entzündung
- Kanin: Listeriose, Hund: Monozytenleukämie, Parvovirose

Monozytopenie (↓):
- akute Phase von Infektionskrankheiten
- Neoplasien, Herzinsuffizienz, Zytostatika

7.3 Harnuntersuchung

Die Harn- oder Urinuntersuchung dient der **Diagnostik** von
- Erkrankungen der Niere
- Erkrankungen der Harnwege
- Störungen des Stoffwechsels

(z. B. Azetonämie, Diabetes mellitus)

Die **Gewinnung** des Harns erfolgt durch
- spontanen Absatz

(bei der Katze auch durch Ausdrücken der Blase)

- Zystozentese (Blasenpunktion)
- Katheterisieren
(verschiedene Kathetergrößen, sterile Entnahme)
- Medikamente (bedingt, da Verdünnungseffekt)

Bis zur Untersuchung muß der Harn gekühlt aufbewahrt werden, da ansonsten eine starke Bakterienvermehrung einsetzt.

Die **Harnanalyse** gliedert sich in:

physikalische Untersuchung
– Durchsichtigkeit (Flfr: stets klar – eine Trübung ist pathologisch; Pfd: physiologische Trübung durch Gehalt an Schleimstoffen; Rd: nach längerem Stehen der Probe Trübung durch Ausfällung von kohlensaurem Kalk)
– Farbe (je nach Konzentration blaß- bis braungelb)
– Geruch (artspezifisch)
– Konsistenz (normalerweise dünnflüssig, beim Pfd dickflüssig durch Gehalt an Schleimstoffen)
– Bestimmung des spezifischen Gewichtes (Harndichte) mittels Harnspindel (Urometer) oder Refraktometer, normalerweise **1015–1050**
↓ bei vermehrtem Harnabsatz, chronischen Nierenerkrankungen, Cushing-Syndrom
↑ bei vermindertem Harnabsatz, akuten Nierenentzündungen, Diabetes mellitus
– Harnreaktion mit Teststreifen (siehe Tab. 20)

chemische Untersuchung von Harnreaktion und Harnbestandteilen mittels Teststreifen (z. B. Combur-8-Test) (siehe Tab. 20)

Tab. 20 Mögliche Ergebnisse des Combur-8-Tests und eine Auswahl der Interpretationsmöglichkeiten

Harnreaktion bzw. Harnbestandteile	Physiologische und/oder pathologische Werte; Aussagekraft	Bemerkungen
Leukozyten	Leukozyturie tritt auf bei ■ **aszendierend:** Urethritis, Kolpitis, Zystitis ■ **deszendierend:** Pyelonephritis, Pyonephritis, Nieren-Tb, infizierte Steinniere ■ **Umgebungsinfektion:** Kolitis, durchbrechende Karzinome	Teststreifenanalyse ist nicht geeignet bei **Ktz, Pfd** (vorgetäuschte Leukozyturie) und **Schw** wenig empfindlich bei **Rd** und **Hd**
Nitrit	entsteht durch **harnpathogene** Keime aus Nitrat (Nitrat = Aufnahme über Grünpflanzen)	bei Nahrungsverweigerung und bei Fleischfressern kann die Nitritprobe trotz harnpathogener Keime negativ sein
pH	Fleischfresser pH = 5–6 Pflanzenfresser pH = 8–9 patholog. sauer: ■ metabolische oder respiratorische Azidose (Hunger, Diarrhö und Erbrechen, Lungenemphysem) ■ Fieber patholog. alkalisch: ■ metabolische oder respiratorische Alkalose (Hyperventilation) ■ Harnwegsinfektion (bes. Proteus) ■ prim. Hyperaldosteronismus (Conn-Syndrom)	wenn die Probe längere Zeit gestanden hat, erfolgt eine Umwandlung von Harnstoff in Ammoniak (pH-Werte größer 9)

Tab. 20 Fortsetzung

Harnreaktion bzw. Harnbestandteile	Physiologische und/oder pathologische Werte; Aussagekraft	Bemerkungen
Eiweiß (z.B. Albumin)	<u>Proteinurie</u> tritt auf bei: - Erkrankungen von Nieren und harnableitenden Wegen - nephrotischem Syndrom - Herzinsuffizienz - Fieber und Koliken - epileptischen Anfällen und Schädel-/Hirntraumen	**Hd:** geringe Eiweißmengen sind physiologisch <u>Schrumpfniere</u>: geringe Proteinurie mit sehr sedimentarmem Harn
Zucker (Glucose)	<u>Glukosurie</u> tritt auf bei: - Cushing-Syndrom - Diabetes mellitus - Enzephalopathien (Borna, Tollwut, nervöse Staupe)	
Ketonkörper	positiver <u>Ausfall</u> erfolgt bei: - Azetonämie - Diabetes mellitus - Hungerzuständen	
Gallenfarbstoffe (Urobilinogen, Bilirubin)	<u>erhöhte Werte</u> treten auf bei: - Leber- oder Gallenwegserkrankungen - Hämolyse (gesteigerter Hämoglobinabbau) <u>Urobilinogen negativ</u> bei gleichzeitigem Ikterus: posthepatische Cholestase (Gallengangsverschluß)	**Pfd:** physiologisch leicht erhöhte Urobilinogenwerte; scheidet kein Bilirubin aus, nur Hydrobilirubin **Wdk:** scheidet kein Urobilinogen aus, nur Sterkobilinogen **Hd:** physiologisch geringer Bilirubingehalt **Ktz:** Bilirubingehalt immer pathologisch

Labor 111

Tab. 20 Fortsetzung

Harnreaktion bzw. Harnbestandteile	Physiologische und/oder pathologische Werte; Aussagekraft	Bemerkungen
Blut	Hämaturie (Ausscheiden von Erys) tritt auf bei: ■ akuter Nieren-, Blasen- oder Prostataentzündung ■ Gerinnungsstörungen ■ Harnsteinbildung ■ Traumen (Verkehrsunfall) ■ Tumoren der Niere und Harnwege Hämoglobinurie (Erythrozytenzerfall) tritt auf bei: ■ Aufnahme von Giftstoffen (z. B. Cumarin, Lorchel) ■ Autoimmunkrankheiten ■ Infektionskrankheiten (z. B. infektiöse Anämie d. Pfd, Babesiose, Leptospirose) ■ Verbrennungen Myoglobinurie tritt auf bei: ■ akuter Muskeldegeneration und Muskelverletzungen (z. B. Lumbago, Pfd, umfangreiche Op.)	Im Teststreifen keine Unterscheidung zwischen Hämoglobin und Myoglobin; Differenzierung durch Bestimmung der Kreatinkinase im Blut (bei Myoglobinurie erhöht)

mikroskopische Harnuntersuchung
Der Harn wird 3–5 Minuten bei 1500–3000 Umdrehungen/min zentrifugiert, der Überstand abgegossen und das Sediment (1 Tropfen) mikroskopisch untersucht.

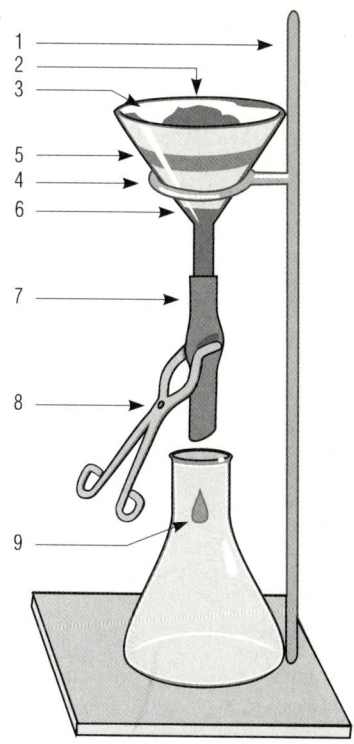

Abb. 22 **1** Stativ – **2** frische Fäzes (ca. 20 g) – **3** doppelte Gazelage – **4** Glastrichter – **5** Sieb – **6** lauwarmes Wasser – **7** Gummischlauch – **8** Klemme – **9** Tropfen, der untersucht wird

Labor 117

7. MIFC-Technik (für Giardia)
MIFC = Merthiolat-Iod-Formol-Concentration. Verfahren zum Nachweis von Protozoenzysten in Kotproben (Fixierung, Konservierung und Anreicherung).

Die **wichtigsten Helminthosen** und Protozoen der Haustiere sind unter dem Kapitel der jeweiligen Tierart alphabetisch aufgelistet.

- **Was gibt es denn für Helminthosen?**

Nematoden = Rundwürmer; dazu gehören:

Aelurostrongylus	Lungenwürmer
Ankylostoma, Uncinaria	Hakenwürmer
Askariden (Toxocara, Toxascaris)	Spulwürmer
Capillaria	Haarwürmer
Dirofilaria	Herzwürmer
Dioctophyma	Nierenwürmer
Habronema	Magenwürmer
Metastrongyliden	Lungenwürmer
Oxyuriden	Pfriemenschwänze
Strongyliden	Palisadenwürmer
Strongyloididen	Zwergfadenwürmer
Trichuriden	Peitschenwürmer
Trichinellen	Fadenwürmer

Plathelminthen = Plattwürmer; dazu gehören:

Trematoden	Saugwürmer
Zestoden	Bandwürmer

7.5 Hautuntersuchung

Es gibt viele verschiedene Hauterkrankungen, deren Diagnostik häufig nicht einfach ist. Zu den wichtigsten **Ursachen** gehören:

- allergisierende Stoffe (Allergene)
- Bakterien, Viren, Pilze
- Ektoparasiten
- hormonelle Fehlsteuerungen

Die **Hautuntersuchung** erfolgt durch

<u>makroskopische Untersuchung</u>
Mit bloßem Auge, evtl. einer Lupe können Flöhe (häufiger der Flohkot), Zecken, Herbstgrasmilben („orange Punkte"), Läuse und Haarlinge erkannt werden.

<u>mikroskopische Untersuchung</u>
mit Hilfe eines Hautgeschabsels, um in der Haut sitzende Milben (z. B. Haarbalgmilbe = Demodex, Grabmilbe = Sarkoptes, Saugmilbe = Psoroptes) nachzuweisen. Am einfachsten ist es, eine Hautfalte zu bilden und etwas Paraffinöl auf die betreffende Stelle aufzutropfen. Dann wird mit einer Skalpellklinge die Haut leicht blutig gekratzt und das Material auf einem Objektträger ausgestrichen. Durch Zugabe von 10%iger Kalilauge werden Haut- und Haarbestandteile aufgelöst und die Parasiten besser erkennbar.

Merke: Besonders Sarkoptesmilben können trotz Befall nicht immer nachgewiesen werden (Therapieversuch mit Antiparasitaria, beim Hd Untersuchung einer Serumprobe auf Sarkoptesantikörper).

Der Nachweis von Ohrmilben erfolgt mit dem Otoskop. Dunkles Zerumen in Ohrmuschel und Gehörgang ist bereits sehr verdächtig; die Milben selbst sind als kleine weiße, vor der Lichtquelle davonlaufende Punkte zu erkennen.

<u>Blutuntersuchung</u>
zur Abklärung systemischer Erkrankungen, die sich unter anderem in Hautveränderungen äußern können.

<u>bakteriologische, virologische, mykologische Untersuchung</u>
In diesem Fall ist es am besten, eine Haut- bzw. Haarprobe an die zuständige Untersuchungsstelle zu schicken. Einfache bakteriologische und mykologische Untersuchungen können mittels Bakterien- und Pilznährböden

auch in der Praxis durchgeführt werden. Bei Verdacht auf Hauterkrankung mit Microsporumarten wird die sog. Wood-Lampe (pos. Befund: fluoreszierende Pilzherde) eingesetzt.

<u>histologische Untersuchung</u>
Die zur Biopsie vorgesehene Hautstelle wird mit einem Lokalanästhetikum unterspritzt und mit Hilfe einer Drillstanze ausgestanzt. Anschließend wird die Probe in einer Formalinlösung fixiert und zur histologischen Untersuchung an ein Labor geschickt.
<u>Intrakutantest</u>
Zum Nachweis einer Allergie (z. B. Atopie) wird eine kleine Dosis eines Allergens bzw. Allergenextraktes intradermal injiziert (Bildung sog. Hautquaddeln).

7.6 Milchuntersuchung

Die Untersuchung der Milchdrüse umfaßt neben einer sorgfältigen Adspektion und Palpation des Euters auch eine quantitative und qualitative Beurteilung der Milch.
<u>Quantitative Beurteilung</u>
Hierbei wird die Gesamteuterleistung beurteilt und die Milchproduktion der einzelnen Viertel verglichen.
<u>Qualitative Beurteilung</u>
<u>1. Grobsinnige Untersuchung</u> des Anfangsgemelkes auf
– Farbe (phys.: weißlich-bläulich)
– Geruch, Geschmack
– Konsistenz (phys.: wäßrig)
– Beimengungen (z. B. Eiter- oder Fibrinflocken, Blut)
<u>2. Physikalisch-chemische Beschaffenheit</u>
– **pH-Wert:** Bestimmung mit Hilfe von Indikatorpapier (phys.: Ø 6,7; path.: Mastitis >6,9 gangränöse Mastitis 6,0)
– **Whiteside-Test:** Überprüfung der Milch auf den Zellgehalt; 10 ml Milch + 2 ml NaOH → Auswertung nach 20–30 Sekunden (phys.: homogene Trübung, path.: fadenziehendes Gemisch mit Flockenbildung)

– **California-Mastitis-Test (CMT)** oder **Schalm-Test:** Beurteilung der Milch auf pH-Wert und Zellgehalt; Testschale mit vier Aufsätzen für die jeweiligen Euterviertel – Milch und Testflüssigkeit (bestehend aus Bromkresolpurpur zur pH-Wert-Bestimmung und Alkylarylsulfat zur Zellzahlbestimmung) im Verhältnis 1:1 → sofortige Reaktion

Bei erhöhtem pH-Wert erfolgt keine Entfärbung des violetten Gemisches. Je nach Leukozytengehalt der Milch sind Schlieren, schleimige oder gallertige Veränderungen zu erkennen (Grenzwert: 300 000 Zellen/ml).

Merke: Der Whiteside-Test und der CMT sind bei frisch melkenden (erste 5 Tage p.p.) und trockenstehenden Kühen nicht aussagekräftig, da die Zellzahl physiologischerweise erhöht ist. Des weiteren ersetzen chemische Testverfahren keine bakteriologische Untersuchung, da z. B. bei einer chronischen Mastitis keine nennenswerte Erhöhung der Zellzahl erfolgt!

3. Bakteriologische Untersuchung

ist nur sinnvoll, wenn keine keimhemmende Behandlung durchgeführt wurde! Die im Strichkanal sitzenden Bakterien werden vor der Probenentnahme durch einen kräftigen Milchstrahl entfernt, damit sie das Untersuchungsergebnis nicht verfälschen. Nach Reinigung der Zitze wird das Milchsekret in einem horizontalen Strahl ohne Verunreinigung in das Probenröhrchen eingemolken und dieses an die betreffende Untersuchungsstelle geschickt.

7.7 Punktate

Können aus Hohlräumen (Gelenke, Thorax, Abdomen, Abszeßhöhlen) gewonnen werden. Man unterscheidet:

- **Exsudate:** entzündliche Ausschwitzungen der Gefäße in Gewebe oder Körperhöhlen.
- **Transsudate:** eiweißarme, nichtentzündliche Flüssigkeit, die aus Gefäßen in Gewebe oder Körperhöhlen ausgetreten ist. Ursache: Stauungen, Bluteiweißmangel, Gefäßwandinsuffizienz.

(Siehe Tab. 22 und 23)

Tab. 22 Differenzierungshilfe für Trans- bzw. Exsudate

Parameter	Exsudat	Transsudat
Aussehen	trüb-milchig, variable Farbe	klar, evtl. rötlich
Eiweiß	ja	nein oder gering
Epithelzellen	viele	wenige
Erythrozyten	viele	wenige
Leukozyten	viele	wenige
Bakterien	keine bis viele	keine
Pilze	keine bis viele	keine
Rivalta-Probe Eiweißnachweis mittels (Eisessig + Punktat)	+ (trüb)	– (trübt nicht)
Spez. Gewicht	>1018	<1015

Tab. 23 Nachweis häufiger Punktate

Punktat	Vorkommen	Nachweis
Abszeß-, Serom-, Zysteninhalt	■ Postoperative oder posttraumatische Schwellungen im Wundgebiet ■ Infektion (z. B. nach Verletzung) ■ Zysten im Zusammenhang mit Drüsen (Prostata, Speicheldrüsen)	Aussehen, Beimengungen, bakterielle Untersuchungen, pH-Wert etc.
Blut/Bilirubin	■ Gefäß-, Organrupturen infolge Trauma ■ Postoperative Nachblutungen ■ evtl. Geschwüre oder Tumoren Zu unterscheiden sind frische Blutungen (Blut) von älteren Blutungen (Bilirubin).	Blut: Farbe, mikroskopisch Erys, evtl. Zentrifugat Bilirubin: Testkits für indirektes Bilirubin bei alten Blutungen Anmerkung: Bei Gallenblasenrupturen läßt sich das direkte Bilirubin nachweisen.

122 Allgemeines

Stoffwechselsubstrat	Abweichung	Diagnostische Bedeutung
Bilirubin II (sekundäres, konjugiertes, direktes Bilirubin), wasserlöslich, Ausscheidung über Gallenflüssigkeit, evtl. Urin	↑ im Urin	■ Hepatopathien ■ intra-/posthepatische Cholestase
Blutglucose (normalerweise reguliert durch Insulin und Glukagon)	↑	■ Diabetes mellitus, Pankreatitis, M. Cushing ■ Streß (Aufregung der Tiere in der Praxis), Scheingravidität, Agonie ■ nach KH-reicher Nahrung ■ iatrogen durch Kortisone, ACTH, Glucoseinfusionen ■ best. Gehirnerkrankungen
	↓	■ Insulinom, renale Glukosurie, Glykogenspeicherkrankheit, terminale Lebererkrankungen ■ Hunger, Schock ■ Malabsorptionssyndrom
Harnstoff (stets zusammen mit Kreatinin untersuchen)	↑ im Serum	■ prärenal (z. B. Fütterung, Medikamente, Dehydratation, Kreislaufinsuffizienz) ■ renal (z. B. Niereninsuffizienz, Nierentumoren) ■ postrenal (z. B. Ruptur der ableitenden Harnwege)
	↓ im Serum	■ schwere Hepatopathien Cave: Bei völliger Inappetenz liegen niedrige Harnstoffwerte trotz Niereninsuffizienz vor.
Ketonkörper (…aus Fettsäureabbau)	↑ im Serum	■ Diabetes mellitus ■ Azetonämie der Rinder ■ erhöhter Fettsäureabbau bei Glucosemangel der Leber im Diabetes mellitus

Tab. 24 Fortsetzung

Stoffwechselsubstrat	Abweichung	Diagnostische Bedeutung
Kreatinin		siehe Harnstoff; Werte sind jedoch unabhängig vom Eiweißmetabolismus im Körper
Urobilinogen (B II durch Darmbakterien – Urobilinogen in Kot, Leber, Harn)	Urin: negativ, bei gleichzeitigem Ikterus	■ posthepatische Cholestase Urobilinogen dient also nur zur Differenzierung des Ikterus.

7.9 Enzyme

Durch die Bestimmung der Aktivität von Enzymen im Blutserum (Kot) ist es möglich, bei organspezifischen Enzymen Informationen über den jeweiligen Organzustand zu erhalten. Sind es Enzyme, die nur in den Mitochondrien vorzufinden sind, so weist eine Aktivitätserhöhung im Serum auf stärkere Organschäden hin. Die meisten relevanten Enzyme kann man über moderne Laborgeräte im eigenen Hause nachweisen (Trockenchemie) oder, falls nicht verfügbar, innerhalb kürzester Zeit von professionellen Labors untersuchen lassen.

Tips:

■ Beim Labor informieren: Brauche ich Serum (Vollblut minus korpuskuläre Teile, Fibrinogen und Prothrombin) oder Plasma (Vollblut minus korpuskuläre Bestandteile)?

■ **Serumgewinnung:** nach der Blutgerinnung zentrifugieren; flüssiger Überstand = Serum

■ **Plasmagewinnung:** Blut bei Entnahme in Probengefäßen auffangen, die mit Gerinnungshemmern präpariert sind. Vorsichtig mehrmals wenden. Probengefäß zentrifugieren und überstehendes Plasma vorsichtig abpipettieren.

■ **Gerinnungshemmer:** EDTA-Röhrchen, Natrium- oder Kaliumheparinatröhrchen, Citratröhrchen. Die Wahl des Gerinnungshemmers wird durch die nachzuweisende Substanz bestimmt. Es kann natürlich kein

Gerinnungshemmer auf Na-Citrat-Basis benutzt werden, wenn Na$^+$ nachgewiesen werden soll – logo!

■ **Zentrifugieren**
Ca. 5–10 Minuten bei 3000 U/min. Bei Serumgewinnung Blutgerinnung abwarten, ansonsten baldmöglichst.

■ **Versand der Proben zum Labor:** Proben auf +4 °C abkühlen und verschicken; evtl. vom Labor abholen lassen. Serum und Plasma können auch auf Kühltruhentemperatur (–18 °C) gebracht und anschließend versandt werden.

In Tabelle 25 und 26 sind die gängigsten Enzyme, die für Organ- oder Suchprofile untersucht werden, aufgeführt.

Tab. 25 Enzyme und deren Bedeutung in der Veterinärmedizin. Normbereiche sind abhängig von den in den Labors eingesetzten Bestimmungsmethoden und können daher in den Quellen etwas differieren. Die Tabelle dient der Orientierung; im speziellen Fall ist der vom Labor angegebene Normbereich zu berücksichtigen.

Enzyme und Abkürzung	Bedeutung	Probenmaterial	Pathologische Werte und Aussagekraft	Bemerkung
Alkalische Phosphatase (AP)	in fast allen Organen und Geweben (Gallengangsepithelien, Osteoblasten, Dünndarm, Niere, Plazenta Milz, Blutkörperchen) vorkommend, jedoch meist nur als Gesamt-AP nachzuweisen (keine Differenzierung unter normalen Bedingungen), <u>Klinische Bedeutung:</u> Leber- und Knochen-AP	Serum, Plasma: <u>nur</u> Heparin	↑: Cholestasen, schwere Hepatointoxik., Osteodystrophie, Hyperthyreose, Knochenbrüche, Periostitis, Knochentumoren	physiologisch erhöhte Werte bei ■ Tieren im Wachstum ■ Gravidität ■ Phenobarbitalgabe

Labor

Tab. 25 Fortsetzung

Enzyme und Abkürzung	Bedeutung	Probenmaterial	Pathologische Werte und Aussagekraft	Bemerkung
Alpha-Amylase (α-Amylase)	kommt in Leber, Pankreas, Speichel, Niere und Dünndarm vor. Verdauungsenzym zur Kohlenhydratspaltung	Serum, Plasma: nur Heparin	↑: Pankreatitis (Lipase ebenfalls ↑), Niereninsuffizienz, Speicheldrüsenerkrankungen, Lebererkrankungen	
Cholinesterase (CHE)	jegliches Gewebe, bes. in der Leber	Serum	↑: Erkrankungen mit gesteigerter Albuminsynthese (z.B. Thyreotoxikose, nephrotisches Syndrom) ↓: Vergiftung mit org. Phosphorverbindungen, (Tragen von Flohhalsbändern), Kachexie	prognostische Aussage bei schweren Leberparenchymschäden
Gamma-Glutamyltransferase (γ-GT)	membrangebundenes Enzym, kommt in vielen parenchymatösen Organen vor	Serum, Plasma	↑: Cholestasen Hepatopathien, Lebertumoren, Fibrosen, Zirrhosen	Ktz: keine Aussagekraft Hd: nur zur Abklärung eines AP-Anstiegs

128 Allgemeines

Tab. 25 Fortsetzung

Enzyme und Abkürzung	Bedeutung	Probenmaterial	Pathologische Werte und Aussagekraft	Bemerkung
			wenig ↑: Leukose, Diabetes mellitus Pankreatitis, Enteritis	**Pfd:** gut verwertbar
Glutamatdehydrogenase (GLDH)	leberspezifisches Enzym, in den Mitochondrien der Leberzellen lokalisiert. Falls Mitochondrienenzyme im Serum vermehrt auftauchen, so spricht das für starke Schäden.	Serum, Plasma	↑: akute und chronische Hepatopathien, Fibrosen, Zirrhosen, Leberkoma, hepatotoxische Intoxikation	**Hd/Ktz:** Anstieg auch bei Kardiomyopathie und Dünndarmenteritis **Pfd:** Es kommt kommt bereits bei leichten Leberschäden zum Anstieg!
Glutamatoxalacettransaminase (GOT) oder Aspartat-Aminotransferase (AST)	Bilokulär, d. h., die GOT kommt sowohl im Leberzytoplasma als auch in den Lebermitochondrien vor. Vorkommen: Leber, Herzmuskel (Hd, Ktz, Pfd) und in der Skelettmuskulatur (Pfd)	Plasma, Serum	↑: Hepatopathien, Vergiftungen bes. mit Phosphorsäureester (stark erhöht), Myokarderkrankungen (Schw); Skelettmuskelerkrankungen (Pfd)	gewisse Aussagekraft über die Schwere von Lebererkrankungen. Bei **Schw** aussagekräftig! **Hd/Ktz:** träge Reaktion
Glutamat-Pyruvat-Transaminase (GPT) oder:	bei Hund und Katze in den Leberzellen, bei Pfd. + Rd zusätzlich in Herz- und Skelettmuskulatur	Plasma, Serum	↑: Hepatitis, Hepatopathien (akute chronische Degeneration und	**Hd/Ktz:** leberspezifisch **Pfd:** nicht leberspezifisch und zu träge; besser man

Tab. 25 Fortsetzung

Enzyme und Abkürzung	Bedeutung	Probenmaterial	Pathologische Werte und Aussagekraft	Bemerkung
Alanin-Amino-Transferase (ALT)			Nekrosen) z. T. bei Leberfibrosen und Stauungsleber	bestimmt SDH, GLDH + γ-GT
Kreatinkinase (CK)	Enzym des Skelettmuskels, aber auch in anderen Organen	Serum	↑: Myopathien (Kreuzverschlag des Pfd, Muskelrisse bei Kühen, akute Bananenkrankheit b. Schw). Schock, Krämpfe Aortenthrombose (Pfd, Ktz) Hinweis auf Myopathie durch Vit.-E- oder Selenmangel	physiologisch nach inadäquater Belastung, bei i.m. Injektion und nach Op. Merke: Nach Zelltod (Bananenkrankheit) sinkt der Wert rasch wieder.
Lactatdehydrogenase (LDH)	kommt in vielen Organen vor (Leber, quergestreifte M., Erythrozyten). In der Regel Bestimmung des Gesamt-LDH.	Serum, Plasma	↑: akute Hämolyse, Hepatopathien (bes. hoch bei Vergiftungen mit org. Phosphorverbindungen) Myopathien, Schock	

Tab. 25 Fortsetzung

Enzyme und Abkürzung	Bedeutung	Probenmaterial	Pathologische Werte und Aussagekraft	Bemerkung
Lipasen	Pankreas und Magenschleimhaut	Serum	↑: akute Pankreatitis (bes. wenn auch α-Amylase erhöht ist), Pankreasnekrose geringgradig. Diabetes mellitus, Niereninsuffizienz, iatrogen (Glukokortikoide, Östrogene, Sulfonamide und Tetrazykline)	
Sorbitdehydrogenase (SDH)	in vielen Geweben, jedoch die höchste Aktivität in der Leber	Plasma, kein EDTA	↑: nur akute Hepatopathien, da der Wert rasch wieder sinkt	ersetzt beim **Pfd** die GPT; bei anderen Tierarten ergibt die GPT bessere Aussagewerte

Tab. 26 Normwerte für Enzyme. Die Werte sind von der angewendeten Nachweismethodik abhängig.

Enzym	Hd	Ktz	Pfd	Rd	kl. Wdk	Schw
α-Amylase U/l	<2325 gr. Streuung	<2180 gr. Streuung				
AP U/l	–190	–70	–200 (–350)	–250	Schaf –235	–290

Labor

Tab. 26 Fortsetzung

Enzym	Hd	Ktz	Pfd	Rd	kl. Wdk	Schw
Cholin-esterase U/l	1500–5000 (evtl. –4000)	900–3000 (evtl. –4000)	1500–3000 (evtl. –4000)			
CK U/l	–80	–80	–90	–60	Schaf –28	–2000
γ-GT U/l	–6	– – (besitzt keine Aussagekraft)	–20	<20	Schaf –32	–40
GLDH U/l	–6	–6	–8	–10	Schaf –2	–1,2
GOT/AST U/l	–40	–40	–250	–40	–60	–25
GPT/ALT U/l	–50	–50	–15	–15	Schaf –15	–20
LDH U/l	–100	–70	–400	–1500	Schaf –350	–600
Lipase U/l	<300	<250				
SDH U/l	–2	–2	–2	–6	Schaf –10	–1

7.10 Organprofile

Bei Verdacht auf Organerkrankungen kann man durch gezielte Auswahl von Laboruntersuchungen (Organprofil) einen Verdacht erhärten oder widerlegen. In Tabelle 27 findet man Beispiele für solche Organprofile. Nicht alle Substanzen müssen geprüft werden, doch ist klar: je mehr Werte mir zur Verfügung stehen, desto sicherer ist auch meine Diagnose.

Tab. 27 Organprofile

Organ	Parameter
Leber	GPT (nicht Pfd, Rd), GOT (nicht Ktz, Hd), AP, γ-GT, GLDH, Cholinesterase, Triglyzeride, Bilirubin, Cholesterin
Muskulatur	GOT, LDH, CK, Glucose, Laktat
Niere	Harnstoff, Kreatinin, Eiweiß, Na, K, Cl, evtl. Harnlabor inkl. Bakteriologie
NNR	Glucose, AP, GPT, großes Blutbild, Cortisolbestimmung, Dexamethason-Suppressionstest, Na + K im Serum
Pankreas	α-Amylase, Lipase, Glucose, Trypsin (Kot), Chymotrypsin (Kot), TLI (Trypsin-like-immunoreactivity; Hd), PABA-Test (Serum + Urin), Nachweis von Stärke, Muskelfasern und Fett im Kot

Neben diesen häufigen Organprofilen gibt es noch weitere für Schilddrüse, Mineralstoffwechsel, Elektrolyte und Säuren-Basen-Haushalt. Da diese Tests in der gemeinen Praxis jedoch äußerst selten durchgeführt werden, sei hier darauf verzichtet und auf die weiterführende Literatur verwiesen.

7.11 Suchprofile

Oft hat man in der Praxis nur ein Leitsymptom, dessen Ursache man nicht zwingend einem Organ zuordnen kann. In diesen Fällen können sog. Suchprogramme der Diagnose und Therapie auf die Sprünge helfen. Einige wenige seien hier in Tabelle 28 genannt.

Tab. 28 Suchprofile

Leitsymptom	Parameter
Anämie	Hämoglobin, Hämatokrit, Bilirubin, Eisen, LDH, großes Blutbild, mittleres Eryvolumen (MCV), mittlere Hämoglobinkonzentration (MCHC), mittlerer Hämoglobingehalt der Erys (MCH), FeLV-/FIV-Test (Ktz)

Tab. 28 Fortsetzung

Leitsymptom	Labor
Anfälle	Harnstoff, GPT, AP, Ammoniak, Glucose, Kalzium, Magnesium
Diarrhö	Parasitologie, Kot-BU, Blutbild, Chymotrypsin, TLI Gesamteiweiß, Harnstoff
FIP-Profil	GPT, Bilirubin, Elektrophorese, großes Blutbild, AK-Nachweis
Hautveränderungen	<u>mit Juckreiz:</u> Parasitologie (Haut, evtl. Kot, Sarkoptesantikörper [Hd]), Blutbild mit Eos. <u>ohne Juckreiz:</u> Blutbild, T4, Cortisol, Dexamethason-Suppressionstest
Polydipsie/ Polyurie	Glucose, Harnstoff, Nierenprofil, Cortisol
Schock	Hämatokrit, Harnmenge, Kreatinin, Blutzucker, Blutbild, Gesamteiweiß

7.12 Einsenden von Untersuchungsmaterial

Will man Material an eine Untersuchungsstelle einsenden, so sind einige Grundsätzlichkeiten zu beachten.

■ **Was versende ich?**

Prinzipiell alles, was ich nicht selbst untersuchen will oder kann. Daneben gibt es Dinge, die man von bestimmten Labors untersuchen lassen muß; dazu zählt natürlich Material von seuchenverdächtigen Tieren. Dieses Material ist an das zuständige Landesuntersuchungsamt zu senden. Anderweitige Proben werden an Laboratorien meines Vertrauens und Geldbeutels geschickt.

■ **Womit versende ich?**

– Per Bahnexpreß (was allerdings bei vielen abgelegenen Bahnhöfen nicht mehr geht)
– Per Post, andere Kurierdienste oder auch der Besitzer selbst, der die Proben rasch zum Labor bringt.

Die Bahn: In der Regel gilt für unser Material die GGVE, die „Gefahrengutverordnung Eisenbahn". Dafür gibt es eigene Formulare, die bei der Bahn, aber auch beim Landesuntersuchungsamt zu erhalten sind. Auf den Paketen und auf den Expreßkarten muß nach der GGVE in Rot oder <u>rot unterstrichen</u> stehen:
– „In den Güterhallen und den Wagen getrennt von Nahrungsmitteln oder Genußmitteln lagern!"
– Gut der Kl. 6.2 GVE.
– Gutsbezeichnung, z. B. Blutproben.
– Bei menschenpathogenem Material: „Vorsicht infektiöses Material!"

■ **Wie verpacke ich die Proben?**
– Natürlich so, daß kein Material nach außen dringen kann. In der Regel bedeutet dies wasserdichte Behältnisse, die im Falle von Glas gegen Bruch zu sichern sind. Reagenzröhrchen sind auf keinen Fall ganz zu füllen. Feste Proben sind mit Kunststoffolien zu umhüllen, und prinzipiell ist alles mit saugendem Material (Vlies, Zeitungspapier – am besten für die Kotproben geeignet) zu umhüllen.
– Nicht den Begleitbrief vergessen, der auch in eine eigene Folie muß. Inhaltlich sollte der Begleitbrief folgende Informationen enthalten:

– Einsender mit Adresse (z. B. Stempel)
– Untersuchungsauftrag: Auf was soll untersucht werden?
– Tierbesitzer, Landkreis und zuständige Veterinärbehörde
– Art der Probe (Kot-, Blut-, Organprobe)
– Tierart, Rasse (Dispositionen), Geschlecht, Alter
– Datum der Probenentnahme, des Einschläferns, gravid?, Decktermin
– Umfeld/Haltung, Zukauf?, andere Tiere des Bestandes zugekauft? Marktbesuch? Bestandsgröße, weitere Krankheitsfälle, Impfstatus, Therapieversuche, klinische Erscheinungen, evtl. Angaben über Fütterung

Merke: Auch die kleinste Angabe kann für den Untersuchenden von entscheidender Bedeutung sein!

Anforderungen bei speziellen Proben

Virologie
(Virennachweis):
- Mit einem positiven Nachweis ist nur im Anfangsstadium von Erkrankungen zu rechnen. Daraus ergibt sich: Bei einer 2 Wochen alten Rindergrippe brauche ich keine Nasentupfer einzusenden.
- Lichtgeschützter Versand, Vorfrieren ist möglich, falls beim Versand ein Auftauen verhindert wird.
(Serumantikörpernachweis)
- Nativblut, d. h. ohne gerinnungshemmende Zusätze
- 2 Proben im Abstand von 10–14 Tagen

Bakteriologische Proben:
- Nicht frieren
- Keine antibiotische Vorbehandlung
- Nativblut, Harn, Punktate, Liquor etc.

Mykologische Proben:
- Hautprobenentnahme nur nach Oberflächendesinfektion mit 70%igem Alkohol
- Entnahme aus der Übergangszone gesundes zu krankes Gewebe
- Bei Hautproben mit scharfem Löffel so lange schaben, bis Kapillarblutungen auftreten
- Mykologische Hautproben in sterilen Probengefäßen

Parasitologische Proben:
- Bei Kotproben mindestens 10 g; bei Futtermitteln mind. 30 g
- Hautproben: siehe mykologische Proben
- Große Parasiten /-teile in 0,9 %ige NaCl legen

Harnproben:
- gekühlt versenden
- Spontan-, Katheter- oder Zystozenteseharn

Milchproben:
- Anamnestisch auch Kalbedatum vermerken

- Viertel kennzeichnen (HL, VL, HR, VR)
- <u>Anfangsgemelk</u> bei Mastitisproben, hingegen <u>Endgemelk</u> bei Verdacht auf mykotische Mastitis, Brucellen, Tbc, Q-Fieber
- Spezielle Röhrchensets beim TGD oder LUA erhältlich

Proben für stallspezifische Impfstoffproduktion:
In der Regel benutzt man steril entnommenes Material zur Impfstoffherstellung. In Ausnahmefällen stellt man Impfstoffe direkt aus veränderten Organen her. Impfstämme können konserviert werden, dadurch ist ein Nachbestellen des Impfstoffes möglich.

Wichtig: Die Erreger mutieren oft sehr rasch. Deshalb ist es wichtig, nochmals Impfstoff aus neuem Material herzustellen, falls trotz Impfungen wiederum die Krankheit ausbricht.

Zur Orientierung faßt Tabelle 29 zusammen, bei welchem Krankheitsverdacht welche Proben einzusenden sind.

Tab. 29 Untersuchungsmaterial bei Verdacht auf bestimmte Krankheiten

Krankheitsverdacht	Untersuchungsmaterial	Anmerkungen
Aujeszky*	1. Tierkörper 2. Kopf, Lunge, Tonsillen, Milz 3. Serum, Nasentupfer, Speichel	
Borna	1. Gehirn (in situ) + Lendenrückenmark 2. Serum, Liquor	
Bösartiges Katarrhalfieber (BKF)	Kopf, Niere, Leber	
Botulismus	1. Tierkörper 2. Serum 3. Futterreste 4. Mageninhalt + innere Organe	

Tab. 29 Fortsetzung

Krankheitsverdacht	Untersuchungsmaterial	Anmerkungen
Brucellose*	1. Serum 2. Rohmilch (Endgemelk) 3. Sperma (frisch) <u>Bei Verwerfen:</u> Eihautteile, Kotyledonen, Fetus	Bei Verwerfen Decktermin angeben
Campylobakteriose	1. Präputial- u. Vaginalspülproben 2. Frischer Samen 3. Uterus 4. Serum	Zu 1: Spezialtransportmedien von LUA
Kontagiöse equine Metritis (CEM) der Pfd	1. Uterus 2. Vaginaltupfer 3. Präputialtupfer	2. + 3. nur im Stuart-Transportmedium
Coronaviren	1. Kot 2. Darm	
FIP der Katzen	1. Exsudat 2. Tierkörper	
Hepatitis contagiosa canis (HCC)	1. Serum, Abstrich von Konjunktiva, Tonsillen oder Genitalschleimhaut 2. Tierkörper 3. Tonsillen, Leber, Milz, Lunge, Magen, Harnblase, Gehirn	
Hundestaupe	1. Serum, Nasensekret, Blutausstriche 2. Tierkörper	
BHV-1*	1. Schlund, Trachea, Lunge inkl. Lnn. der Lunge	

Tab. 29 Fortsetzung

Krankheitsverdacht	Untersuchungsmaterial	Anmerkungen
	2. Nasentupfer, Trachealschleimhaut, Vaginalspülproben 3. Nativblut, Samen	
Infektiöse Arteriitis der Pfd	1. Nativblut, Nasenspülflüssigkeit 2. Feten	
Infektiöse Anämie* der Einhufer (IA)	1. Leber, Milz, Niere, Herz 2. 10 ml Nativblut 3. 10 ml EDTA-Blut	Zu 3.: Bei klinischen Symptomen
Katzenleukose	1. Nativblut	
Leptospirose	1. Nativblut, Serum 2. Blut, Liquor, Harn, Kammerwasser, Organe	Zu 1. Beim Export sind die gewünschten Serotypen zu nennen. Zu 2. Vor dem Einsenden mit der LUA absprechen.
Leukose (Rinder)*	1. Nativblut 2. Organe	
Listeriose	1. Nativblut 2. Tierkörper 3. Gehirn, so wenig verletzt wie möglich (bes. Ammonsformation); leicht gesagt, schießt man ein Rind!	
Maedi der Schafe	1. Tierkörper 2. Lunge 3. Nativblut	

Tab. 29 Fortsetzung

Krankheitsverdacht	Untersuchungsmaterial	Anmerkungen
MD, Virusdiarrhö	1. Serum 2. Kot 3. Maulschleimhaut, Zunge, Schlund, Labmagen, Darm, Lnn. des Darmes, Milz, Tonsillen 4. Nasentupfer 5. Biopsiematerial	Zu 5. Telefonische Anmeldung
Milzbrand*	Milz	Bei Verdacht Kadaver nicht eröffnen!
MKS*	Aphthenmaterial, Bläscheninhalt; Nasentupfer; bei Schweinen, Jung- und Wildtieren auch das Herz	<u>Nur nach Tübingen einsenden!</u> Vorher telefonisch anmelden!
Panleukopenie	1. Tierkörper 2. Kot (Erregernachweis) 3..Serum	
Paratuberkulose	1. Dünndarm 2. Nativblut	
Parvovirose	1. Tierkörper 2. Nativblut 3. Feten, Darm, Herz 4. Kot	
Psittakose/ Ornithose	1. frische Kotproben, evtl. Kloakentupfer 2. Konjunktivalabstrich	Transportmedium vom Landesuntersuchungsamt benutzen!
Q-Fieber	1. Serum 2. Rohmilch <u>(Endgemelk)</u> 3. Nachgeburt mit Kotyledonen	

Tab. 29 Fortsetzung

Krankheitsverdacht	Untersuchungsmaterial	Anmerkungen
Rauschbrand* (Cl. chauvoei)	1. veränderte Muskelteile	doppeltfaustgroße Probe
Rhinopneumonie (Stutenabort)	1. Serum, Luftsack-/ Vaginalspülproben 2. Feten (zumindest Lunge, Leber)	
Rotaviren	1. Kot 2. Tierkörper 3. Organe, bes. Dünndarm	
Rotz*	1. Serum 2. veränderte Organe 3. Nasensekret	Zu 2. + 3. Telefonische Anmeldung
Schnüffelkrankheit der Schweine	1. Kopf	
Schweinepest*	1. Tierkörper, mind. Kopf, Schlund, Tonsillen, Milz, Niere, Lnn. Pankreas, Magen, Darm, Blase, Hautteile 2. Serum	Zu 2. Bringt nur was im Fieberschub
Teschner (Schweine)*	1. Tierkörper 2. Gehirn + Lendenrückenmark + Darm mit Kot 3. Kot + Serum	
Tetanus	1. Wundsekret, Wundmaterial 2. Serum 3. Bei Vernagelung: ganzer Huf	
TGE (transmissible Gastroenteritis)	1. Tierkörper (Ferkel) 2. Serum	Zu 1.: Gefroren, da ansonsten Erreger rasch nicht mehr nachweisbar, oder lebendes Tier

Labor

Tab. 29 Fortsetzung

Krankheitsverdacht	Untersuchungsmaterial	Anmerkungen
Tollwut*	1. Tierkörper, zumindest Kopf	Bayern: nur LUA Oberschleißheim
Trichomonaden*	Präputial-, Vaginalspülproben	LUA-Transportmedien benutzen
Tuberkulose*	1. Veränderte Lnn., veränderte Organe, Milch (Endgemelk) 2. Tierkörper bei Geflügel	
Vergiftungen	1. Organe 2. Tierkörper	Teuer, daher über Verdacht Diagnostik ausrichten
Visna der Schafe	1. Kopf 2. Serum	
Vomiting and Wasting-Disease der Schweine	1. Tierkörper 2. Speichel, Serum, Nasensekret	

* Anzeigepflichtige Tierseuchen. Sofort Amtstierarzt verständigen und diesem den Probenversand überlassen!

Weiterführende Literatur

Bayerische Landestierärztekammer. Richtlinien für die Entnahme und das Einsenden von Untersuchungsmaterial. Gräfelfing: Demeter, 1985.

Bostedt H, Dedié K. Schafkrankheiten und Ziegenkrankheiten. 2. Aufl. UTB Bd. 8008. Stuttgart: Ulmer, 1996.

Eikmeier H. Therapie innerer Krankheiten der Haustiere. 4. Aufl. Stuttgart: Enke, 1995.

Geyer S, Grabner A. Die Tierarzthelferin. 5. Aufl. Hannover: Schlüter, 1995. (Neuauflage 2001)

Jaksch W, Glawischnig E. Klinische Propädeutik der inneren Krankheiten und Hautkrankheiten der Haustiere und Heimtiere. 3. Aufl. Berlin: Blackwell Wissenschafts-Verlag 1990.

Kraft W, Dürr UM. Kompendium der klinischen Laboratoriumsdiagnostik bei Hund, Katze und Pferd. 2. Aufl. Hannover: Schaper, 1981.

Kraft W, Dürr UM (Hrsg). Klinische Labordiagnostik in der Tiermedizin. 5. Aufl. Stuttgart, New York: Schattauer, 1999.

Plonait H, Bickhardt K. Lehrbuch der Schweinekrankheiten. 2. Aufl. Berlin: Blackwell Wissenschafts-Verlag, 1997.

Thienpont D, Rochette F, Vanparijs OFJ. Diagnosen von Helminthosen durch koproskopische Untersuchungen. Janssen Research Foundation, 1979.

Veterinärmedizinische Laboruntersuchungen für die Diagnose und Verlaufskontrolle. 3. Aufl. Mannheim: Boehringer, 1985.

8 Grundlagen der Endokrinologie

8.1	Hypothalamus 145
8.2	Neurohypophyse (HHL) 145
8.3	Adenohypophyse (HVL) 146
8.4	Gonaden 149
8.5	Uterus 150
8.6	Plazenta 150

Hormone sind biologische Wirkstoffe, die von endokrinen Organen produziert werden und der chemischen Signalübermittlung in einem Organismus dienen. Die spezifische Hormonwirkung erfolgt über Hormonrezeptoren. Bereits in sehr geringen Konzentrationen werden Stoffwechselvorgänge ausgelöst und gesteuert. In diesem Kapitel soll auf die wichtigsten Hormone mit ihren jeweiligen Hauptwirkungen eingegangen werden.

Syntheseort	Hormon
Hypothalamus	Releasing Hormone GnRH
Hypophysenhinterlappen (HHL)	Oxytocin, Vasopressin
Hypophysenvorderlappen (HVL)	STH, TSH, ACTH, Gonadotropine
Gonaden	Sexualhormone
Uterus	Prostaglandine
Plazenta	Gonadotropine, Sexualhormone

8.1 Hypothalamus

Releasing-Hormone sind niedermolekulare Peptidhormone, die aus wenigen Aminosäuren bestehen und in der Regel eine sehr kurze Wirkungsdauer haben. Sie werden im Hypothalamus gebildet und steuern die Produktion und Freigabe der jeweiligen Hormone des HVL.

8.2 Neurohypophyse (HHL)

<u>1. Oxytocin</u>
Chemie: Nonapeptid
Syntheseort: Bildung im Hypothalamus und Speicherung im HHL
Freisetzung: durch visuelle und olfaktorische Reize sowie durch Reizung der Milchdrüse oder Genitalorgane (z. B. bei Saugakt, Vaginoskopie, Besamung)
Wirkung:
– Kontraktion der glatten Uterusmuskulatur (wird durch Östrogene verstärkt, durch Gestagene vermindert)
– Kontraktion der Myoepithelien der Milchgänge (Milchejektion)
– Erhöhung der Spermamenge

<u>2. Vasopressin (ADH = antidiuretisches Hormon)</u>
Chemie: Nonapeptid
Syntheseort: Bildung im Hypothalamus und Speicherung im HHL (wird nur bei den Mammalia gefunden, Vertebraten-Nichtsäuger bilden anstelle von ADH Vasotocin)
Freisetzung: wird durch Blutplasmavolumen und osmotischen Druck gesteuert
Wirkung:
– Kontraktion der glatten Muskulatur der Blutgefäße (Blutdruckanstieg)
– vermehrte Wasserrückresorption in der Niere durch Permeabilitätserhöhung (Harnkonzentrierung)
Pathophys.: Entstehung des Diabetes insipidus bei ungenügender ADH-Bildung oder Fehlen der Rezeptoren am Erfolgsorgan

8.3 Adenohypophyse (HVL)

1. Somatotropin (STH = Wachstumshormon)
Chemie: Proteohormon
Syntheseort: Bildung in eosinophilen Zellen des HVL
Freisetzung: wird durch zwei im Hypothalamus gebildete Releasing-Hormone (SRH = Somatoliberin, SIH = Somatostatin) gesteuert
Wirkung:
– die eigentliche Wachstumswirkung erfolgt über Somatomedin (Bildung in Leber und Niere) durch Stimulation der DNA-Synthese
– proteinanabole Wirkung
– lipolytische Wirkung
– diabetogene Wirkung (Steigerung der Glukagonausschüttung)
Pathophys.: Akromegalie = sog. Spitzenwachstum bei Überangebot
Gigantismus = Riesenwuchs bei Überangebot
Nanosomie = Zwergwuchs bei Mangel oder Hypophysektomie

2. Thyreotropin (TSH)
Chemie: Proteohormon
Syntheseort: Bildung in basophilen Zellen des HVL
Freisetzung: Regelkreis im Sinne einer negativen Rückkopplung mit T3 und durch die Hormone des Hypothalamus (TRH, TRIH)
Wirkung:
– Synthese und Sekretion der Schilddrüsenhormone Thyroxin und Trijodthyronin
– erhöhte Speicherfähigkeit der Schilddrüse für Jod
Pathophys.: Kropfbildung (Struma) und hervorstehende Augen bei Überfunktion
unproportionierter Zwergwuchs (verkürzte, verkrümmte Gliedmaßen, kurze Wirbelsäule, kurzer Gesichtsschädel) bei Unterfunktion

3. Adrenokortikotropes Hormon (ACTH)

Chemie: Proteohormon

Syntheseort: Bildung in basophilen Zellen des HVL (sowie HHL und Plazenta)

Freisetzung: wird durch CRH (Corticotropin Releasing Hormone), das im Hypothalamus gebildet wird, gesteuert; zirkadianer Rhythmus

Wirkung:
– Biosynthese und Sekretion der NNR-Hormone (besonders der Glukokortikoide)
– Steigerung der Lipolyse
– vermehrte Insulinausschüttung (indirekte Wirkung)

Merke: ACTH eignet sich zur Funktionsprüfung der NNR.

Pathophys.: Erhöhte Serumkonzentrationen bei Morbus Cushing (ACTH-sezernierender Hypophysentumor) und NNR-Insuffizienz

4. Gonadotrope Hormone

Hypophysäre Gonadotropine

Die hypophysären Gonadotropine werden unter Einfluß des hypothalamischen Gonadotropin-RH in den basophilen bzw. azidophilen Zellen des HVL gebildet.

■ Follikelstimulierendes Hormon (FSH oder Prolan A)

Chemie: Glykoprotein

Syntheseort: Bildung in basophilen Zellen des HVL

Freisetzung: wird durch Feedback-Mechanismen (FSH Releasing Hormone) geregelt; die Wirkung an den Zielorganen erfolgt gemeinsam mit LH über LH-Rezeptoren

Wirkung: ♀ – Wachstum und Reifung der Primär- und frühen Sekundärfollikel

♂ – Hyperplasie der Granulosazellen und Wachstum der Theca-interna-Zellen
– Steigerung der Spermiogenese
– vermehrte Bildung von Androgenen

■ Luteinisierungshormon (LH, ICSH oder Prolan B)

Chemie: Glykoprotein

Syntheseort: Bildung in basophilen Zellen des HVL
Freisetzung: wird durch LH Releasing Hormone gesteuert
Wirkung: ♀ – zusammen mit FSH Follikelreifung und Ovulation
– Ausbildung der Corpora lutea
♂ – Stimulierung der Leydig-Zwischenzellen (Androgensekretion)
– wichtig für Descensus testis

Merke: Das Mengenverhältnis zwischen FSH und LH bestimmt den Zeitpunkt der Ovulation. Die LH-Konzentration im Blut erreicht je nach Tierart zwischen Beginn und Ende des Östrus ein Maximum (sog. LH-Peak).

- Luteotropes Hormon (LTH oder Prolaktin)

Chemie: Proteohormon
Syntheseort: Bildung in azidophilen Zellen des HVL
Wirkung: ♀ – Stimulierung der Laktogenese und des Mammawachstums
– Vögel: Kropfmilch
– luteotrope Wirkung (Aufrechterhaltung der Progesteronabgabe aus Corpora lutea)
– diabetogene Wirkung

<u>Extrahypophysäre Gonadotropine</u>
Die extrahypophysären Gonadotropine werden auch als Choriongonadotropine bezeichnet. Bei Primaten, Equiden und Nagetieren erfolgt die Bildung außer in der Hypophyse auch in fetalen Synzytiotrophoblasten.

- PMSG (Pregnant Mare Serum Gonadotropin) (Stutenserumgonadotropin)

Chemie: Glykoprotein
Syntheseort: sog. Endometrium cups
Wirkung: – hohe FSH- und LH-Wirkung
– Auslösung von Superovulationen (→ Bildung von Corpora lutea auxillaria)

- HCG (Human Chorion Gonadotropin)

Chemie: Glykoprotein
Syntheseort: Bildung im fetalen Teil der Plazenta (Chorionzotten)
Wirkung: LH-ähnliche Wirkung

8.4 Gonaden

1. Androgene (männliche Sexualhormone)
Chemie: C19–Steroid (die wichtigsten: Androsteron, Testosteron)
Syntheseort: Bildung vor allem in den Leydig-Zwischenzellen, aber auch in NNR, Ovar und Plazenta
Freisetzung: wird durch hypophysäres LH gesteuert
Wirkung:
– anabole Wirkung durch vermehrte Proteinbiosynthese
– Ausbildung der prim. und sek. Geschlechtsmerkmale; Aktivierung der akzessorischen Geschlechtsdrüsen
– Stimulation der Spermiogenese und Erythropoese
– Hemmeffekt auf die hypophysäre Gonadotropinsekretion

2. Östrogene (weibliche Sexualhormone)
Chemie: C18-Steroid (die wichtigsten: Östradiol, Östron und Östriol)
Syntheseort: Ovarien (bes. Follikel), Hoden, NNR, während Gravidität auch Corpora lutea und Plazenta
Wirkung:
– Steigerung der Durchblutung und Zellpermeabilität
– Wasserretention
– Senkung der Körpertemperatur
♀ – Follikelreifung, Auslösung der ovulatorischen Ausschüttung von LH
– Proliferation von Endometrium und Vaginalepithel
– Sensibilisierung des Myometriums für Oxytocin
– Förderung des Mammawachstums
– Ausbildung der sekundären Geschlechtsmerkmale und des Sexualverhaltens

Merke: Die Reproduktion bei den weiblichen Tieren wird durch Östrogene und Gestagene gesteuert, wobei Östrogene zuerst wirksam werden (sog. Östrogen-Priming).

<u>3. Gestagene (weibliche Sexualhormone)</u>
Chemie: C21-Steroid (am wichtigsten: Progesteron = Gelbkörperhormon)
Syntheseort: Corpora lutea, Plazenta und NNR
Wirkung: Wichtig ist das Zusammenspiel mit Östrogen (Östrogen/Gestagen-Verhältnis und zeitliche Abfolge)!
– Aufrechterhaltung der Gravidität
– Erhöhung der Körpertemperatur
– Hemmeffekt auf die hypophysäre Gonadotropinsekretion

Partial-
wirkung: östrogene, antiöstrogene, androgene und antiandrogene Eigenschaften, Beeinflussung der NNR-Funktion

8.5 Uterus

<u>Prostaglandine = Gewebshormone</u>
Chemie: Chemische Derivate der Prostansäure (Vorstufe = Arachidonsäure)
Syntheseort: in fast allen Organen
Wirkung:
– pathophys. Rolle bei Fieber, Schmerzen und Entzündungen
– Blockade der Thrombozytenaggregation
– Hormonsekretion verschiedener endokriner Organe
– Uteruskontraktion, Wehenauslösung (Graviditätsunterbrechung)
– Luteolyse (Zystenbehandlung)
– Brunstinduktion, Brunstsynchronisation

8.6 Plazenta

<u>Gonadotropine</u> (siehe oben)
<u>Sexualhormone</u> (siehe oben)

Weiterführende Literatur

Crapo L. Hormone – die chemischen Boten des Körpers. Heidelberg: Spektrum Akademischer Verlag, 1985.

Löscher W, Ungemach FR, Kroker R. Pharmakotherapie bei Haustieren und Nutztieren. 4. Aufl. Berlin: Blackwell Wissenschafts-Verlag, 1999.

Niemand HG, Suter PF. Praktikum der Hundeklinik. 9. Aufl. Berlin: Blackwell Wissenschafts-Verlag, 2001.

9 Kortikoide

9.1 Mineralokortikoide 152
9.2 Glukokortikoide 152
9.2.1 Natürliche Glukokortikoide 153
9.2.2 Synthetische Glukokortikoide 154

Kortikoide, auch Kortikosteroide genannt, sind Steroidhormone, die in der Nebennierenrinde (NNR) gebildet werden – die Mineralokortikoide in der Zona glomerulosa, die Glukokortikoide in der Zona fasciculata und die Sexualhormone in der Zona reticularis.

9.1 Mineralokortikoide

Zu den wichtigsten Vertretern gehören Aldosteron und Desoxykortikosteron. Sie haben eine Wirkung auf den Mineralstoffwechsel, indem sie den Wasser- und Elektrolythaushalt regeln (vermehrte Na^+-Rückresorption im distalen Tubulus und vermehrte K^+-Ausscheidung). Die Regulation erfolgt über das **Renin-Angiotensin-Aldosteron-System.** In der Praxis wird Aldosteron bei akuter NNR-Insuffizienz (Addison-Krise) eingesetzt.

9.2 Glukokortikoide

Die wichtigsten natürlichen Glukokortikoide (**kurze** Wirkungsdauer) sind Kortisol (Hydrokortison), Kortison und Kortikosteron. Zu den synthetischen Glukokortikoiden (**mittellange** oder **lange Wirkung**) zählen

Dexamethason, Flumethason, Methylprednisolon, Prednisolon, Prednison und Triamcinolon. Sie fördern die Glukoneogenese im Organismus (Bildung von Kohlenhydraten aus bestimmten Aminosäuren), indem Körpereiweiße verstärkt abgebaut und Fette besser verwertet werden. Weitere – besonders für die Praxis wichtige – Eigenschaften sind ihre analgetische, antiallergische, antiexsudative, antiphlogistische, antitoxische und immunsuppressive (Hemmung der zellvermittelten Immunität) Wirkung. Die Freisetzung der Glukokortikoide wird über einen **hypothalamisch-hypophysären Regelkreis** (ACTH-Einfluß) gesteuert. Durch chemische Veränderung des Kortisolmoleküls konnten bei den synthetischen Glukokortikoiden die glukokortikoiden Eigenschaften verstärkt und die unerwünschten mineralokortikoiden Nebenwirkungen vermindert werden. Als Indikationen für einen therapeutischen Einsatz gelten insbesondere:

- Allergische Erkrankungen (z. B. Bronchialasthma, Pruritus, Urtikaria)
- Autoimmunkrankheiten (z. B. hämolytische Anämie, Lupus erythematodes, Pemphigus, chronische Polyarthritis)
- Akute nichtinfektiöse Entzündungen (z. B. Arthritis, Diskopathie, Periostitis, Tendovaginitis)
- Lymphatische Tumoren (z. B. Leukose, Lymphosarkom)
- NNR-Insuffizienz
- Schockzustände (anaphylaktischer oder Endotoxinschock)

9.2.1 Natürliche Glukokortikoide

Tab. 30 Natürliche Glukokortikoide und deren Handelsnamen

Bezeichnung	Handelsname®	Bemerkung
Kortisol	Hydrokortison Ficortril	■ Kurzzeittherapie ■ lokal an Auge, Haut und Ohr ■ Subst.therapie bei NNR-Insuffizienz ■ glukokort. Wirkung 4× schwächer als bei Prednisolon

Tab. 30 Fortsetzung

Bezeichnung	Handelsname®	Bemerkung
Kortison	Cortison-CIBA	■ metabolische Umwandlung in der Leber zu Kortisol ■ keine lokale Anwendung

9.2.2 Synthetische Glukokortikoide

Tab. 31 Synthetische Glukokortikoide, die dem Tierarzt zur Verfügung stehen (Auswahl)

Bezeichnung	Handelsname®	Bemerkung
Dexamethason	Asistar, Dexasel, Hexadreson, Voren	■ bes. bei Gebärpareseprophylaxe und Hirnödem ■ bei akutem Schock ■ deutliche Appetitsteigerung ■ glukokort. Wirkung 30× stärker als bei Kortisol
Flumetason	Acutol, Cortexilar	■ bes. bei Acetonämie Rd, da starke Blutzuckersteigerung (ca. 700× stärker als bei Kortisol) ■ keine Langzeittherapie
Methylprednisolon	Depo-Medrate	■ glukokort. Wirkung geringgradig stärker als Prednisolon ■ Aldosteron-Antagonismus
Prednisolon	Solu-Decortin H	■ bes. zur Notfalltherapie bei akutem **anaphylaktischem Schock**

Tab. 31 Fortsetzung

Bezeichnung	Handelsname®	Bemerkung
	Prednisel Prednisolon Ultracorten H	■ bei akuter Addison-Krise ■ Kurzzeit- und Initialtherapie ■ glukokort. Wirkung 4× stärker als Kortisol
Prednisolon + Dexamethason	Predixon	i.v. zugelassene Präparate
Prednison	Decortin	■ metabolische Umwandlung in der Leber zu Prednisolon
Triamcinolon	Histacortyl N Parkesteron Volon A	■ keine Langzeittherapie, Wdh.-Injektionen vermeiden oder mind. 1 Wo. Abstand ■ <u>Cave</u> – Pfd Kortisolrehe – **Volon A nicht Ktz!**

Weiterführende Literatur

Löscher W, Ungemach FR, Kroker R. Pharmakotherapie bei Haustieren und Nutztieren. 4. Aufl. Berlin: Blackwell Wissenschafts-Verlag, 1999.

Niemand HG, Suter PF. Praktikum der Hundeklinik. 9. Aufl. Berlin: Blackwell Wissenschafts-Verlag, 2001.

Pschyrembel. Klinisches Wörterbuch. 258. Aufl. Berlin, New York: de Gruyter, 1997.

10 Antibiotika, Chemotherapeutika und Antimykotika

10.1	Einleitung 156
10.2	Übersicht der am häufigsten verwendeten Antibiotika und Chemotherapeutika 158
10.2.1	Aminoglykoside 158
10.2.2	Ansamycingruppe 159
10.2.3	β-Lactam-AB 159
10.2.4	Chloramphenicol 161
10.2.5	Gyrasehemmer 162
10.2.6	Lincosamide 162
10.2.7	Makrolide 163
10.2.8	Nitrofuranderivate 163
10.2.9	Polypeptid-AB 164
10.2.10	Sulfonamide 165
10.2.11	Tetrazykline 166
10.3	Wechselwirkungen zwischen Antibiotika 167
10.4	Kombinationsmöglichkeiten von Antibiotika 168
10.5	Antimykotika 169

10.1 Einleitung

Antibiotika sind Stoffwechselprodukte von Bakterien oder Pilzen (auch Flechten, Moosen), die bereits in sehr niedrigen Konzentrationen in die Stoffwechselvorgänge bestimmter Mikroorganismen eingreifen und dort eine hemmende (bakteriostatische) oder abtötende (bakterizide) Wirkung entfalten. **Chemotherapeutika** sind synthetisch hergestellte Stoffe mit vergleichbarer Wirkung. Folgende Grundsätze sollten stets beachtet werden:

1. Vor Beginn der Therapie Probenmaterial entnehmen, damit während der Therapie eine Erregerisolierung mit Resistenzbestimmung durchgeführt werden kann.
2. Das betreffende AB (breites Wirkungsspektrum, hohe Wirkungsintensität, günstige Resistenzlage, geringe Toxizität) von Anfang an hoch genug dosieren und über 5–7 Tage (evtl. sogar länger) verabreichen.
3. Erfolgt nach 2–3 Tagen keine Besserung, ist das AB anhand eines Antibiogramms zu wechseln.
4. Als relativ untoxisch gelten β-Lactam-AB, Makrolide und Tetrazykline, während Aminoglykoside, Chloramphenicol und Polypeptid-AB als potentiell **toxisch** einzustufen sind.
5. Bei **Leberschäden keine** Anwendung von Chloramphenicol, Gyrasehemmern oder Sulfonamiden; Vorsicht auch bei Makroliden (Erythromycin).
6. Bei **Niereninsuffizienz keine** Anwendung von Aminoglykosiden, Gyrasehemmern oder Polypeptid-AB.
7. Sog. Reserve-AB zurückhalten (z.B. Kanamycin bei Infektionen mit empfindlichen gramnegativen Erregern).

Bakteriostatisch wirksam: (hemmend)	Chloramphenicol Gyrasehemmer Makrolide Nitrofurane Sulfonamide Tetrazykline
Bakterizid wirksam: (abtötend)	Aminoglykoside Ansamycingruppe β-Lactam-AB Gyrasehemmer Polypeptid-AB Sulfonamide[1]

[1] in hohen Konzentrationen bzw. in Kombination mit Trimethoprim

10.2 Übersicht der am häufigsten verwendeten Antibiotika und Chemotherapeutika

10.2.1 Aminoglykoside

- Besonders gegen gramnegative Bakterien sowie gegen Staphylokokken und z. T. Streptokokken
- Keine orale Wirkung
- Cave: oto-, nephro- (bes. Ktz) und neurotoxisch
- Nur als Reservepräparat einsetzen!

Tab. 32 Die wichtigsten Aminoglykoside mit Handelsnamen und Wirkspektrum

Bezeichnung	Handelsname® (Auswahl, im folgenden ohne®)	Wirkungsspektrum Bemerkung
Apramycin	Apralan	E.-coli-Enteritis (Schwein)
Gentamicin	Frieso-Gent, Gentamycin Refobacin, Sulmycin	■ sog. Problemkeime (Klebsiellen, Proteus, Pseudomonaden) ■ tägliche Verabreichung, aber stark nephro- und ototoxisch
Kanamycin	Kanamycin, Kanamysel, Kana-Vetar AT	breites Wirkungsspektrum stark nephrotoxisch
Neomycin	Nisocla, Neovitacin	breites Wirkungsspektrum Cave: Kontaktdermatitis
Streptomycin Dihydrostreptomycin	Streptomycin-Sulfat	nur als Kombination anwenden **nicht:** Welpen Cave: Ktz (ototoxisch)

Aufgrund der zahlreichen schweren Nebenwirkungen ist von der Anwendung von Streptomycin- und Dihydrostreptomycin-Präparaten abzusehen.

10.2.2 Ansamycingruppe
- Gegen grampositive Bakterien und Mykobakterien (bes. M. tuberculosis)

Tab. 33 Auswahl von Antibiotika aus der Ansamycingruppe

Bezeichnung	Handelsname® (Auswahl)	Wirkungsspektrum Bemerkung
Rifampicin	Rifa	Behandlung therapieresistenter Staph.-Infektionen

10.2.3 β-Lactam-AB
Penicilline und Aminopenicilline
- Besonders gegen grampositive Bakterien und Kokken, aber auch gegen gramnegative Keime
- kein Eindringen in Körperflüssigkeiten
- Cave: Allergische Reaktionen, z. T. neurotoxisch
- **keine** Anwendung bei Chinchilla, Goldhamster und Meerschweinchen

Penicilline:

Tab. 34 Auswahl von Penicillinen und Abkömmlingen

Bezeichnung	Handelsname®	Wirkungsspektrum Bemerkung
Benzathin-Benzylpenicillin	Duplocillin LA, Tardocillin, Tardomyocel (z.T. in Kombination)	gegen grampositive und gramnegative Keime
Procain-Benzylpenicillin	Procillin, Vetriproc, Drenopen	s.o.
orale Penicilline	Baycillin, Beromycin, durapenicillin, Isocillin,	s.o.

Tab. 34 Fortsetzung

Bezeichnung	Handelsname®	Wirkungsspektrum Bemerkung
	Oricillin, Pheneticillin, Propicillin	
Cloxacillin	Eumacid	penicillinasefestes Penicillin
Dicloxacillin	Duclox	penicillinasefestes Penicillin; nicht parenteral, da starke lokale Reizung
Oxacillin	Oxacillin inject, Stapenor	penicillinasefestes Penicillin

Aminopenicilline:

Tab. 35 Auswahl von Aminopenicillinen

Bezeichnung	Handelsname®	Wirkungsspektrum Bemerkung
Ampicillin	Albipen, Ampitab, Ampicillin	grampositive und gramnegative Keime, bes. bei der Ktz
Amoxicillin	Clamoxyl, Synulox, Vetrimoxin	stärkere Wirkung als Ampicillin, bes. oral
orale Aminopenicilline	Ampicillin, Ampi-Sleecol Clamoxyl, Synulox	s.o.

Cephalosporine

- Breites Wirkungsspektrum gegen grampositive und gramnegative Erreger

- <u>Cave:</u> nephrotoxisch; besonders bei Cephaloridin tubuläre Nekrosen möglich, evtl. Arzneimittelexanthem

Tab. 36 Auswahl von Cephalosporinen

Bezeichnung	Handelsname®	Wirkungsspektrum Bemerkung
Cefixin	Cephoral	bes. bei Knochen- und Hautinfektionen
Cephaloridin	Cephaloridin	s.o.
Cephalotin	Cefalotin	s.o.
Cepahalexin	Cefaseptin	s.o.
Ceftiofur	Excenel	s.o.

10.2.4 Chloramphenicol

- Breitspektrumantibiotikum, auch gegen Chlamydien, Mykoplasmen und Rickettsien; bei Meningoenzephalitiden einsetzbar
- Wichtig ist die Blutbildkontrolle, da aplastische Anämie möglich!
- Welpe: intramuskuläre Injektion – Nekrosen!
- Anwendungsverbot bei Tieren, die der Milchgewinnung dienen, und Geflügel

Tab. 37 Auswahl von Chloramphenicolpräparaten

Bezeichnung	Handelsname®	Wirkungsspektrum Bemerkung
Chloramphenicol	Chloromycetin, Paraxin, Chloramphenicol	- akute Erkrankung v. Lunge, MDT u. Harnwegen - Otitis media - <u>Cave</u>: verlängert Barbituratnarkose
orale Chloramph.	Ibemycin-Kapseln	

Antibiotika, Chemotherapeutika

10.2.5 Gyrasehemmer

- Breites Wirkungsspektrum
- Bei fast allen bakteriellen Infektionen einsetzbar (bes. Atemwegs-, Harnwegs-, Gelenk- und Knocheninfektionen)
- <u>Cave</u>: Arthropathien bes. bei jungen Tieren!, nephrotoxisch (Humanmedizin), EEG-Veränderungen

Tab. 38 Auswahl von Gyrasehemmern

Bezeichnung	Handelsname®	Wirkungsspektrum Bemerkung
Danofloxacin	Advocid	- Atemweginfektionen, Durchfall, Pasteurellen, Klebsiellen, Pseudomonaden, E. coli - <u>Cave:</u> Gelenkschädigungen möglich
Enrofloxacin	Baytril	- Schw: nur E. coli, ansonsten auch gegen Mykoplasmen, Pasteurellen, Salmonellen und Staphylokokken - <u>Cave:</u> Kann bei Jungtieren das Epiphysenwachstum negativ beeinflussen!
Marbofloxacin	Marbocyl	s. Danofloxacin

10.2.6 Lincosamide

- Wirkungsspektrum gegen grampositive Kokken, gramnegative Anaerobier und einige Mykoplasmen; einsetzbar bei Toxoplasmose
- Wirksam bei bakterieller Aszites, bei infektiösen Prozessen in Weichteilgeweben, Knochen und der Maulhöhle
- **Nicht:** Pferd, Kaninchen, Hamster, Meerschweinchen, Wdk

Tab. 39 Lincosamidpräparate

Bezeichnung	Handelsname®	Wirkungsspektrum Bemerkung
Clindamycin	Cleorobe, Eficline	Haut- und Knocheninfekt. z. T. gegen Chlamydien
Lincomycin	Albiotic, Lincobel, Lincomycin 100	Haut- und Knocheninfekt. (bes. Zahnfleisch, Kiefer)

10.2.7 Makrolide

- Gegen grampositive Keime, gramnegative Kokken und Mykoplasmen
- Kreuzreaktion zwischen Erythromycin und Tylosin

Tab. 40 Makrolidpräparate

Bezeichnung	Handelsname®	Wirkungsspektrum Bemerkung
Erythromycin	Erythrosel Erythrocin	■ Infekt. von KM, Resp.- und Urogenitaltrakt, Mastitis, Metritis ■ Cave: Erbrechen ■ nicht: Pfd
Spiramycin	Suanovil	bes. über den Speichel wirksam (gegen Gingivitis und Stomatitis)
Tylosin	Elancomix Tylan	■ Mykoplasmen ■ enzoot. Pneumonie Schwein ■ Respirationstrakt Geflügel

10.2.8 Nitrofuranderivate

- Gegen grampositive und gramnegative Keime (bes. E. coli, Salmonellen, Shigellen und Staphylokokken), z. T. gegen Kokzidien und Trichomonaden.
- Cave: kanzerogen, neurotoxisch.

Tab. 41 Nitrofuranderivate

Bezeichnung	Handelsname®	Wirkungsspektrum Bemerkung
Furazolidon	Furazolidon	bei Vergiftung zentralnervöse Störungen ähnlich CCN. **Nicht** anwenden bei: Wassergeflügel
Nitrofurantoin u. Kombinationspräparate	Urofur	Atem- und Harnwegsinfektionen
Nitrofurazon (Nitrofural)	Furacin, Semofuran	lokale Hautinfektionen, Ohr, Auge

10.2.9 Polypeptid-AB

- Gegen gramnegative (bakterizide Wirkung) und grampositive Bakterien
- Hauptindikation: Haut und Schleimhäute
- <u>Cave:</u> neuro- und nephrotoxisch, muskelrelaxierend, starke lokale Reizung bei i. m. Injektion

Tab. 42 Polypeptid-AB

Bezeichnung	Handelsname®	Wirkungsspektrum Bemerkung
Bacitracin	Nebacetin	Hauterkrankungen (grampositive Keime)
Polymyxin E	Colistin	E. coli, Klebsiellen, Pasteur., Pseudomonas, Salmonellen, Shigellen
Polymyxin B	Polymyxin B, Stoparin 50	bes. Mastitis (gramnegative Keime)

10.2.10 Sulfonamide

- Breites Wirkungsspektrum (grampositive und gramnegative Keime, Chlamydien, z. T. Kokzidien und Toxoplasma)
- Resistenzentwicklung durch zu niedrige Dosierung und zu kurze Behandlungsdauer; Antibiogramm erstellen!
- <u>Cave:</u> Allergien, hämorrhagisches Syndrom, Verdauungsstörungen, bei i.v. Injektion Pfd Schockzustände möglich

Tab. 43 Sulfonamidpräparate

Bezeichnung	Handelsname®	Wirkungsspektrum Bemerkung
Formosulfathiazol	Socatyl	Einsatz bei empfindlichen Erregern
Sulfadimidin	Sulfadimidin	s. o.
Sulfalen	Kelfizin-Inj.-Lsg.	s. o.
Sulfamethoxypyridazin	Davosin, Sulfamethoxy 25 P	s. o., **nicht:** Schf, Zg
Sulfanilamid	Wollzitzenstifte	s. o. (Rd)
Sulfaperin	Retardon	s. o. (Hd, Ktz)

<u>Kombination von Sulfonamiden mit Trimethoprim</u>
- Potenzierte Wirksamkeit
- Zur parenteralen oder oralen Anwendung
- <u>Cave:</u> Kristallurie bei Überdosierung, allergische und pseudoallergische Reaktionen möglich

Tab. 44 Kombinationspräparate

Bezeichnung	Handelsname®	Wirkungsspektrum Bemerkung
T. + Sulfadiazin	Tribrissen	Einsatz bei empfindlichen Erregern
T. + Sulfadimidin	Riketron N	s. o.
T. + Sulfadoxin	Borgal, Duoprim	s. o.
T. + Sulfamethoxazol	Sulphix	s. o.

10.2.11 Tetrazykline

- Breitspektrum-AB gegen grampositive und gramnegative Bakterien. Mittel der Wahl z.B. bei Borreliose, Chlamydieninfektion, Ehrlichiose und Hämobartonellose
- **Unwirksam bei:** E. coli, Pasteurellen, Proteus, Pseudomonaden, Salmonellen, Staphylokokken und Streptokokken
- Kreuzresistenzen innerhalb der Gruppen
- Cave:
  - nephrotoxisch
  - Photodermatitis
  - nicht: Gravidität
        Jungtiere (Gelbfärbung der Zähne)

Tab. 45 Tetrazyklinpräparate

Bezeichnung	Handelsname®	Wirkungsspektrum Bemerkung
Chlortetracyclin	Aureomycin	■ gegen empfindl. Erreger bei Bronchopneumonie, Dermatitis, Urogenitalinfektionen ■ Prophylakt. Behandlung von Psittaciden

Tab. 45 Fortsetzung

Bezeichnung	Handelsname®	Wirkungsspektrum Bemerkung
Doxycyclin	Ronaxan, Vibramycin	auch gegen Bordetella, Clostridien, Pasteurellen, Staphylokokken und Streptokokken
Oxytetracyclin	Terramycin, Tetra-Bol, Engemycin	Einsatz bei empfindlichen Erregern
Rolitetracyclin	Reverin	s. o.
Tetracyclin	Friesomycin, Tetracyclin	s. o.

10.3 Wechselwirkungen zwischen Antibiotika (AB)

Jeder Tierarzt gibt einem Tier ungern mehrere Spritzen auf einmal, so daß häufig die sog. Mischspritze (d. h. mehrere Injektionslösungen in einer Spritze) verabreicht wird. Es graust dem Pharmakologen, denn nur in den seltensten Fällen vertragen sich die so gemischten Substanzen untereinander. Meist kommt es durch unerwünschte **Wechselwirkungen** zu einem **Wirkungsverlust.** Gründe dafür sind:

Physikochemische Unverträglichkeit
Verschiedene wasserlösliche Medikamente flocken aus und sind somit in ihrer Resorptionseigenschaft verändert – dies gilt auch bei einer oralen Verabreichung, da die Wirkung ja auf der Wasserlöslichkeit beruht.

Pharmakokinetische Unverträglichkeit
Tritt bei unterschiedlichen Eliminationshalbwertszeiten der einzelnen Pharmaka auf (Ausnahme: Kombination einer kurzfristig verfügbaren Substanz mit einer entsprechenden Depotform, wie z. B. bei den Penicillinen).

Pharmakodynamische Unverträglichkeit
Wenn die einzelnen Komponenten die gleichen Rezeptoren besetzen und somit untereinander konkurrieren.
Außer den beschriebenen Wirkungsverlusten ist es auch möglich, daß sich organtoxische Eigenschaften der einzelnen Substanzen addieren und somit einen erheblichen Schaden anrichten. Aus diesen Gründen sollte auf die sog. **Mischspritze verzichtet** und bei einer Kombinationstherapie stets auf die Verträglichkeit der einzelnen Substanzen (max. 3) untereinander geachtet werden.

10.4 Kombinationsmöglichkeiten von AB

Merke: Eine Kombination von Präparaten ist nur dann sinnvoll, wenn die Verträglichkeit verbessert wird, eine intensivere Wirkung eintritt oder evtl. Nebenwirkungen abgeschwächt bzw. aufgehoben werden.
Je mehr Einzelkomponenten miteinander kombiniert werden, um so größer ist das Risiko unerwünschter Wechselwirkungen (s. o.).

> ■ Keine Kombination zwischen bakteriostatisch und bakterizid wirksamen AB bzw. Chemotherapeutika (s. 1 Einleitung)
> ■ Keine Kombination zwischen Aminoglykosiden und Polypeptid-AB

■ Kombinationsbeispiele bakteriostatisch wirksamer AB = a bzw. Chemotherapeutika = b (auch untereinander möglich)
z. B. a) Chloramphenicol + Makrolide
Makrolide + Tetrazykline
b) Nitrofurane + Sulfonamide + Trimethoprim
■ Kombinationsbeispiele bakterizid wirksamer AB:
z. B. Penicilline + Cephalosporine
Aminoglykoside + Penicilline/Cephalosporine
Polypeptid-AB + Penicilline/Cephalosporine

10.5 Antimykotika

- Cave: z.T. neuro- und nephrotoxisch

Tab. 46 Präparate aus der Gruppe der Polyen-AB

Bezeichnung	Handelsname®	Wirkungsspektrum Bemerkung
Amphotericin	Ampho-Moronal Amphotericin B	■ gegen Hefen (Candida, Kryptokokkus), Histoplasma, Schimmel- und Fadenpilze ■ Cave: Hd stark nephrotoxisch
Natamycin	Mycophyt	Trichophytie
Nystatin	Candio-Hermal	Wirkungssp. wie Amphotericin

Tab. 47 Imidazolpräparate

Bezeichnung	Handelsname®	Wirkungsspektrum Bemerkung
Enilconazol	Imaverol	Waschlösung bei Dermatomykosen (Mikrosporum, Trichophyton)
lokale Imidazole: Clotrimazol Econazol Miconazol	Canesten Epi-Pevaryl Daktar	lokale Behandlung von Dermatomykosen (Hd, Ktz)

Tab. 48 Benzofuran-Derivate

Bezeichnung	Handelsname®	Wirkungsspektrum Bemerkung
Griseofulvin	Likuden M	bei Dermatophyten (Epidermophyton, Mikrosporum und Trichophyton)

Weiterführende Literatur

Laboklin: Laborinformationen 12/93. Bad Kissingen: Labor für klin. Diagnostik GmbH, 1993.

Löscher W, Ungemach FR, Kroker R. Pharmakotherapie bei Haustieren und Nutztieren. 4. Aufl. Berlin: Blackwell Wissenschafts-Verlag, 1999.

Niemand HG, Suter PF. Praktikum der Hundeklinik. 9. Aufl. Berlin: Blackwell Wissenschafts-Verlag 2001.

11 Anästhesie in der Veterinärmedizin

11.1 Einleitung	171
11.1.1 Definition	172
11.1.2 Präanästhetische Untersuchungen	173
11.2 Lokalanästhesie	177
11.2.1 Oberflächenanästhesie	178
11.2.2 Infiltrationsanästhesie	179
11.3 Leitungsanästhesie	179
11.3.1 Epiduralanästhesie	180
11.4 Allgemeinnarkose	181
11.4.1 Injektionsnarkose	182
11.4.2 Inhalationsnarkose	182

11.1 Einleitung

In der tierärztlichen Praxis gehört die Anästhesie zum täglichen Brot. Aus organisatorischen Gründen beschränkt sich das hypnotische Instrumentarium auf einige wenige Medikamente (2–3), die für alle Fälle herhalten müssen. Darüber hinaus werden Medikamente oft nur nach Gewicht dosiert, wobei es immer wieder zu Zwischenfällen kommen kann. Tatsache ist, daß die Standardnarkosen nicht allen Patienten gerecht werden können, und viele der sog. „unerwarteten Narkosezwischenfälle" hätten a priori, bei besserer Information und gezielterer Medikamentenwahl, vermieden werden können.

Dieses Kapitel soll einige Grundlagen bei der Anästhesie herausstellen. Dem Konzept dieses Buches folgend, ersetzt dieses Kapitel jedoch unmöglich ein Fachbuch.

11.1.1 Definition

- Analgesie:
Aufhebung der Schmerzempfindlichkeit durch sog. Analgetika: Opioide, Salizylate etc.
- Anästhesie:
(= Unempfindlichkeit) gegenüber Schmerz, Temperatur, Berührung. Hervorgerufen wird die Anästhesie durch Lokalanästhetika oder Vollnarkose
- Atropin:
Parasympatholytikum, Vagolytikum, setzt Vaguswirkung herab. Früher vielfach als Prämedikation bei Narkosen verwendet, um vagalen Kreislaufregulationsstörungen (Bradykardien, Blutdruckabfall) vorzubeugen. Weiterhin hemmt es die Bronchialsekretion und löst vagale Bronchialspasmen. Heute wird es routinemäßig nur noch bei Jungtieren, Kaninchen und evtl. bei Katzen (Xylazin-Ketamin-Narkose) eingesetzt. Auch verwendet man es bei Tieren mit Ateminsuffizienzen.
- Hypnose: Schlafzustand, erlöschtes Bewußtsein
- Lokalanästhesie:
Ausschalten der Schmerzempfindlichkeit in umschriebenen Bereichen des Körpers ohne Beeinträchtigung des Bewußtseins
- Narkose: Syn. für Vollnarkose, Allgemeinnarkose, Anästhesie. Narkose ist ein reversibler Zustand bedingt durch zugeführte Narkotika. Sie beinhaltet die Hypnose, erloschene Abwehrfähigkeit und unter Umständen eine Analgesie. Ohne Analgetikum ist eine Narkose nicht schmerzlos! Die Tiere schlafen zwar, können nicht wegrennen, aber das Vegetativum reagiert auf die Schmerzen z. B. durch Blutdruckveränderung und Herzfrequenzsteigerung
- Neuroleptanalgesie:
2 Komponenten. Das Neuroleptikum dämpft das Bewußtsein und das Analgetikum bedingt die Analgesie. Oft als Prämedikation eingesetzt. Als Alleinnarkosemittel taugt es nur für kurze Eingriffe. Es bleibt eine Hyperakusis (= Lärmempfindlichkeit)

■ Relaxation:
Muskelrelaxation, bedingt durch tiefe Narkose und/oder Muskelrelaxanzien, die die quergestreiften Muskeln entspannen. (Cave: Da die Atemmuskulatur ebenfalls gelähmt werden kann, muß eine Beatmungsmöglichkeit vorhanden sein)

Einsatz: – Relaxation zur Op.
– Zusatz zur Erleichterung der Intubation
– Lösen von Laryngospasmen
– Zusatz zur Unterdrückung der Spontanatmung bei der künstlichen Beatmung

Es gibt zentrale Relaxanzien (Gujakolglycerinäther = Myolaxin 301®) und periphere Relaxanzien, die an den motorischen Endplatten angreifen. Außer beim Pfd (zum Niederlegen – Myolaxin 301®) benutzt man zum Relaxieren die peripheren Muskelrelaxanzien.

Man unterscheidet „nichtdepolarisierende" und „depolarisierenden" Muskelrelaxanzien.

Nichtdepolarisierend: (Alkuronium, Pancuronium) blockieren die Azetylcholinrezeptoren im postsynaptischen Spalt. In der Regel läßt sich die Wirkung mit Neostigmin antagonisieren. Nicht so bei den

depolarisierenden (Suxamethonium, Dekamethonium, Hexacarbacholium): sie verhindern die Erregungsüberleitung durch längere Dauerdepolarisation. Es kommt primär zur Kontraktion, dann ist Schluß. Die Wirkung ist i.d.R. kürzer, kann jedoch nicht antagonisiert werden.

■ Sedation:
Unspezifische Dämpfung des ZNS, der Sensorik, der vegetativen und motorischen Zentren.

11.1.2 Präanästhetische Untersuchungen

Wie im Krankenhaus sollte es auch in unserer Praxis zugehen. Utopisch? Vielleicht; aber erstrebenswert.

Ein kleines Beispiel aus der praktischen Tätigkeit: An einem Op.-Morgen stehen sechs Katzen zur Kastration an. Nichts besonderes, wie es scheint: Standardaufgabe (kurze Narkose, schnelle Op., Mittagessen).

Von den sechs Katzen verstirbt eine Katze unbeobachtet zwischen der Narkosespritze und dem Rasieren. Was ist passiert? Spritze wie immer, trotzdem tot (zum Glück nicht wie immer!). Der Verdacht einer Herzvorschädigung liegt nahe. Nach einem klärenden Gespräch mit dem Besitzer kann dieser nun endlich verstehen, warum ausgerechnet seine junge Katze beim Spielen mit ihren Kumpels so rasch aus der Puste geriet, das Maul aufriß und nach Luft röchelte. Man ist sicherlich erleichtert über das Verständnis des Katzenbesitzers, fragt sich jedoch, ob nicht eine bessere Anamnese diese Katze hätte retten können. Das Beispiel macht deutlich: Zu jeder Narkose gehört eine Voruntersuchung einschließlich gezielter Anamnese. Zweckmäßig ist die Erstellung eines Fragebogens, der die wichtigsten, narkoserelevanten Tatbestände erfaßt. Als Vorschlag dient folgendes Formular mit Erläuterungen:

Präanästhetischer Erhebungsbogen
1. Teil: Allgemeine Erhebungen
Tierart: schränkt die Medikamentenauswahl ein.
Rasse: Rassedispositionen beachten.
Alter: junge und alte Tiere bauen Narkotika schlechter ab, alte Tiere leiden außerdem oft an Nieren- und Leberinsuffizienzen.
Geschlecht: Vorsicht bei tragenden Tieren; es verbieten sich einige Medikamente.
Gewicht: Dosierung nach Gewicht. Adipöse Tiere müssen pro kg KGW geringer dosiert werden, ebenso ist bei kachektischen Tieren zu verfahren.
Anamnestische Besonderheiten: Vorerkrankungen, Allergien, Diabetes. Ist dem Besitzer etwas Besonderes an seinem Tier aufgefallen? Steht das Tier zur Zeit unter Medikamenten? Gab es bei früheren Narkosen Zwischenfälle, z. B. langer Nachschlaf, intraoperativer Herzstillstand o.ä.?

2. Teil: Beurteilung des Allgemeinzustandes
Herz: Frequenz, Rhythmus, Nebengeräusche
Puls: Qualität, Defizite
Schleim- Periphere Durchblutung, kapilläre Füllungszeit; Farbe: Anämie,
häute: Zyanose
Atmung: Frequenz, Dyspnoe, Atemgeräusche, Trachea
Haut: Turgor, Verletzungen, Emphysem → Rückschluß auf Thoraxverletzungen

Leber: Tiere mit ikterischen Schleimhäuten oder Blutgerinnungsstörungen → Leberlaborwerte anfordern!

Niere: Polyurie, Anurie, Oligurie, Polydipsie, braun belegte Zunge → Nierenlaborwerte, wie z. B. Kreatinin, Harnstoff

ZNS: Epileptiforme Krämpfe – verbietet z. B. Medikamente, die die Krampfschwelle senken, wie z. B. Phenotiazine, Butyrophenone (Stresnil®) oder Enflurane, Anisokorie, Myasthenie

Verletzungen: Verdacht auf stark blutende Wunden oder gar atemrelevante Traumen, wie Pneumothorax, Zwerchfellhernien, Hämothorax, Rippenbrüche o. ä. haben Auswirkung auf die Narkosedurchführung; O_2-Gabe, assistierte Beatmung, Narkosevorbereitung, präoperative Drainage

Unter Umständen können noch weitere Zusatzuntersuchungen notwendig werden, um den Allgemeinzustand eines Tieres zu bewerten. Zu nennen wären Röntgen, EKG, Blutlaborwerte. Immer muß der Praktiker natürlich auch die Kosten im Auge behalten, so daß auf kostspielige Zusatzuntersuchungen nur bei Bedarf zurückgegriffen werden sollte.

3.Teil: Sonstiges

Hierunter fallen z. B. Medikamente, welche die Patienten bekommen haben. Diese können mit Hypnotika in Wechselwirkung treten. Als Beispiel seien folgende Wechselwirkungen erwähnt:

- Sulfonamide verlängern bei Nagern den Nachschlaf bei Barbituratnarkose
- Chloramphenicol verlängert die Barbituratanästhesie
- Polymyxin B, Neomycin und das so beliebte Streptomycin (Tardomyocel®) können die muskelrelaxierende Wirkung von Atracurium und Pancuronium verlängern
- Digitalispräparate verstärken die Arrhythmiegefahr bei Verwendung von Halothan, Xylazin und Thiobarbituraten
- β-Rezeptoren-Blocker verstärken die Herz-Kreislauf-Belastung der meisten Anästhetika

Unsere Narkosevoruntersuchung sollte eine Einstufung in das in der Humanmedizin bewährte **ASA-Schema** (American Society of Anesthesiologists) ermöglichen, das eine Einschätzung des Narkoserisikos beschreibt. Die Humanmedizin fordert vor Narkosen i.d.R. Laborwerte an, welche die Stoffwechselleistung der Patienten widerspiegeln. Solche kostspieli-

Tab. 48 Für Tiere modifizierte ASA-Einteilung. Die Spalte „Alter des Patienten" berücksichtigt die unterschiedliche Verträglichkeit von Narkotika bei unterschiedlichem Alter

ASA 1, sehr gut	klinisch gesunde Tiere	6 Wochen – 5 Jahre
ASA 2 gut	geringe klinische Besondeheiten, leichte Verletzungen	<6 Wochen, >5 Jahre
ASA 3, mäßig	erhebliche klinische Besonderheiten, offene Traumen, Erbrechen, geringgradiger Pneumothorax	<3 Wochen, >8 Jahre
ASA 4, schlecht	schwere klinische Besonderheiten, Zwerchfellrupturen, schwerer Pneumothorax, Dehydrierung, innere Blutungen etc.	<3 Tage, >10 Jahre
ASA 5, halbtot	Schock, schwerste Verletzungen, Magendrehung, akute Lebensgefahr	
Notfall, N	Es muß sofort operiert werden, ohne vorhergehende ausführliche Untersuchung. Notfälle können alle ASA-Stufen innehaben.	

gen Sicherheitsmaßnahmen kann man in der Tierarztpraxis leider nicht immer fordern. Auch ist nicht immer die Zeit vorhanden, um einen Patienten genügend auf seine Narkosefähigkeit zu checken. Dennoch: einige klare Worte und eine Grunduntersuchung müssen immer sein, einerseits um solche Vorfälle wie mit der toten Katze ins Fabelreich zu verbannen; andererseits fühlt sich der Patientenbesitzer bei solch einer gründlichen Vorarbeit bei Ihnen in guten Händen.

Noch ein Tip zum Schluß: Klären Sie den Besitzer über die Narkoserisiken auf und lassen Sie sich seine Einwilligung zumindest mündlich geben.

11.2 Lokalanästhesie

Bei der Lokalanästhesie, auch terminale Anästhesie genannt, erfolgt eine direkte Einwirkung des Anästhetikums auf die Nervenendigungen (Oberflächen- und Infiltrationsanästhesie). Heute verwendet man zwei Grundtypen von Lokalanästhetika:

- den **Amidtyp** mit den Vertretern Lidocain, Butanilicain, Bupivacain, Mepivacain. Diese Stoffe werden nach Resorption erst in der Leber gespalten und unwirksam, worin ihre längere Wirkungszeit begründet ist.
- den **Estertyp** mit den Vertretern Cocain, Procain, Tetracain, Benzocain. Sie werden vor Ort und im Blut durch Esterasen gespalten und damit unwirksam. Folge: Schneller Wirkungsverlust. Leider gibt es häufig Allergien.

In Tabelle 49 sind die gewöhnlichen Lokalanästhetika mit dem „Generic Name" und der Handelsbezeichnung aufgeführt. Weiterhin wird ersichtlich, welche Konzentrationen bei welcher Gelegenheit verwendet werden sollten.

Cave: Nur noch wenige Lokalanästhetika für lebensmittelliefernde Tiere zugelassen!

Tab. 49 Lokalanästhetika in der Veterinärmedizin

Generic Name	Handelsname	Konz. für Leitungsanästhesie	Konz. für Infiltrationsanästhesie	Konz. für Oberflächenanästhesie	Wirkdauer
Lokalanästhetika vom Amidtyp					
Butanilicain	Hostacain®	1–2%	0,5–2% (hohe Konzentration bei Großtieren)	keine Anwendung	30 min[1]
Lidocain	Xylocain®	1–2%	0,5–1%	bis 5%	1–2 Std.[1]

Tab. 49 Fortsetzung

Generic Name	Handelsname	Konz. für Leitungsanästhesie	Konz. für Infiltrationsanästhesie	Konz. für Oberflächenanästhesie	Wirkdauer
Mepivacain	Scandicain® Mepivacain®	1–2%	0,5–1%	keine Anwendung	60–120 min[1]
Lokalanästhetika vom Estertyp					
Benzocain	Anaesthesin®	keine Anwendung	keine Anwendung	5–20% als Salbe, Puder	mehrere Std.
Cocain	Cocain-Lsg.®	nicht erlaubt	nicht erlaubt	2–4% Augentropfen	30 min
Procain	Minocain® Novacain®	1–2%, bei Großtieren bis 4%	0,5–1%, bei Großtieren bis 2%	keine Anwendung	30 min

1 Unter Zugabe von Sperrkörper (Adrenalin, Noradrenalin) verlängert sich die Wirkdauer.

11.2.1 Oberflächenanästhesie

Darunter versteht man eine lokale, oberflächliche Anästhesie nach Einwirken von Kälte oder eines geeigneten Lokalanästhetikums, das auf die resorbierende Schleimhaut getropft oder gesprüht wird (= direkte Einwirkung auf die sensiblen Nervenendigungen). Bei dünnhäutigen Tierarten (Hund und Katze) und beim Pferd ist auf diese Weise auch eine Anästhesie der Haut möglich. **Anwendungsgebiete** sind das Auge, die Urethra, Mund- und Nasenschleimhäute und der Pharynx.

■ <u>Kälteanästhesie:</u> Eispackungen oder Kältesprays (Chlorethyl) ermöglichen eine Hautanästhesie für 1–2 Minuten.

<u>Anwendung:</u> Abszeßöffnung, Punktionen

- Oberflächenanästhesie: (Cocain® 2–4% am Auge), Tetracain 2%ig oder Lidocain 2%

Anwendung: Auge, Intubationshilfe, Katheterisierungshilfe

11.2.2 Infiltrationsanästhesie

Bei der Infiltrationsanästhesie wird das Op.-Gebiet direkt anästhesiert, indem das Lokalanästhetikum intrakutan, s.c. oder in mehrere Gewebeschichten injiziert wird.

Anwendung: kleinere Hauteingriffe oder größere Operationen in Kombination mit Sedation oder Narkose.

Einsatz: 1–2%ige Lokalanästhetika wie Lidocain (Xylocain®), Butanilicain (Hostacain®), Procain (Minocain®) oder Mepivacain®.

- Bei zu großen Mengen und starker Resorption können die Lokalanästhetika zur Atemdepression mit Blutdruckabfall und/oder Krämpfen führen. Eine symptomatische Behandlung ist dann hilfreich (Benzodiazepine bei Krämpfen, Beatmen und Infusionen bei Herz-Kreislauf-Beschwerden).

Eine spezielle Form der Lokalanästhesie ist die i.v. Injektion nach Anlegen eines Esmarch-Schlauches. Diese Technik findet fast nur bei Rindern Anwendung (s. Kap. D.8: Anästhesie der Rinder)

11.3 Leitungsanästhesie

Bei dieser Methode wird durch endo- oder perineurale Applikation eines Lokalanästhetikums die Reizleitung der Nerven unterbrochen. Dadurch kommt es zur Schmerzausschaltung ihres Innervationsgebietes.

Anwendung: besonders bei der Lahmheitsdiagnostik des Pferdes (s. Kap. C: Das Pferd)

Voraussetzung: genaue Kenntnis der Anatomie

11.3.1 Epiduralanästhesie

Synonym verwendet werden Begriffe wie **Extradural-** oder **Periduralanästhesie.** Man dringt bei dieser Methode mit der Kanüle in den Wirbelkanal vor, appliziert dort ein Lokalanästhetikum (Lidocain o. ä.) und umspült damit die aus dem Duralsack abgehenden Nervenäste. Das Beherrschen der Technik ist wichtig, um Schäden zu vermeiden.

- Zugänge liegen je nach Tierart (s. Kap. 1 zu den Tierarten: Anatomie) immer in Bereichen, wo der Duralsack sich bereits verjüngt oder nur noch in Ausläufern vorhanden ist; dadurch verringert sich die Gefahr der ungewollten Spinalanästhesie (Liquorinjektion). Zielbereich ist der Raum um den Duralsack, d. h. um die Dura interna (daher epidural).

Technik:
- Stelle suchen (s. Kap. 8 zu den Tierarten)
- Scheren, rasieren und desinfizieren
- Tiere im Stehen mit angehobenem Kopf punktieren
- Menge richtet sich nach der Größe (besser Scheitel-Steiß-Länge). Man unterscheidet die **kleine (tiefe, kaudale)** mit einer geringen Menge Lokalanästhetika von der **großen (hohen, kranialen) Epiduralen** mit einer großen Menge Lokalanästhetika. Bei der kleinen Epiduralen werden die Bereiche kaudal des Nabels betäubt, bei der großen auch Bereiche davor. Die große Epidurale empfiehlt sich i.d.R. nicht, da bei weiterem ungewollten Aufsteigen des Anästhetikums in Richtung Brustwirbelsäule die Atmung aussetzen kann.

Anwendung: Manipulationen diverser Art im kaudalen Abdomen, Anal-, Perineal-, Vaginal- und Schwanzbereich (siehe das jeweilige Tierartkapitel)

- Bei der Epiduralen sollte ein 1%iges Anästhetikum verwendet werden, das durch Mischen mit 0,9%iger NaCl-Lösung leicht aus einer 2%igen Lösung hergestellt werden kann.

11.4 Allgemeinnarkose

■ **Narkosestadien:** sind eigentlich nur bei der klassischen Äthernarkose deutlich erkennbar. Bei den heutigen Narkotika wird versucht, das Stadium III (Toleranzstadium) rasch zu erreichen, um die unangenehmen Vorstadien so kurz wie möglich zu halten.

Stadien der Anästhesie
I. Analgesiestadium: Trübung der Schmerzempfindlichkeit und des Bewußtseins
II. Exzitationsstadium: Erregung durch Blockade der hemmenden übergeordneten Zentren. Erbrechen, Schreien, Zappeln, Laryngospasmus, Dyspnoen, Bewußtlosigkeit.
III. Toleranzstadium: Erwünschtes Op.-Stadium mit Hemmung der Zentren im Großhirn und Rückenmark, Reflexminderung oder Erlöschen der Reflexe.
Das Toleranzstadium wird nochmals in 3 Stufen unterteilt, wobei die Narkose von Stufe zu Stufe tiefer ist.
IV. Asphyktisches/
paralytisches Stadium: Lähmung vitaler Zentren in der Medulla oblongata, Atemstillstand, Kreislaufversagen.

Angestrebt wird das **Toleranzstadium,** das eine Operation ermöglicht. Heute kombiniert man Medikamente, um schon bei flacher Narkosetiefe das Stadium III (Toleranz) zu erreichen. Das senkt das Risiko für die Patienten erheblich und spart Narkotika ein. Weiterhin wird die Aufwachphase angenehmer.

Beispiel einer schonenden Narkose:
– Prämedikation mit Neuroleptanalgetika (anxiolytisch, angenehme Aufwachphase)
– Aufrechterhaltung der Narkose mit einem Inhalationsnarkotikum unter Gabe von Muskelrelaxanzien
– Ausleitung u. U. unter Einsatz von Narkotikaantagonisten und Relaxansantagonisten (stehen nicht für jedes Narkotikum und Relaxans zur Verfügung; siehe hierzu Tab. 50).

Welche Arten von Vollnarkosen stehen uns heute zur Verfügung?
In der Regel sind es **Kombinationsnarkosen.** Es gibt eigentlich keine Medikamente, die alle Anforderungen (Hypnose, Analgesie, Muskelrelaxans, hohe therapeutische Breite, angenehmes Aufwachen) in sich vereinen. Durch eine Kombinationsnarkose kann man sich dem Ideal der Narkose jedoch stark annähern (s. Kap. 8: „Anästhesie" zu den Tierarten). Prinzipiell unterscheidet man zwischen der **Injektionsnarkose** und der **Inhalationsnarkose,** wobei eine Inhalationsnarkose oft durch eine kurzwirkende Injektionsnarkose eingeleitet wird.

11.4.1 Injektionsnarkose

Neben den klassischen Barbituraten mit unterschiedlich langer Narkosedauer (s. Kap. 8: „Anästhesie" zu den Tierarten) stehen uns neuere, modernere Injektionsnarkotika zur Verfügung. Wesentlich für eine Narkosesicherheit ist die **Steuerbarkeit** der Narkose. Gefordert sind gut steuerbare, evtl. antagonisierbare Medikamente. Diesbezüglich schneiden die klassischen Barbiturate schlecht ab. Wenn man Barbiturate benutzt, dann möglichst nur die kurz wirkenden Thiobarbiturate. Bei diesen Präparaten kann man von einer **relativen Steuerbarkeit** sprechen, da die Wirkung der Injektion rasch beginnt und rasch wieder abklingt; eine Verlängerung kann durch Nachinjektion erfolgen.

Die Injektionsnarkose wirkt bei i.v. Gabe fast sofort, hält aber nicht so lange an wie eine i.m. Gabe, ist also relativ gut steuerbar.

Langwirkende Injektionsnarkotika, wie die klassischen Barbiturate, sind dagegen nicht steuerbar, da ihre Wirkung erst verzögert eintritt und damit eine Dosierung nach Wirkung nicht möglich ist.

11.4.2 Die Inhalationsnarkose

Bei der Inhalationsnarkose werden dem Patienten Sauerstoff, Stickstoff (u.U. Raumluft) und ein Narkosegas (Halothan, Enfluran, Isofluran etc.) zugeführt. Diese Art der Narkose ist am besten **steuerbar** und am schonendsten für die Patienten. Leider bedarf es eines größeren apparativen Aufwandes (Narkosegerät).

Als ältestes Inhalationssystem wird die **Drop-On**-Methode angesehen, wobei über eine wattierte Gesichtsmaske (Schimmelbusch-Maske) entweder Äther oder Methoxyfluran zum Verdampfen (Raumlufttemperatur) gebracht wird.

<u>Vorteil:</u> Geringer apparativer Aufwand. Für kleine Haus- und Heimtiere noch im Einsatz, z. B. bei Rattenoperationen, die länger dauern.

<u>Nachteil:</u> Schlechte Steuerbarkeit, starke Belastung des Personals mit Gas und viel Narkosemittelverbrauch.

Heute werden häufiger Systeme verwendet, bei denen mittels eines Verdampfers das Narkosegas dem Patienten zugeführt wird. Zu unterscheiden sind:

- <u>halboffene Systeme</u>

Sauerstoff und Lachgas werden über einen Vapor (= Verdampfer) geleitet, der das Inhalationsnarkotikum zusetzt. Die Ausatemluft wird vollständig **ins Freie** geleitet (Kuhn-System, Ayre-System, Norman-Ellbow-System).

<u>Vorteil:</u> Auch Tiere mit einem Gewicht unter 8 kg lassen sich narkotisieren, da das System ein geringes Totraumvolumen und geringen Atemwiderstand besitzt. Darüber hinaus sind die Geräte recht billig.

<u>Nachteil:</u> Man benötigt relativ viel Narkosegas (O_2, N_2O und Narkotikum) und muß eine gute Abluft gewährleisten (Arbeitsplatzbelastung).

- <u>halbgeschlossene Systeme</u>

Aufbau wie das halboffene System, nur mit dem Unterschied, daß ein Teil der Ausatmungsluft nach Passage durch einen **CO_2-Absorber** wieder dem Patienten zugeführt wird.

Dieses System ist aufgrund seines Preises und der relativ einfachen Handhabung in der Veterinärmedizin weit verbreitet.

- <u>geschlossene Systeme</u>

Vollständige Rückführung der Ausatmungsluft nach Passage über einen CO_2-Absorber und Zusatz der verbrauchten O_2-Menge.

<u>Vorteil:</u> Der niedrige Gasverbrauch und die geringe Belastung des Personals mit Gasen.

<u>Nachteil:</u> Sehr teuer und außerdem sehr kompliziert, da die Ausatmungsluft stets einer O_2-Analyse unterliegen muß, um das System optimal zu fahren.

Tab. 50 Wirkung, Nebenwirkung und Antagonisierbarkeit der in der Veterinärmedizin nutzbaren Narkotika und Narkosehilfsmittel

Pharmaka	Hypnose	Analgesie	Muskelrelaxans	Herz/Kreislauf	Atmung	Gegenmittel
α-Agonisten (Xylazin, Medetomidin)	+++	+	+++	↓↓	↓↓	Yohimbin, 4-Aminopyridin, Tolazolin
Ataraktika (Benzos)	++		+			Flumazenil Sarmazenil
Barbiturate	+++		++	↓	↓↓	
Imidazolderivate (Etomidat, Metomidat)	+++		++		↓	
Neuroleptika: Butyrophenone	+++			↓	↓	
Phenothiazine	+++		+	↓		
Opiate	++	+++	+	↓	↓↓	Naloxon
Phenzyklidine (Ketamin, Tiletamin)	++	++		↑	↓↑	
Propofol	+++		++		↓	
Äther	++	+	++	0 – ↓	↓↓	
Enfluran	++	+	+	↓	↓	
Halothan	++	+	++	↓↓	↓↓	
Isofluran	++	+	++	↓	↓	
Lachgas	0 bis +	0 bis +	0 bis +			

Tab. 50 Fortsetzung

Pharmaka	Hypnose	Analgesie	Muskelrelaxans	Herz/Kreislauf	Atmung	Gegenmittel
Methoxyfluran	++	++	++	↓	↓↓	
depol. Relax. (Suxam. etc.)			+++	↓	↓↓	
nicht depol. Relax. der Curaregruppe			+++	↓ außer Vecuronium	↓↓	Neostigmin

Wirkung: + gering, ++ mittel, +++ stark, ↓ Depression, ↑ Stimulation

Wie Tabelle 50 zeigt, besitzen die Narkotika und Hilfstoffe unterschiedliche Wirkungsschwerpunkte, wobei sich eine Kombination im Sinne einer Ergänzung oft anbietet.

Tab. 51 Gegenüberstellung von Generic Names mit bei uns üblichen Handelspräparaten

Pharmagruppe	Generic Name	Handelsname
	– Propofol	– Rapinovet®
α_2-Agonisten	– Xylazin – Medetomidin	– Rompun® – Domitor®
Antagonisten der nicht-dep. Muskelrelaxans	– Neostigmin	– Neostigmin® – Konstigmin®
Ataraktika-Benzodiazepine	– Diazepam – Midazolam – Lorazepam – Zolazepam	– Valium® – Dormicum® – Tavor® – Tilest® (mit Tiletamin)

Tab. 51 Fortsetzung

Pharmagruppe	Generic Name	Handelsname
Barbiturate	– Phenobarbital – Pentobarbital – Thiobarbital	– Phenäemal® – Narcoren® – Trapanal®, Surital®
Butyrophenone	– Droperidol – Azaperon	– Dehydrobenzderidol®, HALKAN® – Stresnil®
Inhalationsnarkotika	– Methoxyfluran – Halothan – Isoflurane	– Methofane®, Penthrane® – Halothan-Hoechst® – Isoflo®
Opiatantagonisten	Naloxon	– Narcanti®
Opiate	– Fentanyl-Citrat – Levomethadon	– Fentanyl® – L-Polamivet®
Phencyclidine	– Ketamin-HCL – Teletamin	– Exalgon® – Ketanest®, Ketavet®, Hostaket® – Tilest® (mit Zolazepam)
Phenothiazine	– Acetylpromazin – Propionylpromazin	– Vetranquil® – Combelen®

Weiterführende Literatur

Paddleford RR, Erhardt W (Hrsg). Anästhesie bei Kleintieren. Stuttgart, New York: Schattauer, 1992.

Löscher W, Ungemach FR, Kroker R. Pharmakotherapie bei Haustieren und Nutztieren. 4. Aufl. Berlin: Blackwell Wissenschafts-Verlag, 1999.

12 Der Notfallkoffer

12.1	Einrichtung 187
12.2	Das ABC der Wiederbelebung 190

12.1 Einrichtung

Sei bereit; dies sollte die Devise für den Notfall X sein. Alles muß dann griffbereit zur Verfügung stehen, in der Praxis und unterwegs. Nichts zu finden im Fall X, dies ist nicht nur der Alptraum des Praxisvertreters. Daher ist die Einrichtung eines Notfallkoffers zu empfehlen. In der Humanmedizin werden solche Exemplare unter Freunden ab DM 1000,- gehandelt. Für die Veterinärmedizin hat noch niemand die Marktlücke entdeckt. Sich einfach einen humanmedizinischen Koffer zu beschaffen können wir nicht empfehlen, da umfangreiche Anpassungen an unser Klientel durchgeführt werden müssen. Besser, man richtet sich gleich einen Koffer nach eigenem Geschmack und Bedarf ein. Nehmen Sie folgendes Kapitel als Anregung.

Die Einrichtung:

Man nehme einen geeigneten Koffer. Wir wissen nicht, was der nette Herr von nebenan empfiehlt, wir empfehlen einen Gang zu… (oder ähnlicher Bereicherung der Heimwerkerlandschaft). Dort kann man im Angebot einen Alu-Werkzeugkoffer für DM 50,- erwerben, der unseren Anforderungen an Platz und Stabilität entspricht. Ergänzen sollte man den Koffer mit einer Einlage, die verhindert, daß die Ampullen und Flaschen beim Transport des Koffers umeinanderkugeln. Die Einlage kann aus Schaumstoff oder Plexiglas zugeschnitten werden. Auch kann der versierte Kollege in Leichtbauweise Fächer in den Koffer einbauen (der Fantasie sind keine Grenzen gesetzt).

In der folgenden Liste finden Sie die nötigen Einrichtungshinweise.

Atmung:
- Ambubeutel (mit Anschluß für O_2-Flasche)
- Endotrachealtuben jeweils einen der Größen

Charrière 14 (3 mm)
Charrière 26 (6 mm)
Charrière 42 (10 mm)

- 1 Satz Atemmasken (klein, mittel, groß)
- Laryngoskop (gerades Rohr für Hunde, gebogenes für Katzen)
- Punktionskanüle (1,8 mm) zur Punktion eines Spannungspnoes, evtl. mit Heimlich-Ventil oder zumindest einem 3-Wege-Hahn)
- 10–20 ml Gleitgel (in einer Dose abfüllen)
- 10 ml Einmalspritze (für den Tubuscuff)
- 1 Klemme zum Blocken des Ballons (= Cuff)
- 1 Stethoskop
- 1 kleine Diagnostikleuchte

Spritzen:
5 × 2 ml
5 × 5 ml
2 × 10 ml
1 × 20 ml

1 × 50 ml

Kanülen:
10 × rosa Kanülen (1,2 mm)
10 × gelbe Kanülen (0,8 mm)
10 × blaue Kanülen (0,6 mm)
Verweilkatheter: Jeweils 2 × Gr. 18 Gauge (= 1,2 mm, grün)
Gr. 20 Gauge (= 1,0 mm, rosa)
Gr. 22 Gauge (= 0,8 mm, blau)
jeweils 2 × Butterfly 0,8, 0,6 mm

Infusionszubehör:
- Stauschlauch
- 2 × Infusionsbesteck
- Desinfektionsmittel (Kodan, evtl. auch Desinfektionstücher)
- Kanülen, Verweilkanülen s. oben
- 500 ml Ringerlaktat
- 250 ml Natriumbicarbonat (8,4%)
- 500 ml Dextran (70.000)
- 3 Ampullen Glucose 40% (nimmt weniger Platz weg – Hypoglykämietherapie)

Kleines Chirurgiebesteck, steril:
- 2 Pinzetten (anatomische und chirurgische P.)
- 1 Schere
- Nadelhalter
- Fadenauswahl (Nadel-/Fadenkombination verschiedene Stärken, Vicryl)
- 3 Klemmen
- 2 Einmalskalpelle
- 2 Paar Op.-Handschuhe (individuelle Größe)

Verbandmaterial:
- 5 Mullbinden
- 2 Verbandspäckchen
- Pflasterauswahl
- Leukoplast
- 2 elastische Binden

Medikamentenliste:
Die Auswahl ist willkürlich und kann natürlich je nach Geschmack alternativ besetzt werden.
- Am besten Ampullen aus Platz- und Hygienegründen
- Liste der mitgeführten Medikamente mit Dosierungen; sie sollte dem Koffer beigelegt werden
- Tip: Schreiben Sie doch einfach die einschlägigen humanmedizinischen Pharmafirmen an mit der Bitte um Proben für den Notfallkoffer. Die Firmen lassen sich für diese PR nicht lumpen.

Analgetika:	Novalgin®	
Atmung:	Dopram V®	(Atemstimulans)
	Euphyllin	(Bronchospasmus und Kreislaufanaleptikum, Aminophyllin®)
Herz:	Alupent®	(Bradykardie)
	Atropin®	(Mittel der Wahl bei Bradykardie)
	Dobutrex®	(Folgebehandlung nach Suprarenin®)
	Dopamin®	(Schocktherapeutikum zur Vermeidung von Nieren- und Mesenterialminderperfusion)

	Fortecortin®	(wie Urbason®)
	Lanitop®	(Herzinsuffizienzbehandlung)
	Lidocain®	(Herzarrhythmien) **nicht:** Rd, Schw
	Strophantin-Traubenzucker®	(akute Herzinsuffizienz)
	Suprarenin®	(Herzstillstand)
	Urbason-solubile®	(Schocktherapie, Anaphylaxie)
Sedativa:	Ketanest®	(Narkose)
	Narcoren®	(Antiepileptikum, Narkose)
	Rompun®	(Sedation, Analgesie, Relaxation)
	Sedivet®	(Neuroleptikum)
	Stresnil®	(Neuroleptikum)
	Valium®	(Antiepileptikum)
	Vetranquil®	(Neuroleptikum) **nicht:** Pfd, Rd, Schw
Spasmolytika:	Buscopan comp.®	
<u>Sonstiges:</u>	Apomorphin®	(Emetikum bei Vergiftungen, nicht bei Katzen, dort lieber Rompun®)
	Atropin®	(Antidot bei Phosphorestervergiftungen)
	Kinetin®	(steigert die Resorption bei paravenöser Injektion/Infusion)
	T61, Eutha 77	(Euthanasie)

12.2 Das ABC der Wiederbelebung

A (Atemwege): <u>Sind die Atemwege frei?</u>
Wenn nicht, so soll dies schleunigst gewährleistet werden.
B (Beatmen): <u>Schnauft unser Patient suffizient?</u>
Merke: Ein bewußtloses Tier neigt stets zu Hypoxämie und Hyperkapnie (<u>cave:</u> führt zur Gefäßerweiterung im Gehirn und damit zur gefürchteten Hirndrucksteigerung). Wenn ja, so müssen wir es bei der Atmung unterstützen. Hierzu bedienen wir uns der Technik des Beatmens, z. B. mittels des Ambu-Beutels mit Maske oder besser mit einem Endotrachealtubus. Bei letzterem geht weniger Luft daneben, und eine Blut- oder Ingestaaspiration wird ausgeschlossen. Immer angebracht ist eine **Erhöhung**

des Sauerstoffanteils in der Beatmungsluft. Durch den Anschluß einer O_2-Flasche an den Ambu-Beutel kann eine O_2-Sättigung von 100% (bei 15 l Sauerstoff-Flow) oder anstrebenswerten 40% in der Einatemluft erreicht werden. Atmet der Patient noch spontan, so kann über einen intranasal, perinasal oder gar intratracheal liegenden kleinen Schlauch (Aquarienluftschlauch) dem Patienten O_2 zugeführt werden.

Tip: Künstliche Beatmung 8–12×/min bei Hund und Katze

C (Circulation): Blutzirkulation. Blutet das Tier stark?

Falls ja, so ist die Blutstillung zumindest provisorisch durchzuführen.

Schlägt das Herz überhaupt noch?

Nein? – Dann sogleich mit der Herzdruckmassage beginnen.

Tip: 60–80 Kompressionen/min sind anzustreben. Nicht zu früh aufgeben! In der Humanmedizin reanimiert man bisweilen 1 Stunde.

Hilfreich ist der Einsatz von Suprarenin® (siehe Notfallmedikamente). Katzen und kleine Hunde lassen sich mit der den Thorax umschließenden hohlen Hand komprimieren; bei großen Hunden muß man den Hund in Seitenlage auf einen **festen Untergrund** verbringen und seitlich den Thorax komprimieren.

D (Drugs = Medikamente): die zunächst die Vitalfunktionen stützen sollen und später die mögliche Ursache des Notfalls kausal beheben können (z. B. Antidota).

Es sind bei den Tierarten jeweils Notfallmedikamentenlisten aufgeführt, siehe Kapitel der Notfalltherapie bei Hd/Ktz etc., gelb markiert an der Buchseite.

Weiterführende Literatur

Löscher W, Ungemach FR, Kroker R. Pharmakotherapie bei Haustieren und Nutztieren. 4. Aufl. Berlin: Blackwell Wissenschafts-Verlag, 1999.

13 Zoonosen

13.1	Einleitung	192
13.2	Durch Bakterien verursachte Zoonosen	194
13.3	Durch Viren verursachte Zoonosen	199
13.4	Durch Parasiten verursachte Zoonosen	201
13.5	Durch Pilze verursachte Zoonosen	206
13.6	Durch Chlamydien und Rickettsien verursachte Zoonosen	207

13.1 Einleitung

Definition: Krankheiten, die vom Tier auf den Menschen übertragen werden können.

Als Tierärztin/-arzt wird man mit einer Vielzahl von Krankheitserregern konfrontiert. Eine besondere Gruppe sind die Zoonoseerreger, die vom Tier auf den Menschen übertragen werden und dort mehr oder weniger spezifische Krankheitsbilder erzeugen. Der Tierarzt sollte zumindest um Zoonosen wissen, die ihm täglich bei seiner Arbeit begegnen können. Des weiteren sieht er die Tiere, mit denen das Klientel zu tun hat, und kann dadurch den Hausärzten wertvolle Hilfe bei der Diagnostik evtl. humaner Erkrankungen geben. Im folgenden werden einige z.T. auch in Deutschland relevante Zoonosen beschrieben.

Tab. 52 Bedeutung von Zoonosen bei Rindern, Kälbern, Schweinen und Schafen für die Gesundheit von Tier und Mensch

Zoonose	Vorkommen bei Tieren				Bedeutung die Tiergesundheit	Direkte Gefährdung für Menschen	
						Kontakt, Aerosol etc. beim Schlachten	Verzehr von Fleisch, eßbare Schlachtabfälle
Tuberkulose	R		S		+++	+	–
Brucellose	R		S	Sch	+++	+	–
Anthrax	R			Sch	+++	+	–
Salmonellose	R	K	S	Sch	+(K +++)	+	+
Campylobacteriose	R	K	S	Sch	–	(+)	+
Leptospirose	R		S		+	+	–
Listeriose	R			Sch	+	(+)	?
Yersiniose			S		–	(+)	?
Q-Fieber	R			Sch	+	+	–
Zystizerkose	R				–	–	+
Toxoplasmose	R		S		–	–	+
Echinokokkose	R		S	Sch	–	–	–
Sarcosporidiose	R		S	Sch	–	–	+
Trichinellose			S		–	–	+

R = Rind; K = Kalb; S = Schwein; Sch = Schaf
–: unbedeutend; (+): sporadisch; +: bedeutend; +++ = große Bedeutung
Aus: Deutsche Tierärztliche Wochenschrift 1999; 106: 309–72

13.2 Durch Bakterien verursachte Zoonosen

Tab. 53 Durch Bakterien verursachte Zoonosen, die in der BRD eine Rolle spielen können

Zoonose	Erreger	Tierart	Symptome Tier	Symptome Mensch	Übertragung
Brucellose Bang, Maltafieber	Br. abortus Br. canis Br. melitensis Br. suis	Rind Hund Schaf Ziege Schwein	Aborte, Hoden-, Nebenhodenentzündungen, Polyarthritiden Tendovaginitis	müde, schlapp, undulierendes Fieber, Muskelschmerzen, Lnn.-Schwellung, Hepatitis, Orchitis, Pyelonephritis, Endokarditis, Meningoenzephalitis	Sekrete von infizierten Tieren, Rohmilch, Produkte aus Rohmilch
Campylobacteriose	Campylobacter jejuni	Vögel Schwein Schafe	meist latent Enteritis Schafe evtl. Abort	müde, schlapp, Fieber, Gliederschmerzen, Schwindel, kolikartiger Durchfall, Blut u. Eiter im Stuhl	orale Infektion über kontaminierte Milch, Geflügel-, Schweinefleisch

Tab. 53 Fortsetzung

Zoonose	Erreger	Tierart	Symptome Tier	Symptome Mensch	Übertragung
Leptospirose, <u>Weil-Krankheit,</u> Schweinehüterkrankheit	Leptospira icterohaemorrhagia, L. pomona, L. canicola	Ratte Schwein Hund Rind	fieberhafter Infekt, Aborte, Anämie, blutiger Urin	2phasig. Fieberschub mit Kopfschmerzen, Lichtscheue, Meningitis, <u>1. Phase (= septikämische Phase).</u> <u>2. Phase (= Organmanifestation):</u> Blutungen in viele Gewebe, Anämie, Ikterus, Meningitis, Aborte	Urin infizierter Tiere über Hautwunden
Listeriose	Listeria monocytogenes	Rind Schaf Schwein	ZNS-Ausfälle, Schluckstörungen, Fieber, Aborte, Septikämien, latente Infektionen	je nach Organmanifestation <u>– septische Form, lokale Form, Schwangerschaftslisteriose</u> mit renalen Symptomen, Aborte, Fehlgeburten, <u>grippale Form,</u> atyp. Pneumonien, Endokarditis	direkter Kontakt: Nachgeburtsabnahme, Staub, Rohmilch

Zoonosen

Tab. 53 Fortsetzung

Zoonose	Erreger	Tierart	Symptome Tier	Symptome Mensch	Übertragung
Milzbrand	Bacillus anthracis	Rind Schaf Schwein	Akute Septikämie mit **Milzschwellung** und serös-blutiger Durchtränkung der Subkutis, Blut aus allen Körperöffnungen	95% Hautmilzbrand mit Karbunkelbildung und später Allgemeinstörung, Lungen-, Darmmilzbrand mit heftigen gar tödlichen Symptomen	Felle und Produkte infizierter Tiere, Schafwollstaub Rohmilch, Fleisch
Pasteurellose	Pasteurella multocida	fast alle Landtiere	Septikämischer Verlauf, Rinder-, Schweineseuche, Enzoot. Pneumonie der Schafe, RHD, Geflügelcholera	Wundinfektionen bis auf die Knochen, abszedierende Entzündungen Haut/Unterhaut, Meningitis, Pneumonien Septikämien	Kratzer, Bisse, aber auch Tröpfcheninfektion
Pest	Yersinia pestis	Ratten Nager und deren Ektoparasiten	Naturherde in Asien, Burma, USA, Afrika. Hämorrhagische Septikämie bei Wildnagern, bei anderen Tieren Sepsis oder Beulen-/Lungenpest	Lungenpest mit Husten, Fieber, Zyanose. Bubonenpest mit Schwellung der Leisten-Lnn., Fieber, Schwindel, Schüttelfrost	Biß des Rattenflohs und sonstiger infiz. Ektoparasiten

Tab. 53 Fortsetzung

Zoonose	Erreger	Tierart	Symptome Tier	Symptome Mensch	Übertragung
Rotlauf	Erysipelothrix rusiopathiae	Schwein Pute Ente Fisch Schaf	<u>Hautrotlauf</u> mit Backsteinblattern, <u>Gelenkrotlauf</u>, <u>Herzklappenrotlauf</u> bei Schweinen, andere Tiere eher <u>sept.</u> Verlauf, evtl. Pneumonien oder Polyarthritis	Hautinfektion mit **wandernder Rotfärbung** mit Juckreiz und Schmerzen, selten Arthritis oder gar Endokarditis	über Verletzungen
Rotz	Pseudomonas mallei	Einhufer	chronisch, typ. Geschwüre im oberen Atemtrakt mit Narbenbildung	von der Pustel über das offene Geschwür bis zur Generalisation. Akuter und chronischer Verlauf möglich.	direkter Kontakt zu infiz. Einhufern
Salmonellose Enteritis infectiosa	S. typhimurium S. enteritidis u. a.	Rind Schwein Geflügel Vögel u. a.	akute Gastroenteritis, oft latente Ausscheider	Erbrechen und stinkender Durchfall mit Krämpfen, u. U. auch blutiger Stuhl, Fieber, bisweilen Komplikationen mit Endokarditis, Peritonitis u. ä.	hauptsächlich oral, Nahrungsmittel, u. U. Schmierinfektion

Tab. 53 Fortsetzung

Zoonose	Erreger	Tierart	Symptome Tier	Symptome Mensch	Übertragung
Tuberkulose	Mycobacterium tuberculosis M. bovis selten: M. avium	Säugetiere	oft chronischer spez. Verlauf als <u>Darmtuberkulose</u> oder <u>Lungentuberkulose</u>	Lungen-Tbc, Schwindsucht, Miliar-Tbc, Meningitis tuberculosa, Knochen-Tbc, Peritonitis-Tbc, Haut-Tbc	Tröpfcheninfektion, Staub, Rohmilch, Frischfleisch, Wunden
Tularämie	Francisella tularensis	Nager Rind Schaf Hd/Ktz Füchse Zecken Flöhe Hasen	septikämischer Verlauf mit Blutungen. Chronischer Verlauf mit Abszessen auf Leber und Milz, Kachexie	<u>Äußere Form:</u> ulzerierende Hautveränderungen, Lnn.-Schwellung, Konjunktivitis. <u>Innere Form:</u> Peritonitis, Milzschwellung, Fieberschübe, Exantheme, EKG-Veränderungen	Wunden, aber auch Flohstich, Staub und orale Infektionen, Lebensmittel

13.3 Durch Viren verursachte Zoonosen

Tab. 54 A Viren, die Zoonosen verursachen können

Zoonose	Erreger	Tierart	Symptome Tier	Symptome Mensch	Übertragung
FSME = Frühsommer-Meningoenzephalitis	Togaviren	Mäuse, Igel, Wasservögel, Fledermäuse, Wdk, Hunde	Meningoenzephalitis beim Hund, sonst inapparent	Hirnhaut und Hirnentzündungen, biphasisches Fieber	Zeckenbisse von infizierten Zecken, Endemiegebiete
Lymphozytäre Choriomeningitis (LCM)	Arenavirus	Mäuse, Hamster, Labormäuse	–	influenzaähnl. Verlauf, Photophobie, Nackensteife, Mißbildungen bei Kindern nach Infektion der Schwangeren	Bisse, Schmierinfektionen, Aerosole
Marburg-Virus-Infektion	Marburg-Virus	Grüne Meerkatzen	–	Gliederschmerzen, Fieber, hämorrhagische Diathesen, ZNS-Symptomatik, hohe Mortalität	Affenblut, Zellkulturen, Schmierinfektionen
MKS	Picornaviren	Paarhufer	hochkontagiös, Fieber und Bläschenbildung an Zunge, Maul und Klauen	Übelkeit, Kopfweh, Haut- und Schleimhautläsionen	Schmier- und Kontaktinfektion

Tab. 54 A Fortsetzung

Zoonose	Erreger	Tierart	Symptome		Übertragung
			Tier	Mensch	
Newcastle-Disease, atyp. Geflügelpest	Paramyxovirus	Hausgeflügel, Wildvögel	Respirations-/Gastrointestinalform und ZNS-Beteiligung	ein- oder beidseitige follikuläre Konjunktivitis mit präaurikularer Lnn.-Schwellung	Staub- und Schmierinfektion
Schweineinfluenza	Orthomyxoviridae	Schweine	latenter Verlauf, evtl. Husten und Fieber	akute Erkältung mit Diarrhö	Aerosole im Schweinestall

Tab. 54 B

Zoonose	Erreger	Tierart	Symptome	
			Tier	Mensch
Lassa-Fieber	Lassa-Viren	Nager über Urin	–	hämorrhagisches Fieber
Gelbfieber	Gelbfiebervirus	Primaten über Moskitos	–	Fieber, Enzephalitis, Hepatitis
Ebola	Ebola-Virus	Affen?	–	hämorrhaghisches Fieber

13.4 Durch Parasiten verursachte Zoonosen

Tab. 55 Auswahl von Parasiten, die Zoonosen hervorrufen können

Zoonose	Erreger	Wirt	Übertragung	Symptome	
				Tier	Mensch
Dipylidiose	Dipylidium caninum	Hunde und Katzen „Gurkenkernbandwurm"	Abschlecken lassen durch Hd/Ktz, dadurch werden inf. Zystizerkoide aufgenommen (die der Hd vom Zwischenwirt = Floh durch Zerbeißen erhält)	meist chronisch, Gewichtsverlust. Bei Massenbefall: blutiger Durchfall, Anämie	meist symptomlos, evtl. blutiger Durchfall, Koliken, Gewichtsverlust
Fasziolose	Fasciola hepatica	Wdk	Zysten werden vom Menschen über das Lutschen von infiz. Gräsern aufgenommen	chronische Lebererkrankungen, Kümmerer, akute Lebererkrankungen durch mitgeschleppte Bakterien	meist subklinisch, bisweilen Fieber, Anämie, Inappetenz, Gewichtsverlust, Ausschlag
Flöhe	verschiedenster Gattungen	je nach Gattung, wobei der Floh auch Fremdwirte, z.B. Mensch, aufsucht.	flohbefallene Haustiere und deren Lager	Juckreiz, Allergie, Unruhe, Zwischenwirt für diverse Bandwürmer bei Hd u. Ktz	punktförmige Hauteffloreszenzen, Allergie, Juckreiz

Tab. 55 Fortsetzung

Zoonose	Erreger	Wirt	Übertragung	Symptome Tier	Symptome Mensch
Fuchsbandwurm, alveoläre Echinokokkose	Echinococcus multilocularis	Fuchs Träger des Bandwurmes	Aufnahme von Wurmeiern über Waldfrüchte und Pilze (ungewaschen, ungekocht), Abbalgen von Füchsen	übliche Wurmsymptomatik	Leberzerstörung durch infiltratives Wachstum, evtl. Streuung in ZNS
Hydatidose, Hundeechinokokkose	E. granulosus	<u>Endwirt:</u> Hd/Ktz <u>Zwischenwirt:</u> Schaf, Rind, Pferd	Wurmeier von Hd, Ktz über kotkontaminierte Lebensmittel, Streicheln inf. Hd/Ktz	übliche Wurmsymptomatik	Verdrängungssymptome in Leber, Hirn, Lunge, Aszites
Sarkosporidiose	Sarcocystis bovihominis, S. suihominis	Rind, Schwein, sonstige Säuger	durch rohes Fleisch	latent verlaufend, akuter Durchfall	Durchfall, Benommenheit, Übelkeit, Bauchweh für 24 h
Kryptosporidiose	div. Kryptosporidien	Kälber	Schmierinfektion, Kot, Wasser, Gemüse	Durchfall	Durchfall

Tab. 55 Fortsetzung

Zoonose	Erreger	Wirt	Übertragung	Symptome Tier	Symptome Mensch
Taeniasis saginata, Rinderfinnenbandwurm des Menschen	Taenia saginata	Endwirt: Mensch Zwischenwirt: Rd	finnenhaltiges rohes Fleisch von Rindern	dito	meist symptomlos, evtl. Koliken, Heißhunger mit Abmagerung
Taeniasis solium = Schweinefinnenbandwurm	Taenia solium	Endwirt: Mensch Zwischenwirt: Schwein, aber auch gefährlich: der Mensch	Finnen in rohem Schweinefleisch	dito	dito
Toxokarose	Toxocara canis T. mystax	Hd und Ktz	orale Infektion auf Spielplätzen, Sandkästen	junge Hunde mit typ. Wurmsymptomatik	Larven wandern durch den Körper der Kinder. Meist symptomlos, aber auch Hepatomegalie, Meningitis, Sehstörungen, Asthma etc. sind möglich

Tab. 55 Fortsetzung

Zoonose	Erreger	Wirt	Übertragung	Symptome Tier	Symptome Mensch
Toxoplasmose	Toxoplasma gondii	Fische, Reptilien, Vögel, Säuger wie Schweine, Ktz, Hd	Katzenkot (Oozysten), rohes Schweine-, Wildfleisch	Todesfälle bei Kaninchen und Zootieren, ansonsten subklinisch. <u>Jungkatzen:</u> Fieber, Atemnot, Ikterus. <u>chron. Altktz:</u> Ataxien, Kachexie Gastroenteritis <u>Hd.:</u> Pneumonien, ZNS <u>Schw:</u> Aborte, Sterilität	<u>pränatale T.:</u> Schwangere infiziert sich erstmals mit T. Aborte, Früh-, Todgeburten, ZNS-Schäden, gefährlich. <u>postnatale T.:</u> Meist symptomlos, evtl. Lnn.-Schwellung, Durchfall, Fieber, Enzephalitis, Chorioretinitis u. ä.
Trichinellose	Trichinella spiralis	Schwein und sonstige Omni- und Karnivoren, Nager	in unseren Breiten: rohes Schweinefleisch	latente Infektion	von symptomlos bis tödlich, Fieber, grippeähnlich mit Gliederschmerzen, Erbrechen, Nausea, Gesichtsödeme, Herzmuskelschäden. Spätfolgen sind rheumatoide Beschwerden und kardiale Symptomatik

204 Allgemeines

Tab. 55 Fortsetzung

Zoonose	Erreger	Wirt	Übertragung	Symptome	
				Tier	Mensch
Zönurose	Taenia multiceps	Endwirt: Hütehunde Zwischenwirt: Schaf, Mensch	im Feld geerntete Nahrungsmittel, wie Feldsalat, Sauerampfer	übliche Wurmsymptomatik	Finnen im Hirn mit entsprechender Verdrängungssymptomatik
Zystizerkose	Taenia solium	Mensch als Zwischenwirt	Kotkontaminierte Nahrung. Autoinfektion eigenen Kot (mangelnde Hygiene, spez. Sexualpraktiken)	–	Finnenbildung im Hirn mit entsprechender Symptomatik

Milben: Verschiedene Milben können von den Heimtieren, aber auch den Nutztieren (Rind) auf den Menschen überspringen. Man unterscheidet die Sarkoptesräude (Rind), Thrombidiose (Neotrombicula autumnalis) und die rote Vogelmilbe (Geflügel). Allen gemein sind die lästigen Hauteffloreszenzen mit Juckreiz. Bisweilen können diese Milben auch als Vektoren für Krankheiten dienen (Rickettsiosen)

13.5 Durch Pilze verursachte Zoonosen

Tab. 56 Auswahl von Pilzen, die Zoonosen hervorrufen können

Zoonose	Erreger	Wirt	Symptome Tier	Symptome Mensch	Übertragung
Mikrosporie	Div. Mikrosporumarten, bes. M. canis	Hd, Ktz, Ratten, Kaninchen, Schaf, Ziege, Schweine, Pfd, Zootiere	Haarbruch, kreisrunde Stellen mit asbestartigem Aussehen, kein Juckreiz, oft bei Katzen latent!	wie bei den Tieren	direkter Kontakt zum (latent) infizierten Tier. Auch Insekten als Vektoren.
Trichophytie „Glatzflechte"	Trichophyton sp.	Rind, Pferd, Heimtiere, Huhn u. a.	<u>Rind:</u> kreisrunde markstückgroße, haarlose Stellen im Kopfbereich mit asbestähnlichem Aussehen, z. T. latent, Klauenbefall möglich <u>Huhn:</u> Kammbeläge	akute Entzündungen im Kopf-, Hals-, Handbereich, evtl. Fieber mit Lnn.-Schwellung, umschriebener Haarausfall	direkter Kontakt

13.6 Durch Chlamydien und Rickettsien verursachte Zoonosen

Tab. 57

Zoonose	Erreger	Tierart	Symptome		Übertragung
			Tier	Mensch	
Chlamydiose, Papageienkrankheit Ornithose	Chlamydia psittaci	Psittaciden, andere Vögel, Säuger	Säuger: Aborte, Pneumonien; Mastitis Vögel: Durchfall, z. T. blutig, Pneumonien, Enzephalitis, Konjunktivitis	von leichten grippalen Symptomen bis hin zu schweren atypischen Pneumonien mit Fieber und Kopfschmerzen	Einatmen von infiziertem Staub, bes. von Psittaciden und Tauben
Q-Fieber	Coxiella burneti	Rinder Schafe Nager Vögel	oft inapparent, Aborte, Fieber bei Rindern und Schafen	Fieber, Kopfschmerzen, Schüttelfrost, trockene Pneumonien	infizierter Staub, Lochien, Nachgeburt, Zeckenkot, Rohmilch

Weiterführende Literatur

Krauss H, Weber A, u.a. (Hrsg.). Zoonosen. Von Tier zu Mensch übertragbare Infektionskrankheiten. 2. Aufl. Köln: Deutscher Ärzte-Verlag, 1997.

14 Tierseuchen

(Siehe auch Kap. A. 13: Zoonosen)

Grundlage der Bekämpfung von Tierseuchen bildet in der BRD das Tierseuchengesetz (TierSG).

Als Tierseuche im Sinne des Gesetzes sind Seuchen anzusehen, die „bei Haustieren oder Süßwasserfischen oder bei anderen Tieren auftreten und auf Haustiere oder Süßwasserfische übertragen werden können. Als Haustiere werden ‚von Menschen gehaltene Tiere einschließlich der Bienen, aber ausschließlich der Fische' bezeichnet".

Welche Tierseuchen **anzeigepflichtig** sind, ist in der „Verordnung über anzeigepflichtige Tierseuchen" festgelegt. Dieser Liste können vom Bundesminister für Ernährung, Landwirtschaft und Forsten unter Zustimmung des Bundesrates Seuchen hinzugefügt oder entnommen werden.

Zur Anzeige verpflichtet sind:

- der Tierbesitzer oder sein Vertreter,
- wer anstelle des Tierbesitzers zeitweilig mit der Aufsicht der Tiere beauftragt ist,
- wer berufsmäßig mit den Tierbeständen zu tun hat!

Anzeigepflichtig ist nicht nur der Seuchenausbruch, sondern **schon der Verdacht!**

Die zuständige Behörde (i.d.R. das Veterinäramt) ist **unverzüglich,** d.h. ohne jeden Zeitverlust und ohne schuldhafte Verzögerung (auch am Wochenende) zu benachrichtigen.

Allgemeines

Tab. 58 Anzeigepflichtige Tierseuchen bei Hund/Katze, Pferd, Rind und Schwein. Stand: Februar 2001

Seuche	Erreger	Symptome	Bemerkung
Hd/Ktz			
Tollwut	Rhabdovirus	Verhaltensänderung, Abmagerung, Schluckbeschwerden, heiseres Bellen, „rasende" oder „stille" Wut	Zooanthroponose Inkubationszeit bis 200 Tage!
Pferd			
Afrikanische Pferdepest	Reovirus, blutsaugende Insekten	**4 Verlaufsformen:** ■ Lungenform: perakut ■ Herzform: akut (Ödeme am Kopf) ■ gemischte Form: akut ■ abortive Form: atypisch, nur Fieber	Verbreitung: Afrika, Asien, Spanien! Einfuhrsperre! **Hunde können über Futter erkranken!**
Ansteckende Blutarmut der Einhufer	Retrovirus	2 Formen: akut und chronisch Symptome oft wenig ausgeprägt, Wechselfieber, Konditions- und Gewichtsverlust	Nachweis über Coggins-Test
Beschälseuche	Trypanosoma equiperdum (Protozoen)	Hengst: Schwellung des Penis, Ausfluß, Harndrang Stute: Schwellung der Scheide, Ausfluß, Harndrang „Kröten-" und „Talerflecken"	DD: Deckdruse, Bläschenausschlag
Milzbrand	Bacillus anthracis (Sporenbildner)	plötzlich hohes Fieber, Kolik, Schling- und Atembeschwerden	Zooanthroponose!

Tab. 58 Fortsetzung

Seuche	Erreger	Symptome	Bemerkung
Rotz	Pseudomonas mallei	3 Formen: ■ Nasen- ■ Lungen- und ■ Hautrotz akut: Esel und Maultiere chronisch: Pferd	<u>Zooanthroponose!</u> ist auch auf Ktz, Hd, Schafe und Ziegen übertragbar
Stomatitis vesicularis	Vesikulärstomatitis-Virus, Insekten	Blasen in Maulhöhle, an der Zunge, den Klauen und Hufen und am Euter	Vorkommen: Mittel- und Südamerika gutartig. **Einfuhrsperre!**
Tollwut	Rhabdovirus	schreckhaft, aufgeregt, angriffslustig	<u>Zooanthroponose</u> Inkubationszeit bis 200 Tage
Rind			
Aujeszky-Krankheit	porcines Herpesvirus I	Fieber, Unruhe, Zuckungen, quälender Juckreiz, Tod nach 48 Stunden	DD: Tollwut
Bluetongue, Blauzungenkrankheit	Orbivirus	Schläfrigkeit, Fieber, Freßunlust, verstärkte Durchblutung der Kopfschleimhäute, Abszesse, Zungen- und Ohrenödeme	Vorkommen: Afrika, USA, Kanada, Vorderer Orient, Iberische Halbinsel **Einfuhrsperre!**
Brucellose	Brucella abortus	„seuchenhaftes Verkalben", Nachgeburt ist sulzig geschwollen mit gelblichschmierigen Auflagen	<u>Zooanthroponose</u> **meldepflichtig!** regelmäßige Kontrolle, Eihäute und Früchte für Untersuchung aufbewahren!

210 Allgemeines

Tab. 58 Fortsetzung

Seuche	Erreger	Symptome	Bemerkung
Enzootische Leukose	RNS-Oncorna-Virus	Leukämie, bösartige Wucherung des lymphatischen Gewebes	regelmäßige Untersuchungen (Blut, Milch) der Bestände
Bovines-Herpesvirus-Typ-1-Infektion (<u>alle</u> Formen)	bovines Herpesvirus 1	Bläschen an Genitalschleimhaut mit stark gerötetem Hof, Abort, Fertilitätsstörungen (IPV) oder Nasen-/Luftröhrenentzündung (IBR)	
Lumpy-skin-disease, Dermatitis nodularis	Pockenvirus	Fieber, derbe Hautknoten, Geschwüre	Vorkommen: Ost-, Süd-, Westafrika, zumeist gutartig **Einfuhrsperre!**
Lungenseuche	Mycoplasma mycoides	Husten, Fieber, Atembeschwerden, Verstopfung, Durchfall, Abmagerung, geringe Harnausscheidung	Vorkommen: Afrika, Asien, vereinzelt: Spanien, Italien **Einfuhrsperre!**
Maul- und Klauenseuche (MKS)	Rhinovirus	Fieber, Speichel, Blasenbildung in der Mundhöhle, Zunge, Klauen, Zitzen Patho: „Tigerherz"	schnelle Verbreitung <u>Zooanthroponose</u>
Milzbrand	Bacillus anthracis (Sporenbildner!)	Todesfälle, schlecht gerinnendes Blut tritt aus Körperöffnungen	am lebenden Tier selten sicher festzustellen. <u>Zooanthroponose</u>

Tab. 58 Fortsetzung

Seuche	Erreger	Symptome	Bemerkung
Rauschbrand	Clostridium chauvoei (Sporenbildner!)	schwere Allgemeinstörungen, „knisternde Schwellungen" an Hals, Schulter, Rücken, Oberschenkel	Mensch: Wundgasbrand
Rifttalfieber	Arbovirus	Aborte, hohe Jungtiersterblichkeit	Vorkommen: Afrika Zooanthroponose (grippeähnlicher Verlauf) **Einfuhrsperre!**
Rinderpest	Paramyxovirus	Fieber, entzündliche Veränderungen an den Schleimhäuten (v. a. Maul), starke Magen-Darm-Entzündung mit Blut und Schleim, Tod	Vorkommen: Asien, Afrika **Einfuhrsperre!**
Salmonellose	Salmonella typhimurium, dublin, enteritidis	starker Durchfall, Fieber, Abgeschlagenheit, verdickte und schmerzhafte Gelenke, Nabelentzündung (Kalb), Abort	Zooanthroponose **meldepflichtig**
Spongiforme Rinderenzephalopathie (BSE)	Prionen	Verhaltensänderung, Nervosität, schwankender Gang (v. a. beim Traben) Konditionsverlust	Vorkommen: B, BRD, GB, Irl., F, NL, Portugal, Schweiz u.a. teilweise Importverbot aus GB!
Stomatitis vesicularis	Rhabdovirus, Insekten	Blasen in Maulhöhle, an der Zunge, den Klauen und Hufen und am Euter	Vorkommen: Mittel- und Südamerika; gutartig. **Einfuhrsperre!**

Tab. 58 Fortsetzung

Seuche	Erreger	Symptome	Bemerkung
Tollwut	Rhabdovirus	schreckhaft, angriffslustig, Einstellen des Widerkauens, Speichelfluß, dumpfes heiseres Brüllen, Kot- und Harndrang	DD: Zooanthroponose Inkubationszeit bis 200 Tage Anfangsstadium MKS, Schlundverstopfung
Trichomonadenseuche	Tritrichomonas fetus	schleimig-eitriger Scheidenausfluß, Abort	Bullen symptomlos
Tuberkulose	Mycobacterium bovis	Husten, Atembeschwerden, Abmagerung, Leistungsabfall	Untersuchung der Bestände mittels Tuberkulinprobe
Vibrionenseuche	Campylobacter fetus subsp. fetus, jejuni, faecalis, evtl. auch Corona-Virus	Fruchtbarkeitsstörungen, Aborte, Sterilität	Bullen meist symptomlos
Schwein			
Afrikanische Schweinepest	Irido-Virus	hohes Fieber, Durchfall, Atemnot, Erbrechen, Nasenausfluß, Blutungen, Blaufärbung der Ohren und der Bauchhaut	Vorkommen: Afrika (Portugal, Spanien, Sardinien)
Ansteckende Schweinelähmung (= Teschener Krankheit	Enterovirus I	akut: Fieber, Bewegungsstörungen, Lähmungserscheinungen an Gliedmaßen. Subakut: steifer, unsicherer Gang	oft chronisch schleichender Verlauf

Tab. 58 Fortsetzung

Seuche	Erreger	Symptome	Bemerkung
Aujeszky-Krankheit	porcines Herpesvirus 1	plötzlicher Ferkeltod, Fieber, Durchfall, Krämpfe, Zittern, Zwangsbewegungen, Aborte	Wildschweine = Hauptreservoir. Prophylaktische Impfung z.T. vorgeschrieben!
Brucellose	Brucella suis	Spätaborte, Totgeburten	Zooanthroponose!
Maul- und Klauenseuche	Rhinovirus	Blasen an Klauen und Gesäuge, seltener Rüsselscheibe und Maulschleimhaut	Zooanthroponose!
Milzbrand	Bacillus anthracis	evtl. Atembeschwerden, Verfärbung und Schwellungen im Bereich des Kehlkopfes	Zooanthroponose oft erst am Schlachthof festzustellen
Europäische Schweinepest	Togavirus	akut: Ferkelsterben, Fieber, Blutungen in Haut, Verklebung der Lidränder chronisch: Kümmerer, Aborte Umrauschen	Verbot der Speiseabfall-Verfütterung!
Stomatitis vesicularis	Rhabdovirus, Insekten	Blasen in der Maulhöhle, an der Zunge, den Klauen und Hufen und am Euter	Vorkommen: Mittel- und Südamerika; gutartig. **Einfuhrsperre!**
Tollwut	Rhabdovirus	Scheuern und Belecken der Bißstelle, Angriffslust, heiseres Grunzen, Lähmungen	Zooanthroponose Inkubationszeit bis 200 Tage
Vesikuläre Schweinekrankheit (SVD)	verwandt mit Coxsackie-Virus des Menschen	von MKS nicht zu unterscheiden	

214 Allgemeines

Tab. 59 Anzeigepflichtige Tierseuchen

Folgende Tierseuchen sind anzeigepflichtig:

1. Afrikanische Pferdepest
2. Afrikanische Schweinepest
3. Ansteckende Blutarmut der Einhufer
3a. Ansteckende Blutarmut der Salmoniden
4. Ansteckende Schweinelähmung (Teschener Krankheit)
5. Aujeszkysche Krankheit
6. Beschälseuche der Pferde
7. Blauzungenkrankheit
8. Bösartige Faulbrut der Bienen
8a. Bovine Herpesvirus Typ 1-Infektion (alle Formen)
9. Brucelose der Rinder, Schweine, Schafe und Ziegen
10. Enzootische Leukose der Rinder
11. Geflügelpest
12. (weggefallen)
13. Infektiöse Hämatopoetische Nekrose der Salmoniden
14. (aufgehoben)
15. Lumpy-skin-Krankheit (Dermatitis nodularis)
16. Lungenseuche der Rinder
17. Maul- und Klauenseuche
18. (weggefallen)
19. Milzbrand
20. Newcastle-Krankheit
21. Pest der kleinen Wiederkäuer
21a. Pferdeenzephalomyelitis (alle Formen)
22. Pockenseuche der Schafe und Ziegen
23. Psittakose
24. Rauschbrand
25. Riftal-Fieber
26. Rinderpest

Tierseuchen

Tab. 59 Fortsetzung

Folgende Tierseuchen sind anzeigepflichtig:
27. Rotz
28. Salmonellose der Rinder
29. Schweinepest
30. (weggefallen)
31. (gestrichen)
32. Stomatitis vesicularis
33. Tollwut
34. Transmissible Spongiforme Enzephalopathie
35. Trichomonadenseuche der Rinder
36. Tuberkulose der Rinder
37. Vesikuläre Schweinekrankheit
38. Vibrionenseuche der Rinder
39. Virale Hämorrhagische Septikämie der Salmoniden

15 Einfuhr von Tieren nach Deutschland

Tierseuchenrechtliche Bestimmungen

Allgemeines

Um die Einschleppung von Seuchen zu verhindern, unterliegt der Import von Tieren in die Europäische Union einer strengen Überprüfung.
Hiervon sind nicht nur
- Klauentiere (Wiederkäuer, Kameliden und Schweine)
- Einhufer (Pferde, Esel, Maulesel, Maultiere, Zebras und Zebroide) und
- Geflügel (Hühner, Enten, Gänse, Tauben, Fasane, Laufvögel, Rebhühner, Perlhühner, Truthühner und Wachteln),

sondern auch
- Haustiere, wie Hunde, Katzen, Frettchen, Papageien und Sittiche, Hasen und Hauskaninchen

betroffen.

Da zumeist nicht nur die in diesem Buch näher beschriebenen Spezies eingeführt werden sollen, finden in diesem Kapitel auch die häufigsten anderen in Frage kommenden Tierarten Berücksichtigung.

Während sich die Tierbesitzer bei praktischen Tierärzten, den Veterinärämtern oder bei ausländischen Botschaften ausreichend Auskünfte für die Einfuhr bei Reisen in Drittländer einholen, herrscht im umgekehrten Fall hoher Informationsbedarf.

Um viele Tränen, Ärger und unnötige Verzögerungen bei der Einfuhrabfertigung nach Deutschland zu vermeiden, wird in diesem Kapitel eine kurze Einführung in die allgemeinen Importbestimmungen bzw. deren Ausnahme gegeben.

Grundsätzlich unterliegen alle Tiere bei der Einfuhr einer Untersuchung an der erstberührten Grenzkontrollstelle der Europäischen Union. Den gesetzlichen Rahmen bilden das Tierseuchengesetz bzw. die Binnenmarkttierseuchenschutz-Verordnung (BMTSS-VO).

Ausnahmen

Bei welchen Tierarten und unter welchen Bedingungen auf die Einfuhrkontrolle verzichtet werden kann, ist in § 38 der BMTSS-VO aufgeführt:

1. Im Reiseverkehr und bei der Wohnsitzverlegung
Im Reiseverkehr und bei der Wohnsitzverlegung können höchstens drei, nicht zur Abgabe an Dritte bestimmte Tiere folgender Arten mitgeführt werden

1.1. Hunde und Hauskatzen
sofern für jedes Tier nachgewiesen wird, daß es gegen Tollwut schutzgeimpft worden ist und die Impfung mindestens 30 Tage und höchstens 12 Monate vor dem Grenzübertritt durchgeführt worden ist.
Handelt es sich um eine Wiederholungsimpfung, darf die letzte Impfung höchstens 12 Monate zurückliegen.
Muttertiere können mit gesamten Wurf eingeführt werden, wenn das Muttertier in o.g. Zeitrahmen schutzgeimpft wurde und der Wurf nicht älter als 3 Monate ist.
(Achtung: Diese Bestimmung gilt auch für Hunde und Hauskatzen, die man aus Drittländern einführen möchte, die im allgemeinen als „tollwutfrei" gelten!)

1.2. Papageien und Sittiche
sofern die Tiere von einer amtstierärztlichen Gesundheitsbescheinigung begleitet sind, die nicht älter als 10 Tage ist und aus der sich ergibt, daß die Tiere gesund befunden worden sind und in ihrem Herkunftsbestand während die letzten 30 Tage vor der Ausfuhr keine auf Papageien und Sittiche übertragbaren Krankheiten zur amtlichen Kenntnis gelangt sind.

1.3. Hauskaninchen,

1.4. Vögel (ausgenommen Geflügel und Papageien und Sittiche)

1.5. Frettchen
können ohne Gesundheitszertifikate eingeführt werden.

Der Reiseverkehr oder die Wohnsitzverlegung muß gegebenenfalls durch entsprechende Dokumente (Ticket, Bording card, Schreiben des Arbeitgebers, Einwohnermeldebescheinigung etc.) nachgewiesen werden.

Eine Einfuhruntersuchung an der Grenzkontrollstelle ist des weiteren nicht erforderlich, bei
2. Tieren, die im Artistenberuf verwendet werden (ausgenommen Einhufer aus außereuropäischen Ländern und Klauentiere)
3. Pferden, die bei Ausflugsritten oder -kutschfahrten für weniger als 24 Stunden die Grenze überschreiten
4. Hunden mit einem unter Punkt 1.1 aufgeführten Impfausweis, die als
– Blindenführhunde,
– Schutzhunde der Bundeswehr und des Bundesgrenzschutzes
– Schutzhunde der Zollverwaltung und der Polizei
– Hunde im Rettungsdienst
– Schlittenhunde zum Zwecke der Teilnahme an Rennen in Begleitung einer schriftlichen Bestätigung der Teilnahme durch den Rennveranstalter eingeführt werden
5. Brieftauben, die zum Zwecke des Auflassens in Spezialtransportmitteln eingeführt werden
6. Tieren im erleichterten Grenz- und Durchgangsverkehr

Werden tierseuchenrechtlich reglementierte andere Tierarten mitgeführt oder die Tiere entsprechen nicht den o.g. Einfuhrbedingungen ist rechtzeitig eine <u>Tierseuchenrechtliche Einfuhrgenehmigung</u> beim zuständigen Ministerium der erstberührten Grenzkontrollstelle zu beantragen.

Tierschutzrechtliche Bestimmungen

Alle Tierarten, die nach Deutschland eingeführt werden, unterliegen dem Deutschen Tierschutzgesetz.

Unter welchen Voraussetzungen und Bedingungen Tiere transportiert werden dürfen, ist in der Tierschutztransportverordnung festgehalten. Diese findet vor allem im gewerblichen Handel Anwendung.

Der nicht gewerbliche Transport von Heimtieren, die von einer natürlichen Person begleitet werden ist ausgenommen, wenn dieser nicht unter tierschutzwidrigen Umständen erfolgt.

Achtung: Tierschutzwidrig ist z. B. auch die Beförderung von Hunde- und Katzenwelpen unter 8 Wochen, ohne das Muttertier!

Artenschutzrechtliche Bestimmungen

Einige Tierarten unterliegen besonderen Verboten des Washingtoner Artenschutzabkommens und dürfen nur mit entsprechenden Cites-Papieren und artenschutzrechtlichen Export- bzw. Importgenehmigungen eingeführt werden. Auskünfte erteilt das

Bundesamt für Naturschutz
Konstantinstr. 110
53179 Bonn
Telefon (02 28) 84 91-0, Fax (02 28) 84 91-2 00

16 Adressenliste

(z. B. Kollegen, Überweisungsklinik, Blutspendertiere, Veterinäramt, Giftzentrale usw.)
Bitte individuell anlegen:

Adressenliste

B. Hund und Katze

1 Anatomie und Zugänge

Anatomie des Hundes

Lymphknoten (Schautafel 1) 225
Skelett (Schautafel 2) 226
Bauchorgane rechts (Schautafel 3) 228
Bauchorgane links (Schautafel 4) 228

Anatomie der Katze

Lymphknoten (Schautafel 5) 229
Skelett (Schautafel 6) 230
Bauchorgane rechts (Schautafel 7) 232
Bauchorgane links (Schautafel 8) 233

1.2 Zugänge bei Hund und Katze 234
1.2.1 Intravenöse Injektion (i. v.) 234
1.2.2 Intramuskuläre Injektion (i. m.) 235
1.2.3 Subkutane Injektion (s. c.) 235
1.2.4 Gelenkinjektionsstellen (Hund) 236
1.2.5 Punktionsstellen...................................... 237

Anatomie des Hundes

Lymphknoten

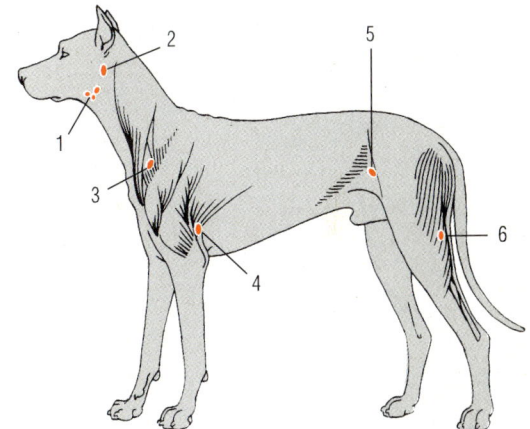

Schautafel 1   Lymphknoten beim Hund

tastbar:
1. Lnn. mandibulares
   (1–5,5 cm, kaudolateral des Processus angularis)
2. Ln. parotideus
   (1–2,5 cm, am Unterkieferrand, hinterer Abschnitt von Parotis verdeckt)
3. Lnn. cervicales superficiales
   (zwei, oval, platt, bis 7,5 cm, kranial des M. supraspinatus)
4. Ln. axillaris proprius
   (0,3–0,5 cm, bei vorgeführter Gliedmaße, über 1. oder 2. ICR)
5. Lnn. inguinales superficiales
   (♀: 1–2 cm, dorsolateral des Gesäuges, ♂: 0,5–6,8 cm, dorsolateraler Penisrand)
6. Ln. popliteus superficialis
   (bis 5 cm, in Kniekehle)

Skelett

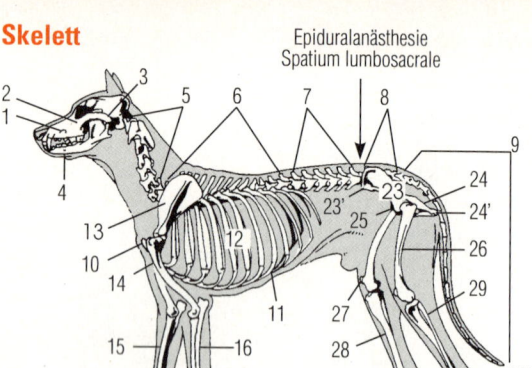

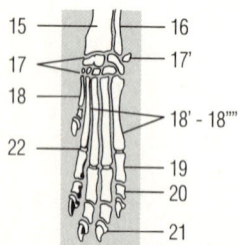

Schautafel 2 Skelett des Hundes
1 Foramen infraorbitale
2 Jochbogen
3 Kiefergelenk
4 Foramina mentalia
5 Vertebrae cervicales (7)
   1. Halswirbel – Atlas
   2. Halswirbel – Axis

6	Vertebrae thoracicae (13)
7	Vertebrae lumbales (7)
8	Os sacrum (3)
9	Vertebrae caudales (20–23)
10	Sternum
11	Arcus costalis
12	Costae (13)
	9 sternale
	4 asternale
13	Scapula
14	Humerus
15	Radius
16	Ulna
17	Ossa carpi
17'	Os carpi accessorium (Erbsenbein)
18	Os metacarpale primum
18'	Os metacarpale secundum
18''	Os metacarpale tertium
18'''	Os metacarpale quartum
18''''	Os metacarpale quintum
19	Phalanx proximalis der 5. Zehe
20	Phalanx media der 5. Zehe
21	Phalanx distalis (Krallenbein) der 5. Zehe
22	Ossa sesamoidea proximalia am Zehengrundgelenk
23	Os ileum
23'	Tuber coxae
24	Os ischii
24'	Tuber ischiadicum
25	Os pubis
26	Femur
27	Patella
28	Tibia
29	Fibula
30	Ossa tarsi
30'	Talus
30''	Calcaneus

Anatomie und Zugänge

Bauchorgane rechts

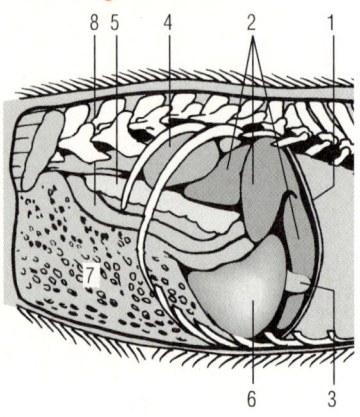

Schautafel 3 Bauchorgane rechts beim Hund (leerer Magen)
1 Zwerchfell
2 Leber
3 Gallenblase
4 rechte Niere
5 Pankreas
6 Magen
7 großes Netz
  (umhüllt Jejunumschlingen)
8 Duodenum
  (Pars descendens)

Bauchorgane links

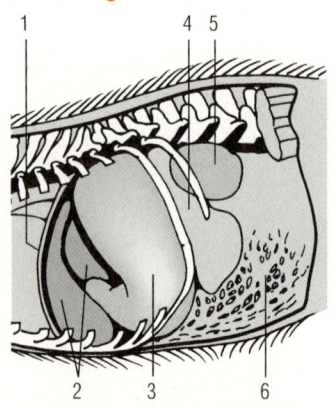

Schautafel 4 Bauchorgane links beim Hund (voller Magen)
1 Zwerchfell
2 Leber
3 Magen
4 Milz
5 linke Niere
6 großes Netz
  (umhüllt Jejunumschlingen)

228 Anatomie und Zugänge

Anatomie der Katze

Lymphknoten

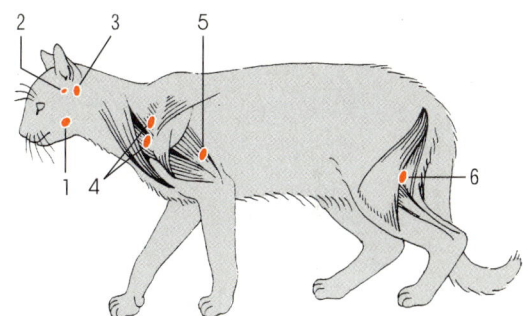

Schautafel 5   Lymphknoten bei der Katze
tastbar:
1 Lnn. mandibulares und mandibulares accessorii
   (medial und lateral der V. facialis)
2 Ln. parotideus
   (0,1–0,8 cm, am Unterkieferrand, vorderer Rand der Ohrspeicheldrüse)
3 Lnn. retropharyngei laterales
   (3–4, keulenförmig, hinter Ohrspeicheldrüse)
4 Ln. cervicalis superficialis dorsalis
   (1–3, bis 3 cm, unter M. trapezius und omotransversarius)
5 Ln. axillaris proprius
   (bei vorgeführter Gliedmaße, platt, ellipsenförmig, bis 2 cm)
6 Ln. popliteus superficialis
   (bis 1,2 cm, in Kniekehle)

Skelett

Epiduralanästhesie
Spatium lumbosacrale

Schautafel 6   Skelett bei der Katze
(siehe auch Schautafel 2, Seite 226)
1   Foramen infraorbitale
2   Jochbogen
3   Kiefergelenk
4   Foramen mentale
5   Vertebrae cervicales (7)
    1. Halswirbel – Atlas
    2. Halswirbel – Axis

230 **Anatomie und Zugänge**

6	Vertebrae thoracicae (13)
7	Vertebrae lumbales (7)
8	Os sacrum (3)
9	Vertebrae caudales (20–23)
10	Sternum
11	Arcus costalis
12	Costae (13)
	9 sternale
	4 asternale
13	Scapula
14	Humerus
15	Radius
16	Ulna
17	Ossa carpi
17'	Os carpi accessorium (Erbsenbein)
18	Os metacarpale primum
18'	Os metacarpale secundum
18''	Os metacarpale tertium
18'''	Os metacarpale quartum
18''''	Os metacarpale quintum
19	Phalanx proximalis der 5. Zehe
20	Phalanx media der 5. Zehe
21	Phalanx distalis (Krallenbein) der 5. Zehe
22	Ossa sesamoidea proximalia am Zehengrundgelenk
23	Os ileum
23'	Tuber coxae
24	Os ischii
24'	Tuber ischiadicum
25	Os pubis
26	Femur
27	Patella
28	Tibia
29	Fibula
30	Ossa tarsi
30'	Talus
30''	Calcaneus

Bauchorgane rechts

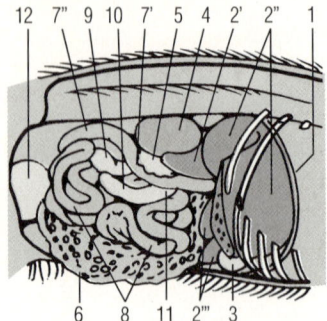

Schautafel 7 Bauchorgane rechts beim Kater
1 Zwerchfell
2 Leber
2' Processus caudatus
2" Lobus dexter lateralis und medialis
2''' Lobus quadratus und sinister medialis
3 Gallenblase
4 rechte Niere
5 Pankreas
6 großes Netz (Omentum majus)
7 Duodenum
7' Pars descendens
7" Flexura caudalis
8 Jejunum
9 Ileum
10 Caecum
11 Colon ascendens
12 Harnblase

Bauchorgane links

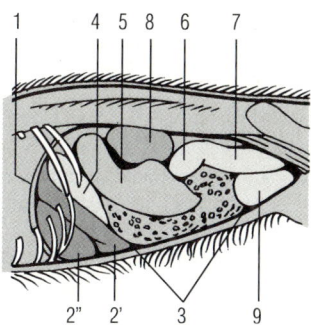

Schautafel 8 Bauchorgane links beim Kater
1 Zwerchfell
2 Leber
2' Lobus sinister lateralis
2'' Lobus sinister medialis
3 großes Netz (umhüllt Jejunumschlingen)
4 Magen
5 Milz
6 Colon transversum
7 Colon descendens
8 linke Niere
9 Harnblase

1.2 Zugänge bei Hund und Katze

1.2.1 Intravenöse Injektion (i.v.)

Durchführung:
- Es ist wichtig, das Tier sicher zu fixieren. Zum besseren Auffinden der Vene ist es möglich, die Haare mit der Schermaschine (cave: Geräusch → Schreckreaktion) oder einem Rasiermesser zu entfernen – häufig genügt jedoch das Anfeuchten mit einem Desinfektionsmittel (Kodan®, Desderman® u.a)
- Venenstau mittels Daumen oder Zeigefinger durch die Person, die das Tier festhält, oder mittels Gummischlauch (z. B. mit sog. Schnellstauer).
- Die Kanüle eventuell etwas anbiegen, um das Einstechen zu erleichtern.
- Reinigung und Desinfektion der Injektionsstelle; die Vene mit Daumen und Zeigefinger fixieren, so daß die Haut über der Injektionsstelle leicht gespannt ist.
- Nach dem Einstich wird die Kanüle ca. 2 cm in das Venenlumen vorgeschoben.
- Bei paravenöser Injektion von Medikamenten, die subkutane Nekrosen hervorrufen können, erfolgt eine sofortige Nachinjektion von Hyaluronidase (Kinetin®) und physiologischer Kochsalzlösung.

Einstich:
- **V. cephalica antebrachii**

Die V. cephalica antebrachii entspringt beim Hund aus der V. jugularis ext., bei der Katze aus der V. cervicalis superficialis und setzt sich im Unterarmbereich medial des M. extensor carpi radialis in subkutaner Lage nach distal fort. Der Einstich erfolgt am stehenden, sitzenden oder liegenden Hund (Seiten- oder Brustlage), während die Katze ausschließlich in Brustlage fixiert werden sollte.

- **V. saphena lat.**

Die V. saphena lat. ist beim Fleischfresser die Fortsetzung der V. caudalis femoris und befindet sich kaudal des M. gastrocnemius in subkutaner

Lage. Der Einstich erfolgt am liegenden Hund (Seitenlage) im distalen Drittel des Unterschenkels.

- **V. sublingualis**

Nur am narkotisierten Tier oder bei Schockpatienten, wenn andere Venen nicht auffindbar sind (Venen kollabiert). Der Einstich erfolgt in die laterale Unterfläche der Zunge, nachdem man diese vorsichtig aus der Mundhöhle herausgezogen hat.

- **V. jugularis ext.**

Die V. jugularis ext. ist die Hauptvene des Halses (Teilungsast der V. brachiocephalica) und verläuft in der Drosselrinne. Sie eignet sich besonders zur Entnahme von größeren Blutvolumina (z. B. Blutkonserve). Der Einstich findet am sitzenden oder liegenden Hund (Seitenlage) statt, bei der Katze vorzugsweise in Brust- oder Seitenlage.

1.2.2 Intramuskuläre Injektion (i.m.)

Einstich: lateral in die Mitte der Oberschenkelmuskulatur (M. semitendinosus, M. biceps femoris)
Cave: Die Injektion kann bei kleinen Tieren für den N. ischiadicus gefährlich werden. Falls der Muskelbauch sehr dünn ist, ist eine Injektion in den M. quadriceps an der dorsalen Oberschenkelfläche möglich.

1.2.3 Subkutane Injektion (s.c.)

Einstich: in den lateralen Hals- oder Brustbereich
Reizende Medikamente mit etwas physiologischer Kochsalzlösung verdünnen.
Cave bei Pudeln: Nach Injektion von Depot-Glukokortikoiden ist ein Ausfall bzw. Ergrauen der Haare an der Injektionsstelle möglich. Gleiches ist bei allen Hunden zu erwarten, wenn man kristalloide Hormone s.c. injiziert und die Aufziehkanüle nicht zugunsten einer neuen Kanüle ersetzt.

Anatomie und Zugänge

1.2.4 Gelenkinjektionsstellen (Hund)

Merke: Streng steriles Vorgehen (Rasur, Reinigung, Desinfektion)
Vordergliedmaße

- **Schultergelenk (Art. humeri)**

Hund in Seitenlage mit entsprechendem Gelenk nach oben, der Oberarm sollte leicht angewinkelt werden.

Einstich: Einige Millimeter kranial und distal des Akromion, direkt kaudal und proximal des Tuberculum majus humeri.

- **Ellbogengelenk (Art. cubiti)**

Hund in Seitenlage mit entsprechendem Gelenk nach oben, Gliedmaße im Ellbogengelenk abbeugen. Die Injektion erfolgt in der Regel von kraniolateral.

Einstich: Einige Millimeter distal des Capitulum humeri am lateralen Rand des M. extensor carpi radialis.

- **Vorderfußwurzelgelenk (Art. carpi)**

Hund in Seiten- oder Brustlage, Gelenk abbeugen, damit sich die Gelenkspalten besser öffnen.

Merke: Die Gelenksäcke der mittleren und distalen Gelenkspalte sind miteinander verbunden.

Art. antebrachiocarpea: Einstich an der lateralen Seite der Sehne des M. extensor carpi radialis ca. 4 mm distal des Gelenkrandes vom Radius.

Art. mediocarpea: Einstich an der lateralen Seite der Sehne des M. extensor carpi radialis ca. 3 mm distal des Os carpi intermedioradiale.

Hintergliedmaße

- **Hüftgelenk (Art. coxae)**

Hund in Seitenlage mit entsprechendem Gelenk nach oben.

Einstich am kraniodorsalen Rand des Trochanter major.

- **Kniegelenk (Art. genus)**

Hund in Seitenlage mit entsprechendem Gelenk nach unten, dieses dabei abbeugen.

Einstich: von kraniomedial seitlich unter das Lig. patellae

- **Sprunggelenk (Art. tarsi)**

Hund in Seitenlage mit entsprechendem Gelenk nach oben – Tarsalgelenk strecken!

<u>Einstich:</u> von proximodorsal nach distoplantar, dorsal der tastbaren Sehne des M. fibularis longus.

1.2.5 Punktionsstellen

Tip: Generell ist vor dem Einstich die Haut etwas zu verschieben, damit sie nach beendeter Punktion die Stichöffnung verschließt.

- **intrathorakal (intrapleural)**

auf der rechten oder linken Thoraxseite im 6./7. Interkostalraum (= ICR), im unteren Thoraxdrittel

- **intrakardial**

linke Thoraxseite im 4. ICR in Höhe des palpierbaren Herzstoßes

- **intraabdominal (intraperitoneal)**

Harnblase entleeren; anschließend in der Medianlinie 1–3 cm kaudal des Nabels

- **intrathekal (i. d. R. subokzipital)**

Abbiegen des Kopfes; medianer Einstich zwischen tastbarem Hinterhauptstachel und Atlasflügeln. Diese Punktion dient der Gewinnung von Liquor, z. B. zur Differentialdiagnose bei Meningitiden.

2 Zahnaltersbestimmung

Um auf die Frage „Wie alt isser denn?" antworten zu können, ist ein Blick auf die Zähne oft eine wertvolle Hilfe; des weiteren sind die Augen, das Fell und der gesamte Habitus zu beurteilen.

Zahnaltersbestimmung beim Hund

> ■ **Zahnformel Milchgebiß:**
> $$\frac{3\ Id\ \ 1\ Cd\ \ 3\ Pd}{3\ Id\ \ 1\ Cd\ \ 3\ Pd} = 28$$

■ Aussehen des Milchgebisses:
- klein
- scharfe Spitzen
- mit zunehmendem Alter weichen die Zähne auseinander

> ■ **Zahnformel Ersatzgebiß:**
> $$\frac{3\ I\ \ 1\ C\ \ 4\ P\ \ 2\ M}{3\ I\ \ 1\ C\ \ 4\ P\ \ 3\ M} = 42$$

■ Aussehen des Ersatzgebisses:
Schneidezähne:
- deutlicher Hals und Krone
- OK I 1 und I 2: dreilappig
     I 3: spitz-kegelf.
- UK I 1, I 2 und I 3: zweilappig

■ Durchbruch und Wechsel der Zähne

Durchbruch der Milchschneidezähne:	3–4 Wochen
Vollständiges Milchgebiß:	6 Wochen
Wechsel der Milchschneidezähne:	4–5 Monate
Wechsel der Milchhakenzähne:	5–6 Monate
Abrieb der Lappen der Ersatzschneidezähne:	
Unterkiefer – I 1	$1 – 1\frac{1}{2}$ Jahre
– I 2	$2\frac{1}{2}$ Jahre
– I 3	5 Jahre
Oberkiefer – I 1	$3\frac{1}{2}$ Jahre
– I 2	$4\frac{1}{2}$ Jahre
– I 3	6 Jahre
Runder bis querovaler Schneidezahnquerschnitt:	6–10 Jahre

Zahnaltersbestimmung bei der Katze

■ Zahnformel Milchzähne:

$$\frac{3\ \text{Id}\ \ 1\ \text{Cd}\ \ 3\ \text{Pd}}{3\ \text{Id}\ \ 1\ \text{Cd}\ \ 2\ \text{Pd}} = \mathbf{26}\ \text{Zähne}$$

■ Zahnformel Ersatzgebiß:

$$\frac{3\ \text{I}\ \ 1\ \text{C}\ \ 3\ \text{P}\ \ 1\ \text{M}}{3\ \text{I}\ \ 1\ \text{C}\ \ 2\ \text{P}\ \ 1\ \text{M}} = \mathbf{30}\ \text{Zähne}$$

■ **Durchbruch und Wechsel der Zähne**

Durchbruch der Milchschneidezähne:	4–5 Wochen
Vollständiges Milchgebiß:	8 Wochen
Zahnwechselbeginn:	$3^1/_2$ Monate
Vollständiges Dauergebiß (umfaßt auch Hochwachsen der Zähne):	7 Monate

3 Physiologische Standardwerte

> ■ **Atmung**
> Hund: 15–30 Atemzüge/min
> Katze: 20–40 Atemzüge/min

Hund und Katze haben eine sog. **kostoabdominale** Atmung mit physiologischem Schwerpunkt in Richtung kostaler Atmungstyp – bei Schmerzhaftigkeit erfolgt automatisch eine Verlagerung der Atmung in den anderen Bereich.
So muß bei einer **pathologisch kostalen** Atmung stets an schmerzhafte (z. B. Peritonitis) oder raumfordernde Prozesse (z. B. Aszites, Magenüberfüllung, Tumoren) im Abdomen gedacht werden, während bei einem **pathologisch abdominalen** Typ die Veränderungen im Thoraxbereich zu finden sind (z. B. raumfordernde Prozesse, Pleuritis, Rippenbrüche).
Eine sog. **paradoxe** Atmung liegt vor, wenn bei der Inspiration die Thoraxwand eingezogen und bei der Exspiration angehoben wird, wie dies z. B. bei multiplen Rippenbrüchen oder einer zu tiefen Narkose der Fall ist. Auch Atemfrequenz, -rhythmus und die Qualität der Atmung sind zu beachten. (Siehe auch Kap. D. 3: Rind)

> ■ **Temperatur** (rektal gemessen)
> Hund: 37,5–39,0 (Welpe bis 39,5) °C
> Katze: 38,0–39,3 (Welpe bis 39,5) °C

Die Körperinnentemperatur liegt im Vergleich zum Pferd etwas höher; in der Praxis muß man stets daran denken, daß sowohl junge als auch aufgeregte Tiere (Wartezimmer!) eine erhöhte Körperinnentemperatur aufweisen, ohne gleich krank zu sein. Bei sehr nervösen Tieren empfiehlt es sich daher, den Besitzer die Temperatur zu Hause nachmessen zu lassen.

> ■ **Puls**
> Hund je nach Rasse und Größe: 80–120 Schläge/min
> Katze: 80–140 Schläge/min

An der Innenseite der Hintergliedmaße kann die A. femoralis in dem flachen und breiten Schenkelkanal durch die Haut getastet und somit der Puls gefühlt werden. Am besten ist es, die Pulsschläge 15 Sekunden lang auszuzählen und dann mit 4 zu multiplizieren (= **Pulsfrequenz** in Schlägen pro Minute). Des weiteren ist auf Stärke (Intensität), Rhythmus (Regelmäßigkeit), Qualität der Pulsschläge und Füllungszustand der Arterie zu achten.

Physiologisch erhöht:
– abends
– aufgeregte oder trächtige Tiere
– kleine Rassen oder junge Tiere

Pathologisch erhöht:
– Entzündungsvorgänge, Schmerzen, Traumen
– Gehirn- oder Gefäßerkrankungen
– Vergiftung, Atropingabe

Physiologisch erniedrigt:
– trainierte Tiere (z. B. Rennhunde)

Pathologisch erniedrigt:
– kardiale oder zentrale Bradykardie
– Alkaloidvergiftung

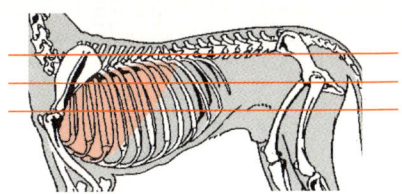

Abb. 23a Lungengrenzen des Hundes

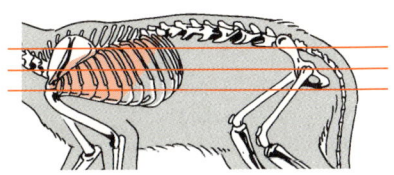

Abb. 23b Lungengrenzen der Katze

> ■ **Lungengrenzen** (siehe auch Abb. 23a, b)
> Eine **Perkussion** der Lunge ist in 3 Ebenen möglich;
> 1. Ebene Hüfthöcker, sog. Hüfthöckerlinie (dorsal), kaudal 11. Rippe
> 2. Ebene Buggelenk, sog. Buggelenkslinie (ventral), kaudal 7. Rippe
> 3. Ebene zwischen Hüfthöcker und Buggelenk, sog. Mittellinie, kaudal 9. Rippe

Hund und Katze haben insgesamt 13 Rippen (Grenze 11.–9.–7. Rippe); die Lungenperkussion spielt im Gegensatz zu den Großtieren nur eine untergeordnete Rolle. Der physiologische Schall ist hell und laut, während bei kleineren Tieren häufig tympanische Beiklänge aus der Bauchhöhle zu hören sind.

> ■ **Puncta maxima der Herzgeräusche**
> (ICR = Interkostalraum)
> Pulmonalklappen: 3. ICR, links
> Aortenklappe: 4. ICR, links
> Mitralklappe: 5. ICR, links
> Trikuspidalklappe: 4. ICR, rechts auf Höhe der Rippenfuge

Bei der Untersuchung des Herzens durch Auskultation ist es sinnvoll, sich das Wörtchen **„FIRAN"** einzuprägen, um auf folgende Parameter zu achten:
Frequenz (Schläge pro Minute)
Intensität (Stärke der Herztöne)
Rhythmus (Regelmäßigkeit)
Abgesetztheit
Nebengeräusche (z. B. endo- oder exokardiale Geräusche, fortgeleitete Fremdgeräusche)

4 Laborwerte

Tab. 60 Die wichtigsten Labordaten des Hundes

Parameter	Wert	Einheit
Erythrozyten	5,5–8,5	Mio/µl
Hämoglobin (Hb)	15–19	g/100 ml
Hämatokrit (Hk)	44–50	%
Thrombozyten	200–500	Tausend/µl
Leukozyten	6–12	Tausend/µl
Harnstoff	20–50	mg/100ml
Kreatinin	bis 1,6	mg/100ml
Gesamteiweiß	6,0–7,5	g/100ml
Bilirubin	bis 0,2	mg/100ml
Blutzucker	60–90	mg/100ml
Natrium (Na)	140–155	mmol/l = mval/l
Kalium (K)	3,5–5,1	mmol/l = mval/l
Kalzium (Ca)	2,0–3,0	mmol/l (mval/l)
Chlorid (Cl)	95–120	mmol/l = mval/l
Magnesium (Mg)	0,6–1,3 (1,2–2,6)	mmol/l (mval/l)
Phosphor (P)	2,0–5,0	mg/100ml
Alk. Phosphatase (AP)	bis 190 (Welpe bis 500)	U/l
GOT	bis 40	U/l
GPT	bis 50	U/l
LDH	bis 100	U/l
CK	bis 80	U/l
Prothrombinzeit (Quick-Test)	8–12	s
Blutsenkung (BKS)	20–40	mm/30 min (Westergren schräg)

Tab. 61 Differentialblutbild beim Hund

Parameter		Wert in %
Granulozyten	neutrophil, stabkernig	0–4
	neutrophil, segmentkernig	60–80
	eosinophil	0–5
	basophil	0–1
Lymphozyten		12–30
Monozyten		0–5

Tab. 62 Die wichtigsten Labordaten der Katze

Parameter	Wert	Einheit
Erythrozyten	5,0–10,0	Mio/µl
Hämoglobin (Hb)	8,0–17,0	g/100 ml
Hämatokrit (Hk)	25–45	%
Thrombozyten	180–400	Tausend/µl
Leukozyten	6–12	Tausend/µl
Harnstoff	20–70	mg/100ml
Kreatinin	bis 1,6	mg/100ml
Gesamteiweiß	5,5–7,5	g/100ml
Bilirubin	bis 0,2	mg/100ml
Blutzucker	55–130	mg/100ml
Natrium (Na)	145–165	mmol/l = mval/l
Kalium (K)	3,0–5,0	mmol/l = mval/l
Kalzium (Ca)	2,0–3,0	mmol/l (mval/l)
Chlorid (Cl)	110–130	mmol/l = mval/l
Magnesium (Mg)	0,6–1,3 (1,2–2,6)	mmol/l (mval/l)
Phosphor (P)	2,5–5,0	mg/100ml
Alk. Phosphatase (AP)	bis 70 (Welpe bis 500)	U/l
GOT	bis 40	U/l
GPT	bis 50	U/l

Tab. 62 Fortsetzung

Parameter	Wert	Einheit
LDH	bis 70	U/l
CK	bis 80	U/l
Prothrombinzeit (Quick-Test)	8–12	s
Blutsenkung (BKS)	20–40	mm/30 min (Westergren schräg)

Tab. 63 Differentialblutbild der Katze

Parameter		Wert in %
Granulozyten	neutrophil, stabkernig	0–4
	neutrophil, segmentkernig	50–70
	eosinophil	0–6
	basophil	0–1
Lymphozyten		20–40
Monozyten		0–4

Laborwerte

5 Impfschemata

Bei Vertretungen fiel uns auf, daß fast jede Praxis anderen Impfmodi folgt; dies führt nicht gerade zur Transparenz für den leidgeprüften Berufsanfänger. Nachstehende Schemata sind als bewährte Orientierung anzusehen. Bei Hund und Katze ist es sehr praktikabel, daß man nach der Grundimpfung im jährlichen Rhythmus impft.

Impfungen

Tab. 64 Vorschlag für Impfmodus Hund

Zu verhindernde Krankheit	6. Woche	9. Woche	12. Woche	Wdh.-Impfung (Jahre)
Hepatitis (HCC) – Adenovirus		1. Impfg.	2. Impfg.	2
Leptospirose (L) – Leptospira spp.		1. Impfg.	2. Impfg.	1
Parvovirose (P) – Parvovirus	1. Impfg.		2. Impfg.	1
Staupe (S) – Paramyxovirus (Morbilli)		1. Impfg.	2. Impfg.	2
Tollwut (T)[2] – Lyssavirus (Rhabdo)			1. Impfg.	1
Zwingerhusten (PA)[1] – viral: Influenza, Parainfl., Adeno, Herpes	1. Impfg.		2. Impfg.	1

Tab. 64 Fortsetzung

– bakt.: Bordetellen, Strept., Staphyl., Pasteurellen

[1] = Zwingerhusten verbreitet sich zunehmend, so daß <u>nicht nur</u> Züchtern eine solche Impfung empfohlen werden kann. Mittlerweile verlangen auch viele Hundepensionen diese Impfung als Aufnahmevoraussetzung.
Den Zwingerhustenimpfstoff gibt es zusammen mit der 5fach-Kombination als 6fach-Impfung. Als Einzelimpfstoff ist er nur noch in Form einer intravasal zu applizierenden Vakzine erhältlich.
[2] = In der Schweiz ist die Kombination des Tollwutimpfstoffes mit anderen Impfstoffen verboten.

Tab. 65 Vorschlag für Impfmodus Katze

Zu verhindernde Krankheit	9. Woche	12. Woche	Wdh.-Impfung (Jahre)
Katzenschnupfen (HC) – Calici-, Herpes-, Reo-Viren, Chlamydien, Mykoplasmen	1. Impfg.	2. Impfg.	1
Katzenseuche (P) – Parvovirus	1. Impfg.	2. Impfg.	1–2
Leukose (L)[1] – felines Leukosevirus (Varianten)	1. Impfg.	2. Impfg.	1
Tollwut (T)[2] – Lyssa (Rhabdovirus)		1. Impfg.	1

[1] = Die Leukoseimpfung sollte stets erst nach einem negativen Leukoseantikörpertest durchgeführt werden. Den Test gibt es zusammen mit dem Impfstoff zu erwerben.
[2] = In der Schweiz ist die Kombination des Tollwutimpfstoffes mit anderen Impfstoffen verboten.

Es sei auch der FIP-Impfstoff erwähnt, der intranasal appliziert wird. Die Wirksamkeit ist noch umstritten.

Ein weiterer, neu auf dem Markt gekommener Impfstoff – der noch recht teuer ist – kann bei Groß- und Kleintieren gegen Pilzinfektionen eingesetzt werden. Die Wiederholungsimpfung erfolgt nach 14 Tagen, dann 1× jährlich.

6 Entwurmungsschemata

Siehe auch Kap. A. 7: Labor
Kap. A. 13: Zoonosen

Viele Hunde und Katzen haben Würmer, wobei eine Vielzahl verschiedener Wurmarten zu unterscheiden ist. Zu den wichtigsten gehören die Spul-, Haken- und Peitschenwürmer, deren Eier im Kot mittels Flotationsverfahren nachgewiesen werden können, während für die Zwergfadenwürmer das sog. Anreicherungsverfahren notwendig ist. Einerseits stellen diese Parasiten (Tab. 66) eine direkte Gesundheitsschädigung für unsere Haustiere dar, andererseits kann auch der Mensch infiziert werden (Zoonosen). So ist es z. B. möglich, daß beim Menschen der Hundespulwurm Toxocara canis zu Augen- oder Hirnschäden führt, Hakenwürmer können die Haut durchdringen und eine „creeping eruption" verursachen, während Finnen von bestimmten Bandwürmern (Echinococcus spp.) hydatide Zysten bilden, die für den Menschen tödlich sein können. Eine Wurminfektion vollständig zu verhindern ist aufgrund der vielen Infektionswege (über Artgenossen, Boden, Wasser, Fleisch, Flöhe etc.) praktisch nicht möglich, doch sollte jeder gewissenhafte Hunde- und Katzenbesitzer an eine regelmäßige (mind. 2× im Jahr) Entwurmung seiner Lieblinge denken und diese auch durchführen. Weisen Sie Ihre Klientel mit Nachdruck darauf hin. Viele junge Hunde und Katzen sind während der intrauterinen Phase bereits über das Muttertier infiziert. Eine nicht unerhebliche Rolle spielt auch das Auftreten von Kokzidien bei Welpen, die aus dem Ausland kommen oder über Versand erhältlich sind. Die sog. Herzwurmerkrankung (Dirofilariose) beim Hund ist bisher in unseren Breiten relativ unbekannt; da jedoch immer mehr Tiere auf der Urlaubsreise in endemische Gebiete mitgenommen werden (z. B. Amerika, Australien, China, Japan, Türkei, Kanarische und Pazifische Inseln), ist mit einer Ausbreitung der Dirofilariose auch in Europa zu rechnen.

Tab. 66 In unseren Breitengraden vorkommende Wurmerkrankungen bei Hund und Katze

Genus	Lokalisation
Nematoden	
Aelurostrongylus abstrusus – Lungenwurm	Lunge (bes. Katze)
Ancylostoma caninum/tubaeforme – Hakenwurm	Dünndarm
Capillaria aerophila C. feliscati, plica C. putorii – Haarwürmer	Atemwege Harntrakt, Blase Magen, Darm
Dirofilaria immitis – Herzwurm	Blutgefäßsystem
Spirocerca lupi	Magen, Speiseröhre
Strongyloides stercoralis – Zwergfadenwurm	Dünndarm
Toxascaris leonina – Spulwurm	Dünndarm
Toxocara canis/cati – Spulwurm	Dünndarm
Trichuris vulpis – Peitschenwurm	Zäkum, Kolon
Uncinaria stenocephala – Hakenwurm	Dünndarm
Zestoden	
Dipylidium caninum	Dünndarm
Echinococcus granulosus, multilocularis	Dünndarm

Tab. 66 Fortsetzung

Genus	Lokalisation
Hydatigera taeniaeformis	Dünndarm
Taenia multiceps, serialis	Dünndarm
Taenia hydatigena, pisiformis	Dünndarm
Trematoden	
Mesostephanus sp.	Dünndarm
Protozoen	
Cryptosporidium	Verdauungstrakt
Giardia canis, cati	Verdauungstrakt
Cystisospora canis, felis, rivolta	Verdauungstrakt
Sarcocystis spp.	Verdauungstrakt
Toxoplasma gondii	intrazellulär (nicht Erys)

Entwurmungsschema
Neugeborene und adulte Hunde und Katzen:
- Beginn: in der 2. Lebenswoche (da nun die vom Muttertier übertragenen Wurmlarven herangewachsen sind); dann in 14tägigem Abstand bis zur 10. Lebenswoche (da ständige Aufnahme von Wurmlarven über die Muttermilch).

Zukünftig vor der Impfung (einige Tage vorher, damit der Patient besser auf die Impfung reagieren kann) und routinemäßig im $^1/_4$jährlichen, spätestens $^1/_2$jährlichen Abstand.

Muttertier:
- Routinemäßig im $^1/_4$jährlichen Abstand
- Letzte Behandlung 10 Tage vor dem Wurf
- 10 Tage nach dem Wurf

Entwurmungsschemata

- Bei Protozoenbefall, d. h. koproskopisch nachgewiesen:

Entwurmungsmittel haben keine Wirkung, hier erfolgt je nach Erreger eine Behandlung, z. B. mit Metronidazol (Giardia), Trimethoprim mit Sulfonamid (kokzidiostatische Wirkung), Spiramycin (kokzidiozide Wirkung).

Tip: Weisen Sie den Besitzer auf koproskopische Untersuchungen hin. Erfahrungsgemäß nimmt er das Angebot gerne an.

7 Gynäkologie

Hund
7.1 Sexualzyklus 256
7.1.1 Fortpflanzungsparameter 256
7.1.2 Endokrinologie 257
7.1.3 Hormoneinsatz zur Beeinflussung des Sexualzyklus 258
7.1.4 Vaginalzytologie 260
7.1.5 Künstliche Befruchtung (KB) 261
7.2 Gravidität 262
7.2.1 Diagnostik (Auswahl) 262
7.2.2 Geburtsphysiologie 263

Katze
7.3 Sexualzyklus 264
7.3.1 Fortpflanzungsparameter 264
7.3.2 Endokrinologie 266
7.3.3 Hormoneinsatz zur Beeinflussung des Sexualzyklus 266
7.3.4 Vaginalzytologie 267
7.3.5 Künstliche Befruchtung (KB) 267
7.4 Gravidität 267
7.4.1 Diagnostik (Auswahl) 267
7.4.2 Geburtsphysiologie 268

Hund

7.1 Sexualzyklus

7.1.1 Fortpflanzungsparameter

Tab. 67 Die wesentlichen Fortpflanzungsparameter bei der Hündin

Geschlechtsreife	7–10 Monate
Zuchtreife	18–24 Monate
Paarungszeit	Frühjahr und Herbst; bei sog. Nordlandhunden und Basenji nur einmal jährlich
Brunsthäufigkeit	monöstrisch bedingt saisonal
Zykluseinteilung, Zyklusdauer	Proöstrus: 9 Tage Östrus: 6–12 Tage Metöstrus: 60–130 Tage Anöstrus: unterschiedlich je nach Rasse (ca. 90 Tage)
Brunstdauer	6–21 Tage
Ovulationstermin	im mittleren Drittel des Östrus
Trächtigkeitsdauer	63 Tage
Geburtenfrequenz/Jahr	2
Laktationsdauer	6 Wochen
Anatomische Besonderheiten	■ Uterus bicornis mit langen Uterushörnern ■ Mesosalpinx bildet fetthaltige Bursa ovarica, die die Ovarien vollständig einhüllt ■ Ovarien hängen kaudal der Niere am Mesovarium, weitere Befestigung durch kran. Keimdrüsenband und Lig. ovarii proprium

7.1.2 Endokrinologie
(siehe auch Abb. 24)

Hier soll auf die wichtigsten Besonderheiten beim Hund eingegangen werden. Der Proöstrus (Vorbereitungsstadium) beginnt mit einer Vulvaschwellung und einer schleimig-blutigen Sekretionsphase. Der anschließende Östrus (Ovulationsstadium) ist durch ein gelblich-klares Sekret und die sog. Rüdenduldungszeit gekennzeichnet. Zwischen dem 9. und 12. Tag der Läufigkeit (letzte 2 Tage des Proöstrus und erste 4 Tage des Östrus) kommt es zur Ovulation, wobei der hohe und steile LH-Peak **vor** der Ovulation stattfindet. Der günstigste Bedeckungstermin liegt im allgemeinen zwischen dem 2. und 4. Tag des Duldungsbeginns. Bei Nichtbedeckung führt die Progesteronproduktion der Corpora lutea zu Umbauvorgängen am Endometrium und zu Proliferationsvorgängen an der Milchdrüse, auch Pseudogravidität genannt. Im Gegensatz zu Pferd und Rind besteht das Progesteronprofil ca. 60 Tage. Der Aufbau der Progesteronkurve ist bei graviden und ingraviden Hunden **gleich,** so daß der

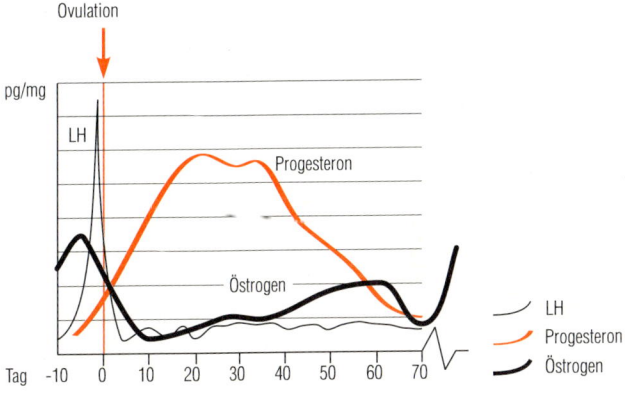

Abb. 24 Hormonprofil der Hündin

Progesterontest zur Graviditätsdiagnostik nicht angewendet werden kann. Im <u>Anöstrus</u> (brunstloses Stadium) kommt es zur Rückbildung der Corpora lutea und einem ansteigenden Östrogenspiegel für den nächsten Zyklus.

7.1.3 Hormoneinsatz zur Beeinflussung des Sexualzyklus

(siehe auch Kap. A 9)

Die wichtigsten Hormone, die in der Praxis eingesetzt werden, sind **Androgene, Östrogene und Gestagene.**
Bei der **Hündin** stehen folgende Indikationen im Vordergrund:

■ **Fehlende Anöstrie oder zu schwaches Auftreten der Läufigkeit**

<u>Vorschlag</u>: Therapiebeginn mit kleinen Östrogengaben im Frühjahr oder Herbst, da zu diesem Zeitpunkt physiologischerweise die Läufigkeit eintritt. Wenn keine Wirkung ersichtlich ist, kann man eine Applikation von Choriongonadotropin versuchen.

■ **Daueröstrus infolge verlängerter Östrusphase**

<u>Vorschlag</u>: Da eine Pyometra oft eintritt, wenn auf einen östrogenstimulierten Uterus eine Gestagengabe erfolgt, sollte man versuchen, dieses Risiko zu meiden, indem man Choriongonadotropin (z. B. Ovogest®) verabreicht. Erst bei Mißlingen ist die Gabe von Gestagenen in Depotform als Kristallsuspension (z. B. Delvosteron®, Gestafortin®, Perlutex® oder Sedometril®) indiziert. (**Cave:** Besonders beim Pudel ist eine Verfärbung des Haarkleides oder Haarausfall an der Injektionsstelle möglich.

■ **Hinausschieben oder Verhindern der Läufigkeit**

<u>Vorschlag 1</u>: Orale Gabe von MPA = Metroxyprogesteronacetat (z. B. Sedometril®) ca. 1 Woche vor Östrusbeginn.

<u>Vorschlag 2</u>: Parenterale Gabe von Gestagenen ca. 3–6 Wochen vor dem zu erwartenden Läufigkeitstermin; die zweite Injektion erfolgt 3 Monate nach der ersten, dann 4 Monate später und schließlich alle 5–6 Monate. Beim Einsatz von Gestagenen in der Proöstrusphase ist stets die Gefahr einer Pyometra gegeben – in diesem Zeitraum ist jedoch die Gabe von Proligeston = Delvosteron® noch möglich.

258 Gynäkologie

Merke: Eine Läufigkeitsunterdrückung **vor** der ersten Läufigkeit, im Östrus oder während der Gravidität ist **kontraindiziert** (wenn Brunstzyklus unbekannt, vaginalzytologische Kontrolle!), ebenso beim Vorliegen von Mammatumoren oder Diabetes mellitus. Bei der Verabreichung von Chlormadinon = Gestafortin® ist das Auftreten von Allergien möglich. Der Besitzer ist bei einer regelmäßigen Läufigkeitsunterdrückung stets über die möglichen Nebenwirkungen (Endometritis-Pyometra-Komplex, Veränderungen des Haarkleides, Diabetes mellitus) zu informieren.

- **Sterilität**

kann stets mehrere Ursachen haben, so z. B. fehlende Sympathie zum Rüden (ja, ja, das gibt es auch bei Hunden – also Versuch mit einem neuen Partner), Befruchtungsunfähigkeit des Rüden (Spermauntersuchung) oder falscher Decktermin (vaginalzytologische Kontrolle und Beobachtung des Duldungsbeginns).

Vorschlag: Am 3., 4. oder 5. Tag nach Läufigkeitsbeginn parenterale Gabe eines kurzfristig wirksamen Östrogenpräparates oder kurz vor dem zu erwartenden Läufigkeitstermin Gabe von Choriongonadotropin (z. B. Ovogest®).

- **Nidationsverhütung**

Vorschlag: Entweder als einmalige Östrogeninjektion am 4., 5. **oder** spätestens 6. Tag nach dem Deckakt oder eine dreimalige Injektion am 3., 5. **und** 7. Tag nach dem Deckakt. Wichtig ist es, den Besitzer auf die Gefahr einer Pyometraentwicklung hinzuweisen, damit er auf eventuell auftretende Symptome verstärkt achtet.

Die häufigsten Indikationen beim **Rüden:**

- **Kryptorchismus**

Kryptorche Hoden neigen zur Tumorbildung, so daß beim Welpen das Skrotum stets auf das Vorhandensein beider Hoden überprüft werden sollte (spätestens ab der 9. Woche soll der Abstieg erfolgt sein).

Vorschlag: Im Alter von 2 Monaten ist eine mehrmalige Injektion mit Choriongonadotropin (z. B. Ovogest®) möglich; unterstützend wirkt eine tägliche Massage in Richtung Skrotum. Konsequenterweise sollte mit Rüden aus Würfen mit Kryptorchiden nicht gezüchtet werden.

■ **Hodentumoren**
bilden sich am häufigsten nach dem 6. Lebensjahr und gehen meist mit einer Feminisierung und Alopeziebildung einher. Die sicherste und beste Therapie ist eine Kastration. Sollte dies nicht möglich sein, kann man Chlormadinon (Gestafortin®) oder Medroxyprogesteronacetat (Sedometril®) verabreichen.

■ **Prostatahypertrophie**
entsteht durch ein gestörtes hormonelles Gleichgewicht und ist ein sehr häufig auftretendes Leiden. Zu empfehlen ist die Kastration des Tieres. Ist diese nicht möglich, kann eine Hormontherapie mit Gestagenen (z. B. Gestafortin®, Tardastrex®) erfolgen.

■ **Hypersexualität**
ist häufig mit Deckversuchen an Personen und/oder Gegenständen, Streunen und sogar vermehrter Aggressivität verbunden. Die beste Therapie ist eine Kastration des Tieres – eine medikamentöse Behandlung besteht in der Gabe von Gestagenen (z. B. Gestafortin®, Perlutex® oder Tardastrex®).

7.1.4 Vaginalzytologie

Die Vaginalzytologie ist ein wichtiger Bestandteil der gynäkologischen Untersuchung der Hündin und dient einerseits der Zyklusbestimmung, andererseits dem Erkennen pathologischer Veränderungen.

Vorgehen: Der Vaginalabstrich mit einem sterilen Wattestäbchen wird mittels Spekulum aus dem kranialen Vaginalbereich gewonnen. Anschließend wird das Wattestäbchen auf einem Objektträger abgerollt und dieser gefärbt (am besten nach Papanicolaou-Schorr).

Die östrogendominante Phase ist durch eine Azidophilie (Rotfärbung), die progesterondominante Phase durch eine Basophilie (Blaufärbung) der Zellen gekennzeichnet.

Proöstrus
– Erythrozytendominanz, Intermediär- und Superfizialzellen
– anfangs basophile kernhaltige Superfizialzellen, später azidophile, meist kernlose Superfizialzellen mit beginnender Krempelung

Östrus
- azidophile Superfizialzellen mit hutkrempenartigen Rändern und nesterartiger Zusammenlagerung (Desquamation)

Metöstrus
- hauptsächlich basophile Superfizial- und Intermediärzellen
- viele Leukozyten (polymorphkernige Granulozyten)

Anöstrus
- basophile Intermediär-, Parabasal- und Basalzellen
- vereinzelte polymorphkernige Granulozyten

7.1.5 Künstliche Befruchtung (KB)

Die KB hat im Gegensatz zur Großtierpraxis nur eine untergeordnete Rolle und wird hauptsächlich dann eingesetzt, wenn eine Befruchtung über eine weite Entfernung – z. B. im Ausland – stattfinden soll. Nach einer vaginalzytologischen Kontrolle der Hündin wird das vorher untersuchte Sperma instilliert (am besten geeignet ist eine Seminette für Schweine, die über einen Gummischlauch mit einer 20-ml-Einmalspritze verbunden ist). Es ist **nicht sinnvoll**, die gesamte Samenmenge auf einmal zu übertragen, sondern es ist besser, diese zu fraktionieren. Die Erfolgsrate liegt bei zweimaliger Insemination bei ca. 80%.

■ **Spermadaten des Rüden**
Ejakulatvolumen: 5–12 cm^3
Dichte: 0,05–0,2 Mio./mm^3

7.2 Gravidität

7.2.1 Diagnostik (Auswahl)

Sowohl die Hündin als auch die Katze bilden eine Gürtelplazenta aus, die histologisch als Placenta endotheliochorialis bezeichnet wird. Charakteristisch für die Hündin ist das Entstehen von Randhämatomen, in denen sich der Farbstoff Biliverdin ablagert und den Geburtsausfluß **grünlich** färbt. Insgesamt sind 4 Graviditätsstadien zu unterscheiden:

1. Deziduumstadium (11.–18. Tag p.c.)
Nach dem Deckakt findet die Implantation der befruchteten Eizelle an präformierten Stellen im Uterus statt.

2. Ampullenstadium (18.–35. Tag p.c.)
In diesem Zeitraum ist aufgrund einer segmentalen Kontraktion der Uterusmuskulatur die Fruchtanlage durch die Bauchdecke **palpierbar** – die Anzahl der durch Internodien voneinander getrennten Ampullen entspricht der Anzahl der Früchte.

3. Schlauchstadium (35.–50. Tag p.c.)
Die Einschnürung zwischen den Ampullen geht verloren, so daß man auch von einem **„palpatorisch befundlosen"** Stadium spricht.

4. Fruchthaltestadium (bis zum Ende der Gravidität)
Die Gravidität wird durch verschiedene anatomische Parameter auch adspektorisch deutlich.

Bei der Graviditätsdiagnostik werden **direkte und indirekte Methoden** unterschieden; im Rahmen dieses Buches soll eine Auswahl der wichtigsten diagnostischen Möglichkeiten erfolgen.

Direkte Methoden:
- Äußere Adspektion und Palpation des Abdomens

Vom **20.–35.** Graviditätstag sind die Fruchtampullen als kugelförmige, anfangs kirsch- später tischtennisballgroße Gebilde palpierbar. Der Kopf der Feten kann ab dem **45. Tag** post conceptionem (p.c.) ertastet werden, mit fortschreitender Trächtigkeitsdauer sind fetale Fruchtbewegungen spürbar. Als adspektorische Anzeichen, die meist auch dem Besitzer auffallen, gelten die Hyperämie der Vulva (später mit Schleimspuren, die zunehmende Gesäugeanbildung mit Schwellung der Zitzen und eine Umfangsvermehrung des Abdomens.

Indirekte Methoden:

- Labor

Bei der Beurteilung des Blutstatus sind eine Erhöhung der Blutsenkungsgeschwindigkeit (BSG), eine Leukozytose und eine Vermehrung der neutrophilen stabkernigen Granulozyten zu beobachten (**Cave:** Pyometra!).

- Sonographie

Die Sonographie kann ab dem 20. Tag p.c. mit hoher Genauigkeit durchgeführt werden.

- Doppler-Ultraschallmethode

Ab dem **30./35.** Graviditätstag ist ein Vitalitätsnachweis mittels Ultraschall möglich, da durch den Doppler-Effekt die fetalen Herztöne erfaßt werden.

- Röntgen

Der früheste Termin ist um den **45.** Graviditätstag, da ab diesem Zeitpunkt Rippen- und Schädelbildung sichtbar werden. Besser ist es jedoch, ab dem **50.** Tag p.c. zu röntgen, weil dann die Kalkeinlagerung in die Skelette beginnt und diese deutlich erkennbar sind.

Merke: Sowohl die Östrogen- als auch die Progesteronbestimmung ist zur Graviditätsdiagnostik beim Hund ungeeignet.

7.2.2 Geburtsphysiologie

Die herannahende Geburt ist einerseits durch das Verhalten der Hündin erkennbar – sie wird unruhig, hechelt und beginnt mit dem Nestbau –, andererseits durch anatomische Gegebenheiten. Die Vulva ist ödematisiert, die Milch schießt ein und die Körpertemperatur sinkt 12–24 Stunden a.p. auf 37 °C. Der Geburtsablauf selbst gliedert sich in drei Phasen und dauert durchschnittlich 6–18 Stunden. Mit einer Verlängerung des Gesamtablaufes ist sowohl bei älteren Hündinnen und Erstgebärenden als auch bei großen Würfen zu rechnen.

1. Eröffnungsphase
Die Eröffnungsphase (3–12 Stunden) beginnt mit dem Abgang von dünnflüssigem Schleim und dem Einsatz der noch leichten Wehentätigkeit. Während dieser Zeit braucht die Hündin unbedingt Ruhe!

2. Austreibungsphase
Die Wehen werden stärker (Preßwehen) und die Bauchpresse setzt ein. Die Allantoisblase zerreißt meist im Geburtsweg, manchmal tritt sie jedoch auch aus der Vulva hervor. Die Welpen werden in Kopf- oder Hinterendlage geboren; häufig zieht die Hündin sie aus dem Geburtskanal, zerbeißt anschließend sowohl die Amnionblase als auch die Nabelschnur und beleckt Kopf und Körper des Neugeborenen. Durch alternierendes Öffnen und Schließen der beiden Uterushörner erfolgt die Austreibung der Welpen abwechselnd aus dem rechten und linken Horn; dazwischen findet jeweils eine Erholungspause von 10–30 Minuten statt.

3. Nachgeburtsphase
Nach jedem Fetus geht in der Regel die dazugehörende Nachgeburt ab, die von der Hündin gefressen wird (Plazentophagie). Durch die plazentaren Randhämatome ist der nachgeburtliche Ausfluß der Hündin stets schwarz-grünlich verfärbt.

Katze

7.3 Sexualzyklus

7.3.1 Fortpflanzungsparameter

(siehe Tab. 68)

Tab. 68 Die wichtigsten Parameter im Zusammenhang mit der Fortpflanzung der weiblichen Katze

Geschlechtsreife	5–7 Monate
Zuchtreife	12 Monate
Paarungszeit	2–3mal (und mehr)/Jahr, besonders Februar bis Juli
Brunsthäufigkeit	polyöstrisch saisonal, „long day breeder"
Zyklusdauer	14–21 Tage a) ovulat. = postkoit., gravid b) ovulat. = postkoit., steril c) anovulat. (siehe Text)
Zykluseinteilung	Proöstrus: 1–2 Tage Östrus: 3–16 Tage Metöstrus: 35–70 Tage Anöstrus: ca. 90 Tage
Brunstdauer	3–15 Tage
Ovulationstermin	provoziert, 24–50 Stunden nach Koitus
Trächtigkeitsdauer	60 Tage
Geburtenfrequenz/Jahr	2–3
Laktationsdauer	4–6 Wochen
Brunstwiederkehr p. p.	2–4 Wochen
Anatomische Besonderheiten	■ Uterus bicornis mit langen Uterushörnern ■ Mesosalpinx ist frei von Fettgewebe und bedeckt nur teilweise die Ovarien ■ Aufhängung der Ovarien über Mesovarium, kran. Keimdrüsenband und Lig. ovarii proprium

7.3.2 Endokrinologie

Als Besonderheit bei der Katze ist die provozierte Ovulation hervorzuheben (die es nach Meinung einiger Forscher auch beim Menschen und Rind geben soll!); der Eisprung wird 24–50 Stunden nach dem Deckakt durch den Genitalreiz ausgelöst. Auch der LH-Peak findet postkoital statt. Kommt es zu einer sterilen Ovulation (Eisprung erfolgt z. B. durch Belecken oder Massage des Genitals) oder zu der selten auftretenden Spontanovulation, dann schließt sich eine 30- bis 50tägige Pseudogravidität oder eine mehrwöchige Ruhepause an. Erfolgt keine Ovulation (sog. anovulatorischer Zyklus), atresieren die Follikel, und der nächste Östrus tritt nach 1–3 Wochen ein.

7.3.3 Hormoneinsatz zur Beeinflussung des Sexualzyklus

Auch bei der **Katze** soll nur auf die wichtigsten Indikationen eingegangen werden, die in der Praxis zu einem Hormoneinsatz führen.

- **Östrusinduktion**

Eine mehrmalige Behandlung mit Östrogenen s.c. oder PMSG i.m. erfolgt bis zum Deckakt.

Cave: Bei Katzen, die jünger als ein Jahr sind, ist eine Ovardegeneration nach Applikation möglich.

- **Hinausschieben oder Verhindern der Raunze**

erfolgt in der Regel per os durch die Gabe von MPA = Medroxyprogesteronacetat (Perlutex®, Sedometril®).

Hormonanwendung beim **Kater**:

- **Hypersexualität**

ist oft mit vermehrtem Streunen und Harnspritzen verbunden. Die beste Therapie ist die Kastration des Tieres; ist dies nicht möglich, kann eine medikamentöse Behandlung mit Progestagenen (z. B. Perlutex®) erfolgen.

■ Harnspritzen

tritt zwar verstärkt bei Katern, aber auch bei Katzen auf und ist schwer zu therapieren. Zunächst sollte eine Kastration des Tieres erfolgen. Tritt keine Besserung ein oder lehnt der Besitzer eine Kastration ab, ist die Gabe folgender Medikamente möglich:
- Bespar® (2,5–5 mg/Tier oral 2× täglich, ca. 8 Wochen lang)
- Delvosteron® (1,0 ml/Tier s.c., Wirkungsdauer bis zu 4 Wochen)
- Sedometril (1 Tablette/Woche oral).

Liegt eine Verhaltensstörung vor, ist es wichtig (aber häufig nicht möglich), die Ursache zu erkennen und zu beseitigen. Eventuell ist eine Gabe von Diazepam (Valium® 1–2 mg/Tier/Tg. oral 4 Wochen lang, dann Dosisreduzierung) erfolgversprechend. Auch die Gabe von Bachblüten (z. B. Beech, Crab Apple, Holly, Scleranthus, Vine und/oder Wild Oat) führt häufig zu einer Besserung.

7.3.4 Vaginalzytologie

Ebenso wie bei der Hündin ist die östrogendominante Phase durch eine Azidophilie (Rotfärbung), die progesterondominante Phase durch eine Basophilie (Blaufärbung) der Zellen gekennzeichnet. Nähere zytologische Einzelheiten des Brunstzyklus siehe dort.

7.3.5 Künstliche Befruchtung (KB)

Die KB findet in der Praxis so gut wie keine Anwendung und dient eher der wissenschaftlichen Forschung. Nach einer vaginalzytologischen Kontrolle der Katze wird das vorher untersuchte Sperma mit Hilfe einer sterilen Pipette in den kranialen Vaginalbereich instilliert.

7.4 Gravidität

7.4.1 Diagnostik (Auswahl)

Sowohl die vier Graviditätsstadien der Katze als auch die wichtigsten Möglichkeiten der Trächtigkeitsdiagnose entsprechen derjenigen der Hündin, so daß auf das dortige Kapitel verwiesen werden kann.

Ein deutlicher Unterschied besteht jedoch darin, daß bei der Katze eine Bestimmung der Progesteronkonzentration im Plasma 10 Tage nach der Kopulation möglich ist. Beträgt sie mehr als 1 µg/ml, hat die Ovulation stattgefunden, an die sich ein ovulatorisch gravider oder steriler Zyklus anschließt.

7.4.2 Geburtsphysiologie

Ein wichtiger Unterschied zwischen Hündin und Katze besteht in der Progesteronproduktion während der letzten Graviditätswochen. Diese erfolgt bei der Katze in der Plazenta, bei der Hündin übernehmen jedoch die Corpora lutea die Progesteronbildung während der gesamten Trächtigkeitsdauer. Der Geburtsablauf entspricht im wesentlichen der bei der Hündin, wobei die Austreibungsphase aber länger dauert und die Jungen nicht aus dem Geburtskanal herausgezogen werden. Im Verlauf der Abnabelung kommt es bei erstgebärenden Katzen manchmal zur Fetophagie, d. h., die Welpen werden ganz oder teilweise gefressen. Die sog. Plazentophagie, das Fressen der Nachgeburt, findet physiologischerweise stets statt.

8 Anästhesie

Hund
- 8.1 Lokalanästhesie 270
- 8.1.1 Oberflächenanästhesie 270
- 8.1.2 Infiltrationsanästhesie 270
- 8.2 Leitungsanästhesie 270
- 8.2.1 Leitungsanästhesie am Kopf 270
- 8.2.2 Anästhesie des Plexus brachialis 271
- 8.2.3 Extradurale Leitungsanästhesie 271
- 8.3 Zwischenfälle 273
- 8.4 Sedation und Narkose 273

Katze
- 8.5 Lokalanästhesie (Oberflächen- und Infiltrationsanästhesie) 276
- 8.6 Leitungsanästhesie 276
- 8.6.1 Epiduralanästhesie 276
- 8.6.2 Zwischenfälle nach Lokal- und Epiduralanästhesie 277
- 8.7 Sedation und Narkose 277

Hund und Katze
- 8.8 Risikogruppen 278
- 8.8.1 Sehr junge und sehr alte Tiere 278
- 8.8.2 Spezialitäten (Vorschädigungen) 281
- 8.8.3 Notfallanästhesie bei Hund und Katze 287

Anästhesie

Hund

8.1 Lokalanästhesie

8.1.1 Oberflächenanästhesie

findet besonders Anwendung am Auge (Augentropfen = Conjuncain®, Ophtocain®) und an der Maulschleimhaut (Gingicain®, Xylocain®).
Zur Anästhesie und Erschlaffung der Eierstocksbänder bzw. Samenstränge wird beim sedierten Tier eine 1–3%ige Lidocain- oder Mepivacainlösung auf die Serosa getropft.

8.1.2 Infiltrationsanästhesie

Zur Spaltung von Abszessen, Operation von Tumoren und Fisteln, Wunddrainage etc. sowie bei Risikopatienten und bei unterschwelliger Neuroleptanalgesie.
Richtdosis: 1–2 mg/kg KGW Procain, Lidocain oder Mepivacain ohne Adrenalinzusatz. 3–4 mg/kg KGW mit Adrenalinzusatz

8.2 Leitungsanästhesie

8.2.1 Leitungsanästhesie am Kopf

■ **N. maxillaris**
Innerviertes Gebiet:
- Oberkiefer
- Harter und weicher Gaumen
- Haut von Nase und Oberlippe

Der Einstich erfolgt am ventralen Rand des Jochbogens (ca. 0,5 cm kaudal vom lat. Augenwinkel)

■ **N. infraorbitalis**
Innerviertes Gebiet:
- Obere Incisivi, Canini, Prämolaren
- Oberlippe

Der Einstich erfolgt in der Mitte der Verbindungslinie zwischen dors. Rand des Jochbogens und Gingivasaum des Caninus (Foramen infraorbitale).

■ **N. alveolaris mandibularis**

Innerviertes Gebiet:
– Untere Incisivi und Canini
– Unterlippe

Der Einstich erfolgt intraoral auf der Höhe des P2 (am Unterkieferkörper entlang in das Foramen mentale).

■ **Augennerven** (Nn. zygomaticus, lacrimalis, ophthalmicus)

Innerviertes Gebiet:
– Bulbus, Tränendrüse
– Augenlider

Der Einstich erfolgt direkt unter dem ventralen Rand des Jochbogens; die Kanüle wird medial am Unterkieferast vorbei nach kaudomedial geschoben (Fissura orbitalis)

8.2.2 Anästhesie des Plexus brachialis

Innerviertes Gebiet:
– distale Gliedmaße vom Ellenbogengelenk abwärts

Der Einstich erfolgt in der Grube zwischen M. sternomandibularis und Schulterblatt; die 5–8 cm lange Kanüle wird dann medial des Schulterblattes bis zur 1. Rippe vorgeschoben.

8.2.3 Extradurale Leitungsanästhesie

(Schautafel 2)

Neben den Hinweisen in Kap. A. 11 (Anästhesie in der Veterinärmedizin) wird an dieser Stelle noch etwas genauer auf die Technik der Epiduralen beim Hund eingegangen.

1. Benötigtes Material:

Schere, Rasierer, Desinfektionsmittel, Kanüle (50–100 mm lang und 0,5–1,5 mm dick), evtl. mit Mandrin. Weiterhin benötigt man ein Lo-

kalanästhetikum (z. B. 2%iges Lidocain) 2–10 ml je nach SSL des Hundes.
Je weiter kaudal der operative Eingriff erfolgen soll, desto geringer ist das Volumen zu wählen.
2. Vorgehen: Vor der Injektion in den Epiduralraum sollte der Hund prämediziert werden (siehe Abschnitt 8.4: Sedation).
Anschließend fixieren zwei Helfer das Tier in stehender oder sitzender Position, wobei der Kopf hochgehoben wird. Anatomisch betrachtet verjüngt sich beim Hund der Duralsack ab dem 6. LW und reicht etwa bis zur Mitte des Kreuzbeines. **Auf Höhe des Spatium lumbosacrale ist eine gefahrlose Injektion in den Epiduralraum durchführbar.** Wichtig ist es, Lokalanästhetika ohne Sperrkörper zu verwenden!
Die Injektionsstelle findet man, indem man Daumen und Mittelfinger einer Hand auf die kranialen Höcker der Tuber sacrale legt. Mit dem Zeigefinger läßt sich rasch eine kleine Vertiefung über der Wirbelsäule feststellen – das sog. Spatium lumbosacrale.
Punktiert wird in leicht kranioventraler Richtung. Nach dem Durchstechen des Lig. flavum sinkt der Widerstand erheblich. Blut oder gar Liquor dürfen **nicht** abfließen, sondern es muß ein Unterdruck herrschen. Die Injektion erfolgt langsam und ohne großen Druck. In diesem Zusammenhang weisen einige Autoren auf das **Rutenphänomen** hin. Dabei soll es bei fehlerhafter Injektion zum unwillkürlichen Anheben der Rute kommen, was den Tierarzt zum Abbrechen der Injektion bewegen sollte.
Haben wir erfolgreich gearbeitet, so stellt sich nach 3–4 Minuten eine Paralyse der Nachhand und eine Erschlaffung des Sphincter ani, der Rute und natürlich eine Anästhesie in diesen Bereichen ein.
■ Alternativ zur Lumbosakralinjektion läßt sich beim Hund auch eine Epidurale zwischen Kreuzbein und 1. Schwanzwirbel oder zwischen 1. und 2. Schwanzwirbel setzen. Diese Injektionsorte lassen sich durch Palpation rasch feststellen und sind bei Manipulationen im Schwanz-, Anal- und Perianalbereich ausreichend.
■ Für lange operative Eingriffe lassen sich auch Methoden anwenden, die in der Humanmedizin eingesetzt werden. So z. B. der **epidurale Dauer-**

katheter, der es ermöglicht, immer wieder Anästhetika oder gar Analgetika epidural nachzuinjizieren.

8.3 Zwischenfälle

Werden große Mengen Lokalanästhetikum resorbiert, kann es zu Erregungszuständen kommen, die man mit Benzodiazepinen (z. B. Valium®; Dosis: s. Abschn. B. 9: Notfalltherapie) behandelt.

Tritt eine Atemdepression auf (z. B. nach Überdosierung bei der Epiduralen oder nach versehentlicher Spinalanästhesie), so muß intubiert und beatmet werden, bis die Medikamente abgebaut sind.

Auf Lokalanästhetika kann der Hund/die Katze auch allergisch reagieren –, es ist dann eine Schockbehandlung durchzuführen (siehe Kap. 9.1: Notfallbeispiele).

8.4 Sedation und Narkose

(siehe auch Tab. 51)

Sedation: Acepromazin (Vetranquil®) 0,3–1,0 mg/kg i. m., 6–12 Std.

Kurznarkosen (mit einer chirurgischen Toleranz bis 15 Minuten. Geeignet für diagnostische Eingriffe oder schmerzhafte Manipulationen.)
<u>ASA I–II</u>, der problemlose Hund mit ungestörtem Allgemeinbefinden
- Xylazin (Rompun®) beim Hund 0,5 ml/10 kg i. v. Bei Atemdepression kann z. B. Dopram-V® als Analeptikum gegeben werden (5–10 mg/kg i.v.).
- Domitor®/Antisedan®, Dosis nach Beipackzettel.

Vorteil: Die Wirkung von Domitor® für Hunde kann mit dem mitgelieferten Antisedan® sofort wieder aufgehoben werden. Auch bei Problemtieren anzuwenden. Kontraindikationen: lt. Beipackzettel!
- Vetranquil® + Ketanest®-Narkose

Acetylpromazin (0,1 mg/kg i.v.) + Ketamin (1 mg/kg i.v.)

ASA III–IV Problemtiere mit z. T. erheblichen Erkrankungen
- Acetylpromazin (0,02 mg/kg i.m., Prämedikation) + Propofol (4 mg/kg i.v.)
- Propofol (Rapinovet®) ohne Präd. 7 mg/kg i.v.

Bemerkung: Bei schmerzhaften Eingriffen ist ein Analgetikum (z. B. Fentanyl) zuzusetzen.

Mittellange Narkose (bis 45 Minuten chirurgische Toleranz)
ASA I–II
- Ketanest®-Rompun®-Narkose

Ketamin (5,0 mg/kg i.m.) + Xylazin (0,5–1,0 mg/kg i.m.)
- Polamivet®-Rompun®-Narkose

l-Polamivet (0,8 mg/kg i.v.) + Xylazin (1 mg/kg i.v.)
- Vetranquil® (Prämed.)-Polamivet®-Narkose

Acetylpromazin (0,1 mg/kg i.m.) + l-Polamivet (0,5–1,0 mg/kg i.v.)
- Combelen® (Prämedikation)-Polamivet®-Narkose

Propionylpromazin (0,2 mg/kg i.m.) + l-Polamivet (0,5–1 mg/kg i.v.)

ASA III, Hund mit schlechtem Allgemeinbefinden
- Valium®-Polamivet®-Narkose

Diazepam (1,5 mg/kg i.v.) + l-Polamivet (1 mg/kg i.v.)

ASA III–V, Hund mit sehr schlechtem Allgemeinbefinden
- Dormicum®-Fentanyl-Narkose

Midazolam (1,5–2,0 mg/kg i.v.) + Fentanyl (0,02 mg/kg i.v.)

Bemerkung: Tiere müssen beatmet werden!

Die Langzeitnarkose
ASA I–III

- Vetranquil®-Narcoren®-Narkose

Acetylpromazin (0,1 mg/kg i.m., Prämed.) + Pentobarbital (10–15 mg/kg i.v.)

ASA I–V, auch für Tiere in Lebensgefahr geeignet.
Inhalationsnarkose
Einleitung: Propofol (7 mg/kg i.v.) + Fentanyl (Dauertropf: ca. 0,02 mg/kg/Std.) + Inhalationsnarkose mit Isofluran in niedriger Dosierung

Tab. 69 Narkose mit Acepromazin (Vetranquil®), Ketamin (10%ig) (Ketanest®) und Methadon (L-Polamivet®). Basisnarkose wird in einer Mischspritze appliziert. Die Nachsondierung erfolgt nur mit Ketamin.

Gewicht	Azepromazin Achtung: in ml	Ketamin Achtung: in mg	Ket. Nachdosis in mg	Methadon Achtung: z. T. mit Methadon auffüllen auf ml
bis 3 kg	0,1 ml	10 mg	20 mg	auf 1 ml auffüllen
3 kg	0,1–0,15 ml	10–15 mg	20 mg	1 ml zugeben
bis 6 kg	0,15–0,2 ml	20 mg	20–30 mg	auf 2 ml
6 kg	0,2 ml	20 mg	30 mg	2 ml
bis 9 kg	0,2–0,3 ml	30 mg	30 mg	auf 3 ml
9 kg	0,3 ml	30 mg	40 mg	3 ml
bis 12 kg	0,3–0,4 ml	40 mg	40 mg	auf 4 ml
12 kg	0,4 ml	40 mg	50 mg	4 ml
bis 15 kg	0,4–0,5 ml	50 mg	50 mg	auf 5 ml auffüllen
15 kg	0,5 ml	50 mg	60 mg	5 ml
bis 20 kg	0,5–0,6 ml	60 mg	60 mg	5 ml
bis 25 kg	0,7–0,8 ml	70–80 mg	70 mg	5 ml
27 kg	0,9 ml	90 mg	90 mg	5 ml
30 kg	1,0 ml	100 mg	100 mg	6 ml
bis 35 kg	1,5 ml	150 mg	120 mg	6 ml
ab 40 kg	1,5 ml	150 mg	150 mg	7 ml

Eine Alternative zu den bisher genannten Narkosen bietet die Vetranquil®-Ketanest® Polamivet®-Kombinationsnarkose, die als Basis eine chirurgische Toleranz von ca. 45 Minuten ermöglicht und durch weitere Ketamingabe (i. m.) verlängert werden kann. Die Dosierung ist Tabelle 66 zu entnehmen. Diese Narkose hat sich auch bei schwierigen Hunden bewährt (alte Pudel, kurzschnauzige Rassen etc.).

Eine weitere Alternative

Neuroleptanalgesie: Schlafähnlicher Zustand mit guter Analgesie, weckbar, oft unkontrollierte Bewegungen möglich, dadurch nicht geeignet für

schwierige Röntgenaufnahmen. Reicht jedoch für kleine diagnostische oder therapeutische Eingriffe aus.
- Fluanison + Fentanyl (Hypnorm®): 0,15 ml/kg i. m.

Das Neuroleptanalgetikum hält ca. 2 Stunden an.

Bemerkung: z. T. Hyperakusie und Wesensveränderung über Tage wurden beobachtet.

Katze

8.5 Lokalanästhesie (Oberflächen- und Infiltrationsanästhesie)

Eine Schleimhautanästhesie erfolgt insbesondere bei kleinen Eingriffen am Auge (Ophtocain), im Gehörgang (Lidocain-Lsg.1%) sowie im Nasen-Rachen-Raum (Lidocainspray 15%). Häufig ist jedoch die lokale Schmerzausschaltung nicht ausreichend, da sich die Tiere aus Angst weiterhin zur Wehr setzen und somit doch eine Narkose notwendig wird.

Bei frisch verletzten Tieren im Schock und bei sehr ruhigen, zutraulichen Patienten findet die Infiltrationsanästhesie Anwendung. Das betreffende Operationsgebiet wird mit einer 0,5–1%igen Lidocain- oder Procainlösung unterspritzt.

8.6 Leitungsanästhesie

8.6.1 Epiduralanästhesie (Schautafel 6)

Die sog. Rückenmarksanästhesie kann nur nach einer Sedation der Katze durchgeführt werden und bietet durch eine totale Erschlaffung und Schmerzfreiheit gute Operationsmöglichkeiten im Bereich der Hintergliedmaße. Die Injektion erfolgt lumbosakral (1%ige Lidocain-Lsg. **ohne Adrenalin**). Dosis: 1 ml/15 cm Rückenlänge bzw. 2%ige Lidocain-Lsg.: 0,4 ml/kg KGW.

Einstich: Zwischen 7. LW und Kreuzbein in einem Winkel von 60° (richtiger Sitz der Kanüle: kurzes Zucken des Schwanzes)
In Verbindung mit einer Basisnarkose ist die Epiduralanästhesie besonders für Risikopatienten und für sehr schmerzhafte, größere Eingriffe geeignet.

8.6.2 Zwischenfälle nach Lokal- und Epiduralanästhesie

Hier gilt das gleiche wie beim Hund, siehe dort.

8.7 Sedation und Narkose

Sedation: Acepromazin (Vetranquil®) 0,5–1,0 mg/kg i.m., 6–12 Std.
Tip: Den folgenden Narkosen sollten bei der Katze eine Nahrungskarenz von 12 Stunden vorausgehen. Müssen wir trotz gefülltem Magen operieren, so hilft Xylazin den Magen zu entleeren.
Dosis: 1 mg/kg s.c.

Kurze Narkosen (bis zu 15 Minuten chirurgischer Toleranz, auch als Einleitungsnarkosen für Gasnarkosen geeignet)
<u>ASA I–II,</u> kräftige gesunde Katzen mit gutem Allgemeinbefinden
- Vetranquil®-Ketanest®-Narkose
Acetylpromazin (0,2 mg/kg i.m.) + 15 Minuten später Ketamin (1–2 mg/kg i.v.)
- Surital®-Narkose
Thiamylal (15–20 mg/kg i.v.)
<u>Bis ASA V,</u> Katze mit sehr schlechtem Allgemeinbefinden
- Dormicum®-Rapinovet-Narkose
Midazolam (1–1,5 mg/kg i.v.) + Propofol (6–7 mg/kg i.v.)

Mittellange Narkosen (mit einer chirurgischen Toleranz bis zu 45 Minuten)

ASA I–II

- Vetranquil®-Ketanest®-Narkose

Acetylpromazin (0,2 mg/kg i.m.) + nach 15 Minuten Ketamin (10–20 mg/kg i.m.)

- Ketanest®-Rompun®-Narkose

Ketamin (10–20 mg/kg i.m.) + Xylazin (1–2 mg/kg i.m.), evtl. Atropin (0,04 mg/kg) mit in die Mischspritze

- Tilest®-Narkose

Tiletamin/Zolazepam (7,5/7,5 mg/kg i.m.)

ASA–III, Katze mit mäßigem Allgemeinbefinden, erheblichen körperlichen Erkrankungen.

- Valium®-Ketanest®-Narkose

Diazepam (0,2–0,3 mg/kg i.m.) + Ketamin (10–15 mg/kg i.m.)

Bemerkung: Diese Kombination läßt sich **nicht** in einer Mischspritze vorbereiten!

Langzeitnarkosen für große Operationen

Bis ASA V, Katzen in Lebensgefahr.

- Inhalationsnarkose kombiniert mit einer Ataranalgesie (Fentanyl + Dormicum®).

Midazolam (1,5 mg/kg i.m.), danach Fentanyl-Dauertropf (0,02 mg/kg/Std.) + Inhalationsanästhesie.

Hund und Katze

8.8 Risikogruppen

8.8.1 Sehr junge und sehr alte Tiere

Das Alter der Tiere hat einen erheblichen Einfluß auf die Narkose. Daher findet das Tieralter auch in die ASA-Wertung Eingang. Im folgenden werden einige Besonderheiten bei jungen und alten Tieren genannt, die für Narkosen bedeutend sind.

Sehr junge Tiere

- Neigen zur Unterkühlung. Deshalb sollte man die Infusionen präoperativ erwärmen und während der Op. das Tier evtl. auf ein Heizkissen legen. Postoperativ ist über ein Heizkissen oder eine Rotlichtlampe Wärme zuzuführen.
- Schnell gerät das junge Tier in eine Hypoglykämie. Dem kann man mit einem G_5-Tropf entgegenwirken (4–10 ml/kg/Std.).
- Der O_2-Bedarf ist größer. Hinzu kommen ungünstigere Ventilationsverhältnisse in der Lunge. Die Tiere sollten oxygeniert werden.
- Der Leberstoffwechsel ist noch nicht ausgereift. Dadurch haben Medikamente (auch Narkotika) eine verlängerte Wirkung, so daß auch die Aufwach- und Regenerationsphasen verlängert sind. Bei Katzen sollte man wegen des noch nicht ausgereiften Enzymsystems auf Pentobarbital verzichten und bei Thiobarbituraten vorsichtig dosieren.
- Bedingt durch das geringere Urinkonzentrationsvermögen geraten die Tiere rascher in eine Exsikkose, die mit einer geeigneten parenteralen Flüssigkeitszufuhr perioperativ und intraoperativ vermieden werden kann. Außerdem sollte den Jungtieren bis zu 1 Stunde vor der Op. Wasser zur Verfügung gestellt werden.
- Atropin® (0,04 mg/kg) zur Prämedikation einsetzen, um einer Bradykardie vorzubeugen.
- Gut geeignet sind Benzodiazepine, wie z. B. Midazolam (Dormicum®) oder Diazepam (Valium®) in einer Dosierung von 0,2–0,4 mg/kg i.m.
- Ketamin wird gut vertragen, ebenso die Opiate L-Polamidon (0,2 mg/kg, aber **ohne** Atropin®) oder Fentanyl (0,01–0,03 mg/kg).
- Bei Tieren unter 6 Wochen sollten **keine** Neuroleptika eingesetzt werden; bei älteren Jungtieren nur in einer minimalen Dosierung (z. B. Azaperon: 0,2 mg/kg i.m. oder Acetylpromazin: 0,01–0,02 mg/kg i.m.).

Gibt man jungen Katzen Phenothiazine (Combelen®, Vetranquil®), neigen sie besonders zu Krämpfen.

- Xylazin (Rompun®) ist tunlichst zu vermeiden. Wenn, dann nur in einer Minimaldosis (0,05–0,1 mg/kg).

Beispiele von Narkosen junger Hunde und Katzen:
- Prämedikation: Atropin®: 0,04 mg/kg i.m. +
Neuroleptanalgesie: Thalamonal®: 0,4 ml/kg i.m.
- Prämedikation siehe oben +
Diazepam (0,2–0,4 mg/kg i.m.) + Ketamin (8–12 mg /kg i.m.)
- Mittel der Wahl ist die Inhalationsnarkose, allerdings nur das halb-offene System (der Atemwiderstand und das Totraumvolumen in geschlossenen Systemen sind zu hoch!). Zur Prämedikation nimmt man Atropin® (Dosis wie oben) und Einleitung mit Gas über Maske.

Das alte Tier

Ein Tier, das ca. 80% seines rassetypischen Alters erreicht hat, kann man als „altes Tier" bezeichnen. Dies ist eine Faustregel, die individuell auszulegen ist.

Beim alten Tier gelten – ebenso wie beim jungen Tier – einige Besonderheiten:

- Das Herz kann bei Belastung weniger gut kompensieren (Blutungen, Streß, Op. etc.); weiterhin neigt das alte Tier zur Vagotonie. Häufig finden sich Myokardvorschädigungen, die eine herzbelastende Narkose verbieten.
- Die Nieren sind oft insuffizient und dürfen nicht mit nierenbelastenden Narkotika verschlimmert werden. Die Niereninsuffizienz bedingt eine höhere Empfindlichkeit gegenüber Über- und Unterinfusionen.
- Die Leber kann die Narkotika nur langsam abbauen, dadurch verlängert sich die Aufwach- und Erholungsphase beim alten Tier.
- Das Herz-Minuten-Volumen (HMV) ist beim alten Tier geringer, wodurch die Narkoseeinleitung verlängert wird. Dosiert man zu rasch nach, kommt es schnell zu Überdosierungen.
- Eine besonders sorgfältige pränästhetische Untersuchung des Herz-Kreislauf-Systems, der Leber- und Nierenfunktion (Laborwerte) sind zu fordern!

Merke:
- Prämedikationen zunächst nur bis zur Hälfte der Dosis geben.
- Zur Prämedikation keine Anticholinergika (= kein Atropin) verabreichen.
- **Kein Xylazin** (Rompun®)
- Barbiturate nur in niedrigster Dosierung.
- Alte Patienten gehören stets intubiert und an den Tropf gehängt.
- Bei Gasnarkosen sollen die Tiere zunächst vor der Intubation mit reinem O_2 über die Maske präoxygeniert werden.

Welche Narkose also beim alten Patienten?

Um Wiederholungen zu vermeiden, wird an dieser Stelle auf die ASA-Tabelle und die Narkosebeispiele für entsprechende ASA-Fälle verwiesen. Schauen Sie in der ASA-Tabelle nach (Tab. 48), welches Alter welcher ASA zuzuweisen ist, und suchen Sie die entsprechende Narkose in den Narkosebeispielen.

8.8.2 Spezialitäten (Vorschädigungen)

Neben den alten und jungen Tieren gibt es natürlich auch Tiere im besten Alter, die aufgrund von Vorerkrankungen spezieller Berücksichtigung bedürfen.

- Herz-Kreislauf-geschädigte Hunde/Katzen
- Hypovolämische Tiere
- Tiere mit Ateminsuffizienzen
- Lebergeschädigte Tiere
- Nierenkranke Tiere
- Tiere mit Verdacht auf Hirnödeme
- Sectio caesarea
- Diabetes mellitus

Anästhesie

Der Herz-Kreislauf-geschädigte Patient (Myokardinsuffizienz, Perikarditis, Endocarditis valvularis o. ä.)

Es muß eine Tachykardie vermieden werden, da sich diese leicht bis zu einem Herzstillstand fortsetzen kann. Daraus ergeben sich folgende Regeln:

- Prämedizieren mit Benzodiazepinen oder Acetylpromazin + Morphinen; dadurch wird der Patient entspannt und analgesiert. Gute Vorbeugung gegen streßbedingte Tachykardien.
- Eine Sedation kann neben Acetylpromazin (0,01–0,02 mg/kg i.m.) auch mit Azaperon (Stresnil®: 0,25 mg/kg i.m.) erfolgen.
- <u>Kein Xylazin</u> verwenden
- <u>Kein Ketamin</u> benutzen, da es gerne zur Tachykardie führt. Allerdings wird von namhaften Autoren bei derartigen Katzen das Ketamin neben der Inhalationsnarkose als probates Mittel empfohlen.
- Voroxygenieren des Patienten im Zelt oder über die Maske für 5 Minuten.
- Mittel der Wahl bei Herzpatienten ist sicherlich die Gasnarkose mit <u>Isofluran</u>, da es vom Herzen am besten toleriert wird. Zur Einleitung nimmt man z. B. Propofol (7 mg/kg i.v.), oder man leitet über eine Neuroleptanalgesie ein (z. B. Hypnorm®) und gibt danach Isofluran.

Hypovolämische Tiere

Diese sind – wenn möglich – zunächst aufzufüllen (siehe Kap. A. 6: Infusionstherapiegrundlagen). Ist dies nicht möglich, so sollte bedacht werden, daß diese Tiere nicht nur einer erhöhten Kreislaufbelastung ausgesetzt sind, sondern Pharmaka aufgrund der geringeren Solvationsmenge schon bei niedrigerer Dosierung wirken. Hinzu kommt eine geringere Ausscheidungsrate mit all den bereits genannten Konsequenzen (verlängerte Aufwach- und Regenerationszeit).

Tiere mit Ateminsuffizienz

(Pneumonien, Bronchitiden, Lungenfibrosen, Emphyseme, Atelektasen, Zwerchfellhernien, Pneumo-, Hämo-, Chylothorax, Tumoren etc.)

Da die meisten Anästhetika atemdepressiv sind, die Ventilation folglich verschlechtern, ist eine weitere Forcierung der Ateminsuffizienz vorprogrammiert.

Zur <u>Schadensbegrenzung</u> empfiehlt sich:

- Ateminsuffizienz, wenn möglich, beheben, d. h. z. B. Pneumothorax beseitigen.
- Atropin® zur Prämedikation. Damit werden die Bronchien erweitert und die Sekretion gehemmt.
- Ateminsuffiziente Patienten sind oft besonders ängstlich, was das Atemzugvolumen i.d.R. herabsetzt. Es bietet sich eine leichte Sedation mit Diazepam (Valium®: 0,3–0,4 mg/kg i.m. max. 10 mg/Tier) oder Acetylpromazin (Vetranquil®: 0,02 mg/kg i.m.) an.
- Präoxygenieren mit O_2 vor der Intubation für 5–6 Minuten.
- Jedes Tier mit Ateminsuffizienz sollte intubiert werden, um eine effizientere Atmung evtl. durch O_2-Gabe und assistierter oder gar kontrollierter Beatmung zu erreichen.
- Mittel der Wahl ist sicherlich eine Inhalationsnarkose mit positivem endexspiratorischem Druck (sog. PEEP-Beatmung). Die Narkose wird z. B. mit Propofol (7 mg/kg i.v.) eingeleitet. Danach wird nach Präoxygenierung rasch intubiert.

Lebergeschädigte Tiere

Da die Leber sich vorzüglich regeneriert, ist mit Anästhesieproblemen eher bei akuten (= nicht kompensierten) Lebererkrankungen zu rechnen. In solchen Fällen kommt es zur verzögerten Entgiftung der Medikamente, längerer Aufwach- und Erholungsphase. Inhalationsnarkotika, wie Halothan und Enflurane, senken die Leberperfusion und führen damit zu weiterem Leistungsabfall. Halothan steht in der Humanmedizin im Verdacht, Leberschädigung durch Hepatitisinduktion zu provozieren. In der Tiermedizin konnte dies bisher nicht nachgewiesen werden.

- Bei Verdacht auf Leberinsuffizienzen sind präanästhetisch Laborwerte anzufordern (siehe Kap. A. 7: Labor).

- Für die Narkose eignen sich insbesondere Thiobarbiturate + Isofluran in niedriger Dosierung. Problemlos sind auch Benzodiazepine und Morphine ebenfalls in niedriger Dosierung.
- Grundsätzlich sollten O_2-Gaben und Glukose(G_5)-Tropf verabreicht werden.
- Bei lebergeschädigten Katzen sollte man sowohl mit Ketamin als auch mit Steroiden vorsichtig sein.

Nierenkranke Tiere

Die meisten Anästhetika senken über eine allgemeine Blutdrucksenkung auch den renalen Blutfluß. Dadurch können insuffiziente Nieren zusätzlich durch O_2-Mangel geschädigt werden. Dieser Mechanismus kann durch Infusionen und evtl. Nierenstartergaben (Dopamin, Mannitol etc.) eingeschränkt werden.

- Bei alten oder verdächtigen Tieren sind vor der Narkose <u>Kreatinin und Blutharnstoff</u> als Nierenfunktionsindikatoren zu untersuchen. Achtung: Auch geringe Abweichungen dieser Parameter sind von Bedeutung, da die Nieren erst bei stärkerer Insuffizienz erhöhte Werte anzeigen.
- Vermeide Methoxyfluran (nephrotoxisch!)
- Kein Ketamin.
- Gut werden von den nierenkranken Katzen Alfatesine (z. B. Aurantex®) vertragen.
- Postoperativer Tropf (15 ml/kg/Std.), Elektrolyte, evtl. Mannitol (1–2 ml/kg i.v.) oder Dopamin (5–6 µg/kg/<u>min</u> i.v.).
- <u>Narkosevorschlag:</u>

Prämedikation mit Atropin®

Sedation (falls nötig) mit Benzos oder Phenothiazin, evtl. zusätzlich Morphine.

Einleitung der Narkose mit Propofol (7mg/kg i.v.) oder Neuroleptanalgetika (z. B. Hypnorm®). Dann mit Gas (Halothan, Isofluran) fortführen.

Tiere mit Verdacht auf Hirnödem

Die Situation eines Hirndruckes soll durch die Narkose nicht verschlechtert werden. Wenn möglich ist präoperativ das Hirnödem anzugehen.
- Mannitolinfusion (1–2 mg/kg i.v.)
- Furosemid 2–5 mg/kg i.v., i.m. (5 mg/kg p.o.)
+ Cortison 5–10 mg/kg i.v.
- Zur Narkose selbst eignet sich die Ataranalgesie (Fentanyl + Dormicum®); für lange Op. eine Inhalationsnarkose, wobei eine kontrollierte Hyperventilation anzuraten ist, da dadurch eine Hypokapnie mit reaktiver Gefäßkontraktion die Situation entschärft.

Tip: Keine Ketaminverwendung bei Schädel-Hirn-Traumen, da Gefahr von Krämpfen.

Sectio caesarea

Das Muttertier muß zur Op. narkotisiert werden; dabei überwinden viele Narkotika die Plazentarschranke und können die Lebensfähigkeit der Welpen in Mitleidenschaft ziehen.

Hinzu kommt, daß zur Sektio anstehende Tiere in den seltensten Fällen nüchtern sind und daher zum Erbrechen neigen. Es empfiehlt sich deswegen, bei allen folgenden Narkosen eine Prämedikation mit Metoclopramid (Paspertin®, 0,2–0,4 mg/kg s.c., 15 Minuten vor der Narkose), um einen Vomitus zu unterdrücken.

Hundesektio

Vorschlag 1: Kombination einer Neuroleptanalgesie mit einer Schnittinfiltration
- Rompun® (2 mg/kg) + Ketamin (2–4 mg/kg) i.v. in Venenkatheter, zunächst 50%, dann Hund scheren und langsam den Rest.

Vorschlag 2: Inhalationsnarkose nach Einleitung mit Ketamin (2–4 mg/kg i.v. Hd/Ktz) +
Inhalationsnarkose am intubierten Tier.
Alternativ zu Ketamin: Propofol (Dosis lt. Beipackzettel).
Nach der Entbindung kann die Narkose vertieft werden.

<u>Vorschlag 3:</u> Ataranalgesie (Benzodiazepine + Fentanyl)
Fentanyl: 0,02–0,03 mg/kg i.v. +
Midazolam (Dormicum®) : 1–2 mg/kg i.v.

Katzensektio
<u>Vorschlag 1:</u>
- Paspertin®-Gabe kann empfohlen werden
- Einleitung der Narkose mit Ketamin (2–4 mg/kg) + Inhalationsnarkose wie beim Hund

<u>Vorschlag 2:</u> Niedrige Ketamin-Xylazin-Narkose und nach der Entwicklung der Welpen eine Vertiefung der Narkose mit Ketamin.

Was tun mit den Welpen nach der Entwicklung?
- Mund und Nase von Eihäuten und Schleim befreien
- Evtl. Mund-Nase-Beatmung und/oder Sauerstoffdusche
- Bei Atemdepression: 1–2 Tropfen Narcanti® auf die Maulschleimhaut (bei Verwendung von Opiaten zur Op.)

Evtl. zusätzlich ein Analeptikum wie Dopram-V® oder Respirot®.
- Rasch wärmen und abrubbeln
- Bradykarde Welpen mit Atropin spritzen (Atropin 1:1 mit NaCl, davon 0,1 ml s.c.)

Der Diabetes-mellitus-Patient
Ist ein Tier auf Insulin eingestellt, kann der Stoffwechsel entgleisen, z. B. wenn durch lange Narkosen die gewohnte Fütterung nicht möglich ist oder gar Glukokortikoide angewandt werden.

<u>Vorschlag:</u>
- Op. am Morgen nach Gabe von etwa $^1/_3$ der normalen Insulinmenge
- Verwendung von schonenden Narkosen, die keine langen Nachschlafphasen haben (antagonisierbare Narkosen, Gasnarkosen etc.)
- Perioperative Blutzuckerkontrollen
- G5-Infusion intra- und postoperativ (10–15 ml/kg/Std.), bis die Nahrung wieder oral appliziert werden kann
- Vermeide Glukokortikoide zur Op.

8.8.3 Notfallanästhesie bei Hund und Katze

Notfälle können alle ASA-Stufen repräsentieren. Entscheidend ist, daß ein rascher Handlungsbedarf besteht. Daraus ergibt sich, daß wenig Zeit für große präanästhetische Erhebungen (Labor, Röntgen, Sonographie etc.) zur Verfügung steht. Häufig sind die Patienten <u>nicht</u> nüchtern, und damit ist stets die Gefahr einer Aspirationspneumonie gegeben. Der Vomitusgefahr kann mit einer Paspertin®- und zusätzlichen H_2-Blocker-Gabe begegnet werden.

- Zunächst wird über eine Basisuntersuchung ein schnelles Bild vom Umfang der Verletzungen und dem Allgemeinbefinden des Patienten gezeichnet. Besonderes Augenmerk ist auf die Vitalfunktionen zu richten (ABCD-Schema). Eine Thorax- und Abdomenröntgenaufnahme (2 Ebenen) ist meist von Vorteil.
- Sedativa/Narkotika sollten stets so gewählt werden, daß der Kreislauf nur minimal belastet wird. Atemdepressive Medikamente können eingesetzt werden, da i.d.R beatmet wird.
- Die Art der Narkose richtet sich nach der Art der Schädigung am Patienten. Sollte die Basisuntersuchung keine konkreten Anhaltspunkte verschaffen, so kann eine Narkose mit Benzodiazepinen + Fentanyl + Beatmung unter Zugabe von reinem Sauerstoff versucht werden. Es gelingt damit eine potente Narkose, die dem Chirurgen alle Möglichkeiten offen läßt.

9 Notfalltherapie

9.1	Notfallbeispiele (Auswahl)	288
9.2	Notfallmedikamente mit Dosierung	293
9.2.1	Anaphylaxie	294
9.2.2	Augennotfälle	295
9.2.3	Atemnotfälle	296
9.2.4	Diabetische Notfälle	297
9.2.5	Herznotfälle	298
9.2.6	Infusionslösungen	301
9.2.7	Vergiftungen	302
9.3	Sedativa und Analgetika im Notfall	306
9.4	Euthanasie	308

9.1 Notfallbeispiele (Auswahl)

Täglich können wir mit allerlei Notfällen in der Praxis konfrontiert werden. Im folgenden wird eine kleine Auswahl von Fallbeispielen zusammengestellt.

Prinzipiell ist jeder Notfall zunächst symptomatisch erstzuversorgen. Darunter versteht man die Aufrechterhaltung oder Ingangsetzung **vitaler Funktionen,** wie Atmung und Kreislauf. Bewährt hat sich das **ABC der Wiederbelebung,** das ausführlich in Kap. A. 12: Der Notfallkoffer, erläutert ist.

Zunächst wird auf die Anaphylaxie, den Schock und verschiedene Komazustände eingegangen. Es folgen Blut- und Volumenverluste, Herzstillstand, verschiedene Atemwegserkrankungen (Lungenödem, Pneumothorax, Atemstillstand), Schädel-Hirn-Trauma, der epileptische Anfall, Vergiftungen und das akute Glaukom.

■ **Was tun, wenn Hund/Katze an einer Anaphylaxie leidet?**
Prednisolon (Urbason solubile®) + Adrenalin (Suprarenin®)
Dosis: Predn. 5–8 mg/kg i.v. + 0,1–0,2 ml/10 kg Suprar. (0,1%) i.v.

■ **Was tun, wenn sich der Patient im Schock befindet?**
Zur Diagnose des Schocks dient im Notfall die kapilläre Füllungszeit (KFZ), die im Schock ≥2 s beträgt.
Die Therapie steht auf drei Säulen:

1. Infusionen
Venösen großlumigen Zugang legen. Die Menge sollte etwa dem 2fachen des venösen Volumens entsprechen.
– Ziel: massive Füllung des intravenösen Raumes und damit optimale Perfusion der peripheren (und zentralen) Gewebe.
– Beste Lösung: körperwarme Ringer-Lactat-Lsg.
Merke: Dextrane, Stärke, Serumalbumine, Vollblut oder Gelatine bringen zwar im Einzelfall Vorteile, sind im Notfall jedoch eher von akademischem Wert. Das häufig gewünschte Bicarbonat (2 mval/kg i.v.) bringt gegenüber der alleinigen Ringer-Lactat-Gabe keine wesentlichen Vorteile. Auch ohne Bicarbonat-Gabe normalisiert sich der pH-Wert in kürzester Zeit nach Ringer-Lactat-Infusion.

2. Antibiotika
Gabe von Antibiotika zum frühestmöglichen Zeitpunkt.
Dosis: 20000–40000 IE/kg Penicillin G i.v.
(Sinn liegt darin, den im Schock und unter Kortisonen verwundbaren Patienten zu schützen.)

3. Kortisone

Empfehlenswert ist die Gabe von Dexamethason. Wirkungsweise und Sinn sind umstritten, jedoch läßt sich belegen, daß mit Kortisonen die Patienten länger überleben.
Dosis: 2–4 mg/kg i.m.

■ **Was tun, wenn Hund/Katze im diabetischen Koma liegt (hyperglykämischer Schock)?**
Vollelektrolytgabe und <u>Altinsulin</u>
Dosis: 20–80 ml/kg Vollelektr. (Hd/Ktz) + 0,5–1 IE/kg i.m. Altinsulin (Ktz) bzw. 0,5 IE/kg Hd s.c.
Zusätzlich noch 1–5 ml/kg Natriumbicarbonat (8,4%) i.v.

■ **Was tun bei einem Schock infolge Blutvergiftung?**
Ein Cocktail aus Kortison, Antibiotikum, Natriumbicarbonat, Heparin und Vollelektrolyten im DT.
Dosis: 5–8 mg/kg (beim Hund bis 30 mg/kg i.v.) Prednisolon
i.v. + 100 mg/kg Ampicillin i.v. + 10–80 ml/kg Elektrolyte i.v. +
1–5 ml/kg Natriumbicarbonat (8,4%) i.v. +
100 IE Heparin i.v./kg KGW
0,1–0,2 ml/10 kg KGW einer 0,1%igen Suprarenin-Lsg.

■ **Was tun, wenn Katze/Hund im Leberkoma schlummert?**
Vollelektrolyte mit 5%iger Glucose.
Dosis: 20 ml/kg (Hd) im DT
5 ml/kg (Ktz) im DT

■ **Was tun bei Nierenkoma (urämisches Koma)?**
Versuchen, die Filtration mittels Infusionslösungen zu erhöhen.
Dosis: Mannitol (20%) 2 g/kg im DT (Osmodiurese)
oder Elektrolyte 10–50 ml/kg (Ktz) bzw. bis 90 ml/kg (Hd) i.v. im DT.
Zur Kontrolle des Erfolges sollte man die Harnproduktion (Harnkatheter) überwachen. Richtwert Ktz: ≥0,5 ml/kg KGW/Std., Hd: ≥1 ml/kg KGW/Std.
Schnellen Erfolg bringt auch **Furosemid** (Dosis: 1–2,5 mg/kg i.v.); evtl. wiederholt geben.

- **Was tun, wenn zuviel Blut fehlt?**

(Mangel an sauerstofftransportierenden Blutkörperchen)
Am besten <u>Vollblut</u> (Blutspenderkatze/-hund) oder zumindest Plasmaexpander (Dextrane® 70000)
Dosis: 10–20 ml/kg i.v. oder mehr im DT.

- **Was tun, wenn dem Hund/der Katze Volumen fehlt?**

(= Hypovolämie)
Ersetzen durch Vollelektrolyte oder auch minder qualitative Volumensubstituenten (0,9% NaCl).
Merke: Weniger qualifizierte Substituenten sind besser als gar nichts!
Dosis: 20–80 ml/kg im Dauertropf (DT)
evtl. + Natriumbicarbonat (Nabi 8,4%) 1–5 ml/kg i.v.

- **Was tun bei Herzstillstand?**

Herzmassage nach ABCD-Konzept und Suprarenin® geben.
Dosis: Hd/Ktz: 1 ml Suprar. in 9 ml physiolog. Kochsalzlösung mischen und davon dem Hund oder der Katze bis zu 3 ml i.v. verabreichen, je nach Wirkung!
<u>Alternative:</u> Orciprenalin Hund: 1–6 mg/Tier; Katze: 0,5–2 mg/Tier; beides bei Bedarf nach 15 Minuten wiederholen.

- **Was tun, wenn Katze/Hund aufgrund eines Lungenödems stark röchelt?**

Beruhigen, entwässern und die Bronchien erweitern, evtl. mit reinem Sauerstoff beatmen.
Dosis:
– Diazepam (Valium®) 1–2 mg/kg i.v. Kann wiederholt werden; oder Azepromazin (Vetranquil®). Katze: 0,5 mg/kg i.v. Hund: bis 1 mg/kg i.v.
– Furosemid (Lasix®) 2–4 mg/kg i.v., i.m. Wiederholen nach 15 Minuten dann alle 4–12 Stunden.
– Theophyllin (Aminophyllin®, Euphyllin®): 10 mg/kg i.v. in 10 ml Ringer-Lactat gestreckt dient der Bronchiendilatation zur besseren Sauerstoffversorgung.
– Prednisolongabe: Ktz: 2–5 mg/kg i.v.; Hd: bis 30 mg/kg i.v.

Rasche Linderung schafft auch der
- Aderlaß: ca. 10 ml/kg

Herzinsuffizienz sollte mit Lanitop® 0,007–0,015 mg/kg i.v. behoben werden.

■ Was tun im Falle eines Pneumothorax?

Abklären, um welche Art von Pneu es sich handelt (Stichworte: offener, geschlossener Pneumothorax, einfacher oder Spannungspneumothorax).
Im Notfall den Thorax zunächst schnell entlasten. Es gibt dazu mehrere Möglichkeiten, wobei das Vorgehen i.d.R. gleich ist. Raschen Erfolg bringt auch eine großlumige Braunüle und eine große Spritze mit 3-Wege-Hahn.

■ Was tun bei Atemstillstand?

Gabe von Analeptika wie z. B. Doxapram (Dopram-V®); Hd: 5–10 mg/kg i.v., Neonat: 1–5 mg/kg s.c, Ktz: 1–5 mg/kg i.v. oder
Lobelin®: für Hd/Ktz 1 mg/5 kg i.v., i.m., s.c.
Unter Umständen muß beatmet werden (8–12mal/min)

■ Was tun bei Schädel-Hirn-Trauma?

Prinzip: Gehirnschwellung vorbeugen oder beheben. (Diagnostik: Augen- und periphere Reflexe, Bewußtseinsstörung, Kontrolle alle 15 Minuten)
→ Diurese steigern, Hyperventilieren, Kortisongabe
- Beatmung: Eine Hyperventilation senkt über die Hirngefäßkontraktion den Hirndruck.
- Diuretika und Infusionen (beugen einer diureseinduzierten Hypovolämie vor).

Merke: Infusionen beim Schädel-Hirn-Trauma stets nach Wirkung (Reaktion des Patienten) durchführen. Eine diurestesteigernde Infusion birgt die Gefahr einer Hypovolämie; eine Infusion mit Ringer-Lactat muß also folgen.

Dosis:
- Dexamethason: 2–4 mg/kg alle 6–8 Std. über 1 Woche, danach ausschleichen.
- Mannit: 2 mg/kg alle 4–6 Std., d. h. 10 ml/kg einer 20%igen Mannit-Lsg. über 20–30 Minuten infundieren.

– Bis zu 60 ml Ringer-Lactat/kg i.v. bringen i.d.R. keine neurologischen Probleme.
- **Was tun bei einem epileptischen Anfall des Hundes?**

Akuter Anfall:
– Diazepam (Valium® 1–2 mg/kg i.v., i.m.
  Status epilepticus bis 4 mg/kg i.v.)
– Pentobarbital (Narcoren® 1 ml/2,5 kg i.v.
  Status epilepticus 20–30 mg/kg i.v., wobei die ersten $^2/_3$ rasch injiziert werden und der Rest – falls nötig – nach ca. 2 Minuten)
– Propionylpromazin (Combelen® max. 2 ml/10 kg)

außerdem:
– Sauerstoffbeatmung
– Kontrolle des Flüssigkeitshaushaltes
– bei Verdacht auf Hirnödem: siehe dort.
- **Was tun, wenn Katze/Hund Gift verzehrt hat?**

Siehe Tab. 76
- **Was tun bei akutem Glaukom?**

Pilocarpin 1% Augentropfen (Spersacarpin®) 4× tgl., zusätzlich Diamox®-Tabl. (Hd/Ktz: 5–10 mg/kg)

9.2 Notfallmedikamente mit Dosierung

Dieser Abschnitt listet in einer Art Zusammenfassung die wichtigsten Notfallmedikamente für Hund und Katze auf. Der Übersicht halber wird dabei die Tabellenform gewählt, getrennt nach Indikationen.

Sinnvoll ist es, diese Präparate mit einer Dosierungsliste im Notfallkoffer zu haben.

9.2.1 Anaphylaxie

Tab. 70 Einige Notfallmedikamente zum Einsatz bei einer Anaphylaxie

Medikament	Indikation	Dosis Hund	Dosis Katze	Bemerkung
Adrenalin Suprarenin®	Anaphylaxie	siehe Herz	siehe Herz	
Antihistaminika (Benadryl®)	anaphylaktischer Schock	1–2 mg/kg i.m. i.v.	1–2 mg/kg i.m., i.v.	nur flankierende Maßnahme
	Bronchialasthma	5–50 mg/Tier i.v., alle 12 Std.		neben Adrenalin und Kortison. Auch beim Hundetransport einsetzbar wegen seiner sedierenden Wirkung. KI: Glaukom
Dexamethason Fortecortin®	Anaphylaxie	1–2 mg/kg i.v., i.m. bis zu 5 mg/kg i.v.		
Prednisolon (Urbason solubile®, Hostacortin solubile®)	Anaphylaxie	1–2 mg/kg i.v., i.m.	1–2 mg/kg i.v., i.m.	
Methylprednisolon (Hd) (Medrate Soluble®)	hämorrhagischer/ traumatischer Schock	15–30 mg/kg i.v. mehrere Minuten		
Promethazin (Atosil®)	Antiallergikum	im Schock: 5–10 mg/kg ad 10 ml 0,9% NaCl i.m.		sedierende Wirkung antiemetisch

KI: Kontraindikation

9.2.2 Augennotfälle

Tab. 71 Einige mögliche Medikamente und deren Dosierungen bei Augennotfällen

Medikament	Indikation	Dosis Hund	Dosis Katze	Bemerkung
Diclofenamid Tbl.®	akutes Glaukom	2–5 mg/kg 2–3× tgl. oral	siehe Hund	teuer, NW: Unruhe, Hyperventilation, Erbrechen
Flunixin-Meglumin (Finadyne®)	Entzündungen am und im Auge	0,5 mg/kg oral 3 Tage lang		
Glycerin 50-90%ig	akutes Glaukom	1–2 g/kg oral	1–2 mg/kg oral	kein Wasser für einige Stunden, nicht präoperativ
Lidocain 1–2%ig	Lokalanästhesie bei Blepharospasmus	2 ml/Auge s.c. am Jochbogen	siehe Hund	
Mannitol	akutes Glaukom	1–2 g/kg i.v.	1–2 g/kg i.v.	auch präoperativ
Ophtocain®	Lokalanästhesie am Auge	1 Tropfen alle 30 s 3–4×	siehe Hund	
Pilocarpol® Spersacarpin®	akutes Glaukom	Augentropfen 4× tgl.	siehe Hund	

NW: Nebenwirkungen

Tab. 71 Fortsetzung

Medikament	Indikation	Dosis Hund	Dosis Katze	Bemerkung
Tropicamid (Mydriatikum Roche®) Atropin®-AT 1%	Mydriatikum	einige Tropfen ins Auge	siehe Hund	Mydriatikum Roche® hat kurze Wirkdauer, was sich oft günstig auswirkt

9.2.3 Atemnotfälle

Tab. 72 Medikamente für den Atemnotfall

Medikament	Indikation	Dosis Hund	Dosis Katze	Bemerkung
Coffein	Herz-, Kreislauf-Atem-insuffizienz	5–10 mg/kg i.v., s.c.		NW: Erregung und Erbrechen möglich
Doxapram (Dopram V®)	Atemdepression	5–10 mg/kg i.v., Neonat: 1–5 mg/kg s.c.	1–5 mg/kg i.v.	
Lobelin®	Atemdepression	1 mg/5 kg i.v., i.m., s.c.	1 mg/5 kg i.v., s.c.i.m.	kann nach 10–15 Minuten wiederholt werden. Evtl. i.v. mit i.m. kombinieren
Respirot®	Ateminsuffizienz	oral oder nasal einige Tropfen	dito	besonders geeignet für Neonaten

Tab. 72 Fortsetzung

Medikament	Indikation	Dosis Hund	Dosis Katze	Bemerkung
Strophantin (Strophanektan G®, Strophantin + Traubenzucker®, Stromeltin®)	akute Herzinsuffizienz akutes Herzversagen kardiales Lungenödem	0,02–0,03 mg/kg, initial 25–50% nach Wirkung, dann im Abstand von 30–60 Minuten jeweils 25%	siehe Hund	streng i.v. verabreichen! NW: Diarrhö, Erbrechen, Apathie, Arrhythmien, Bradykardie
Theophyllin (Euphyllin®) Aminophyllin®)	Bronchialasthma, akute Herzinsuffizienz	5–6 mg/kg i.v.	siehe Hund	**Cave** KI: Epileptiker

NW: Nebenwirkungen
KI: Kontraindikation

9.2.4 Diabetische Notfälle

Tab. 73 Einige Medikamente mit den entsprechenden Dosierungen für Hd/Ktz bei diabetischen Notfällen

Medikament	Indikation	Dosis Hund	Dosis Katze	Bemerkung
Altinsulin	Hyperglykämie Coma diabeticum	0,5 IE/kg s.c.	0,5–1,0 IE/kg i.m. oder DT	
Glucose 5%	Hypoglykämie Hypertone Dehydratation	20 ml/kg i.v. i.m., DT	5 ml/kg im DT	

DT: Dauertropf

9.2.5 Herznotfälle

Tab. 74 Medikamente für den Herznotfall mit Dosierungen bei Hund und Katze

Medikament	Indikation	Dosis Hund	Dosis Katze	Bemerkung
Adrenalin 1:10000 (Suprarenin®) oder 1 ml Supra in 9 ml NaCl, davon	Herzstillstand Anaphylaxie	0,1 ml/kg i.c. 0,1–0,5 mg/Tier i.v., s.c., i.m. Suprarenin®: 1–3 ml/Tier i.v.	0,1–0,2 ml i.v. in der Anaphylaxie. Bei Herzstillstand Alupent® Suprar.: 1–3 ml/Tier i.v.	Originallösung ist 1:1000. Einfach mit 9 ml 0,9%ige NaCl verdünnen. Kurze Wirkung, daher im DT oder, bei Erfolg, mit Dobutrex® fortführen.
Calcium-Gluconat 10%	Herzstillstand	0,1 mg/kg i.c.	3–5mal langsam i.v. 1 ml i.c.	
Coffein	Herz-Kreislauf-Atem-Insuffizienz	5–10 mg/kg i.v., s.c. mehrmals tgl.		NW: Erbrechen, Erregung
Digitoxin (Digitalislösung®)	Herzinsuffizienz	ID: 0,1–0,3 mg/kg oral alle 12 Std., 3 Tage lang, dann: ED: 0,01–0,1 mg/kg oral alle 12 Std.		
Digoxin (Lanitop®, Lanicor®)	Herzinsuffizienz	0,03–0,04 mg/kg i.v. im Notfall fraktioniert ID: 0,02–0,05 mg/kg alle	0,007–0,015 mg/kg i.v.	

298 Notfalltherapie

Tab. 74 Fortsetzung

Medikament	Indikation	Dosis Hund	Dosis Katze	Bemerkung
		24 Std., 3 Tage lang, danach ED: 0,01–0,02 mg/kg alle 24 Std.		
Dobutamin (Dobutrex®)	Folgemedikament erfolgreicher Suprarenin®-Gabe Hypotension, kardiale Kreislaufschwäche	250 mg in 500 0,9%ige NaCl nach Wirkung im DT D: 5–20 µg/kg/min	keine Dosierung bekannt	kurze Wirkung, daher DT
Dopamin (Dopamin-Nattermann®)	Schock mit Gefahr der Nieren- und Mesenterialminderdurchblutung	200 mg in 500 ml Ringer-Lactat nach Wirkung im DT	10–15 µg/kg/min DT	
Enalapril (Enacard®)	Herzleistungsschwäche	0,5 mg/kg/Tier/Tag oral		
Etilefrin (Effortil®)	primäre und sek. Kreislaufschwäche	0,2–1 ml/kg i.m., s.c.	0,01–0,1 mg/kg i.m., s.c.	adrenalinähnliche Wirkung, hält jedoch länger an und ist gut oral/nasal wirksam (Tropfen)
Lidocain (Lidocain 2%, Xylocain® 2%)	Herzarrhythmien	1–2 mg/kg i.v.		

Notfalltherapie

Tab. 74 Fortsetzung

Medikament	Indikation	Dosis Hund	Dosis Katze	Bemerkung
Noradrenalin (Arterenol®)	Hypotension vaskuläre Kreislaufschwäche Tox., sept. Schock	0,1–0,5 mg/Tier i.v., s.c., i.m.	0,1–0,5 µg/kg/min i.v. DT	
Orciprenalin (Alupent®, 2%)	Herzstillstand Schock Bradykardie	1–6 mg/Tier i.v. dito 0,01 mg/kg s.c., i.m. alle 4–6 Std.	0,5–2 mg/Tier i.c. oder 0,1– 0,3 µg/kg/min im DT	
Pentetrazol (Cardiozol®, Coryvet®)	Kardiale Kreislaufschwäche Neonatale Asphyxie Narkosezwischenfall mit Atem- und Kreislaufdepression	20–100 mg/Tier s.c., i.m. alle 6–12 Std.	5–10 mg/kg i.v. wiederholen, bis Zustand gebessert	
Ramipril (Vasotop®)	Herzinsuffizienz	0,5 mg/kg/Tier/Tag oral		
Theophyllin (Euphyllin®, Aminophyllin®)	akute Herzinsuffizienz, aber auch Bronchialasthma	5–6 mg/kg i.v.	siehe Hund	**Cave** KI: Epileptiker

ID: Initialdosis; ED: Erhaltungsdosis; DT: Dauertropf; NW: Nebenwirkungen; KI: Kontraindikation

9.2.6 Infusionslösung

Tab. 75 Infusionslösungen bei Hd/Ktz und deren Dosierungen

Medikament	Indikation	Dosis Hund	Dosis Katze	Bemerkung
Ca-Gluconat 10%ig	Eklampsie	10–15 mg/kg/ Std. i.v. DT	3–5 ml/Katze i.v. DT	auch bei Herzstillstand in Kombination einsetzbar, siehe Herznotfälle!
Dextrane 70000	Plasmaexpander bei Blutverlusten	10–20 ml/kg Std. i.v. DT	dito	
Glucose 5%	hypertone Dehydratation	20 ml/kg i.v. im DT	5 ml/kg i.v.	
Mannitol 20%	Osmodiurese bei Hirnödem und dessen Prophylaxe	2 g/kg i.v.	2 g/kg im DT. 60% innerhalb von 20 Minuten, den Rest innerhalb von 40 Minuten	
NaCl; 0,9%	Dehydratation	wie Ringer-Lactat	dito	
Natriumbicarbonat 8,4%ig	Azidose	1–2 ml/kg i.v.		bei der Katze lieber nicht wg. ZNS-Störungen. Wenn, dann s.c.
Ringer-Lactat	Dehydratation	10–80 ml/kg i.v. im DT	dito	auf Zeichen der Hyperinfusion achten

DT: Dauertropf

Tab. 75 Fortsetzung

Medikament	Indikation	Dosis Hund	Dosis Katze	Bemerkung
Vollelektrolyte Sterofundin®, Ionosteril®	Dehydratation	wie Ringer-Lactat	dito	

9.2.7 Vergiftungen

Leider steht dem Tierarzt in den seltensten Fällen ein Beipackzettel des eingenommenen Insektizides o. ä. zur Verfügung; eigentlich weiß man i. d. R. überhaupt nicht, ob es eine Vergiftung ist, geschweige denn, um welches Gift es sich handelt. Statt dessen zeigt das Tier die unterschiedlichsten Symptome, wie z. B. Erbrechen, Durchfall, Ataxien, Krämpfe, Nystagmus, Speicheln, Myosis, Mydriasis, Lähmungen, Lungenödem, Koma etc.

Wichtig ist es nun, daß die vitalen Funktionen über das ABCD-Konzept aufrechterhalten und weitere Maßnahmen zur Rettung des Tieres eingeleitet werden. Folgende Ratschläge sollte man befolgen:

- Weitere Giftaufnahme untersagen
- Abwaschen des Giftes von der Haut

(evtl. Scheren des Fells)

- Erbrechen auslösen

(außer bei Laugen, Säuren und Detergenzien)

- Abführen, um den Darm vom Gift zu reinigen, bevor noch mehr resorbiert wird.
- Aktivkohle (oral = Neutralisation der restlichen Gifte)
- Renale Elimination durch Diurese fördern
- Für Analgesie, Entspannung und Entkrampfung sorgen

Magenspülung beim Hund

Hierzu ist eine Sedation, u. U. auch eine Narkose angezeigt. Zunächst Endotrachealtubus legen. Danach Magensonde mit Gleitgel versehen und

302 Notfalltherapie

einführen. Gespült wird mit physiologischer Kochsalzlösung unter Zugabe von Aktivkohle (3–5 Eßlöffel/l). Wir arbeiten nach dem Rein/Raus-Prinzip, wobei pro Spülgang 4 ml/kg KGW verwendet werden. Nach Beendigung der Spülung instilliert man Carbo medicinalis und Glaubersalz (Dosis: siehe Tab. 76).

Cave: In der Literatur wird von solchen Prozeduren abgeraten, wenn es sich um Detergenzien, Säuren oder Laugen handelt, da erhöhte Schockgefahr besteht. Bei Säuren und Laugen sollten besser große Mengen Wasser appliziert werden (Verdünnungseffekt). Bei Detergenzien sind Speiseöle zu bevorzugen, die das Gift binden. Laugen können auch mit Essigwasser gepuffert werden (Dosis: 2 Eßlöffel Speiseessig/Glas Wasser).

Magenspülung bei der Katze

Auch hier ist u.U. eine Sedation oder Narkose angebracht. Wie beim Hund sollte ein Endotrachealtubus gelegt werden, um danach mittels einer Magensonde (ca. 70 cm lang und 6 mm dick) – die bis zur Höhe des Proc. xiphoides eingeführt wird (markieren) – wiederholt zu spülen. Wir bedienen uns einer physiologischen Kochsalzlösung und reichern sie mit Carbo medicinalis an. Am Ende der Prozedur instillieren wir nochmals Carbo medicinalis und etwas Glaubersalz (Dosis: siehe Tab. 76).

Falls der Besitzer eine Giftaufnahme beobachtet hat, das Gift eruieren und entsprechend der folgenden Tabelle, eines guten Buches oder anhand der Giftzentrale (siehe Kap. A. 15: Adressen) die nötigen Maßnahmen (z.B. Antidota) treffen.

Tab. 76 Medikamente zur Therapie bei Vergiftungen

Medikament	Indikation	Dosis Hund	Dosis Katze	Bemerkung
Aktivkohle	Giftneutralisation	1–2 Teelöffel/Tier, alle 6–8 Std.	2 Teelöffel in 50 ml Wasser auflösen und oral applizieren	Einsatz einer Magensonde kann hilfreich sein

Tab. 76 Fortsetzung

Medikament	Indikation	Dosis Hund	Dosis Katze	Bemerkung
Apomorphin 0,5%	frische Giftaufnahme bis 8 Std. bei nicht ätzenden Substanzen!	0,08 mg/kg s.c. 2–3 mg/Tier	nicht bei Katzen!	nur bei <u>wachen</u> Tieren anwenden! Nicht bei Ätzmitteln und Detergenzienvergiftungen; dann lieber Magensonde! <u>Antidot:</u> Naloxon (Narcanti®)
Äthanol (20%)	Vergiftung mit Frostschutzmittel (Äthylenglycol)		5 ml/Äthanol i.p. + 6 ml Nabi (5%) i.p. alle 6 Std., insgesamt 5×. Danach nochmals 4 Behandlungen innerhalb 8 Std.	nur sinnvoll bei einem Therapiebeginn innerhalb von 24 Stunden nach Giftaufnahme.
Atropin	Organophosphatvergiftung	0,2–2,5 mg/kg s.c., i.v., wiederholen nach Wirkung	0,1–0,2 mg/kg i.v. nach Wirkung alle 10–15 Minuten möglich	langsam, sonst Blutdruckabfall, evtl. Pralidoxim und O_2
Diazepam (Valium®)	Sedierung und Muskelrelaxans bei Krämpfen	1–2 mg/kg i.v.	1–2 mg/kg i.v.	

Tab. 76 Fortsetzung

Medikament	Indikation	Dosis Hund	Dosis Katze	Bemerkung
Furosemid (Lasix®) (Dimazon®)	renale Entgiftung	1–5 mg/kg i.v., max. 50 mg/Tier	2,5–5 mg/kg	
Glaubersalz Natriumsulfat	Abführen von Giften	0,5–1 g/kg oral	1 Teelöffel auf eine Tasse Wasser mittels Magensonde	
Hexacyanoferrat (Preußisch-Blau)	chronische Thalliumvergiftung	3 g/Tag oral auf 3–6× verteilt	0,4 g/kg/Tag oral auf 3–6× verteilt	Therapie über 1–2 Wochen + symptomatische Therapie und Vitamin-B-Komplex
Kaliumtabletten (Kalinor®)	Vergiftung mit Wolfsmilchgewächsen, Dieffenbachia, Kalla, Oleander		2× tgl. 1 Tablette in leichten Fällen, ansonsten auch Kaliumchloridlösungen i.v. – Cave: Arrhythmien	
Methylthioninchlorid	Pökelsalzvergiftung	bis 5 mg/kg i.v., i.m.		gegen Methämoglobinbildung
Paraffinöl, Pflanzenöl	Bindung von Terpentin, Phenolen, Säuren, Laugen, Kerosin	1–3 ml/kg oral	symptomatische Begleittherapie bei genannten Substanzen	

Notfalltherapie

Tab. 76 Fortsetzung

Medikament	Indikation	Dosis Hund	Dosis Katze	Bemerkung
Phenobarbital (Luminal®)	Sedation bei Krämpfen	bis 6 mg/kg i.m., i.v.	10–20 mg/kg	
Pralidoxim	Organophosphatvergiftung		20 mg/kg i.v. Wiederholung nach 1 Std.	
Vitamin K (Konakion®)	Dicumarolvergiftung	0,25–5 mg/kg i.v. oder besser i.m. 2× tgl., bis klinische Besserung erfolgt	Katze wird wie der Hund behandelt. Bei i.v. Gabe in etwas Dextrose (5%) lösen.	über 2–3 Wochen weiterbehandeln mit Vit. K oral. Zusätzlich Sauerstofftherapie und Frischblut transferieren.
Xylazin (Rompun®)	u.a. Erbrechen einleiten (Ktz)	1–2 mg/kg 0,5 ml/10 kg	0,5–1 mg/kg i.m.	wie Apomorphin

9.3 Sedativa und Analgetika im Notfall

Prinzipiell sollte man im Notfall so wenig wie möglich mit Analgetika bzw. Sedativa arbeiten. Grund hierfür ist ein eventuelles Erschweren von Untersuchungen, bei denen wir auf Schmerzreaktionen angewiesen sind. Auch ist ein „Zuviel an Bewegung" für das unter Analgetika stehende Tier nicht zuviel. Es sollte jedoch niemals der Gedanke des Tierschutzgesetzes verlorengehen, der jederzeit einen <u>gezielten</u> Einsatz dieser Medikamente rechtfertigt.

Tab. 77 Sedativa und Analgetika im Notfall

Medikament	Indikation	Dosis Hund	Dosis Katze	Bemerkung
Acepromazin (Vetranquil®)	zur Sedation und Analgesie	0,3–1,0 mg/kg Acep. + Levomethadon (Polamivet®) 0,02–1,25 mg/kg i.v.	0,25–0,5 mg/kg i.v.	wenn möglich, sollte ein Notfallpatient nicht sediert werden!
Butylscopolaminbromid (Buscopan®)	Abdominalschmerzen	0,8 mg/kg i.v., s.c. 3× tgl.	0,8 mg/kg i.v., s.c. 3× tgl.	
Diazepam Valium®	Sedation + Analgesie	1–5 mg/kg i.v.	1–5 mg/kg i.v.	
Metamizol (Novalgin®)	Verletzungsschmerzen	20–50 mg/kg i.m., langsam i.v.	20–50 mg/kg i.m., langsam i.v.	1–2× tgl. Schockgefahr bei rascher i.v. Gabe
Pentazocin (Fortral®)	Schmerztherapie		0,5 mg/kg i.v.	
Pethidin (Dolantin®)	Abdominalschmerzen	2–5 mg/kg s.c.	niedere Dosis wählen	Antidot: Narcanti oder Lorphan
Phenobarbital (Luminal®)	Sedieren bei starken Krampfanfällen	5–6 mg/kg/Tag oral	3–5 mg/Tag oral	
Tolfedine® (Tolfenaminsäure)	akuter Schmerzschub bei chronischen Erkrankungen des Bewegungsapparates	4 mg/kg i.m. s.c.		ab 2. Tag oral

Notfalltherapie

Tab. 77 Fortsetzung

Medikament	Indikation	Dosis Hund	Dosis Katze	Bemerkung
Xylazin (Rompun®)	Sedation und kurze Analgesie z. B. zum Röntgen	0,05–0,1 mg/kg i.v.		starkes Vagusstimulans: daher mit Atropin kombinieren. KI: – Hunde, die zu Tympanien neigen – herz- und nierenkranke Hunde

KI: Kontraindikation

9.4 Euthanasie

Auch dieses traurige Thema gehört zu dem Kapitel Notfälle. Falls wir als Tierarzt/-ärztin nichts mehr für unseren Patienten tun können, so sollten wir ihn wenigstens von seinem Leiden erlösen, und zwar „lege artis", d. h. so behutsam wie nur möglich für Patient und Besitzer. Daher sollte das Tier vor der eigentlichen „Tötungsspritze" stets sediert werden, z. B. beim Hund mit l-Polamivet + Xylazin (1,0 ml/10 kg + 0,5 ml/10 kg i.m. oder i.v.), bei der Katze mit Ketanest + Xylazin (0,5 ml/Tier + 0,2 ml/Tier i.m.). Die eigentliche Tötung erfolgt hernach mit einem der folgenden Medikamente.

Hund (nach Sedation):
- Chloralhydrat: 1,0–2,0 ml/kg einer 7%igen Lsg. i.v.
- Eutha®:

1 ml/3–5 kg i.v., intrakutan, intrapulmonal
1 ml/ kg intraperitoneal, intraabdominal

- Narcoren®:
0,5–1,0 ml/kg rasch i.v. oder
2,0 ml/kg intrapulmonal, intrapleural, intraperitoneal
- T61®:
Allgemein: 0,3 ml/kg i.v., keine Sturzinjektion
bis 10 kg: 7–10 ml/Tier intrapulmonal
über 10 kg: 10 ml bis zum Umfallen, dann
3–10 ml/Tier intrapulmonal oder intrakardial

Katze (nach Sedation):
- Pentobarbital-Natrium (Narcoren®, Eutha®) intrapulmonal (8 cm lange, 0,9 mm dicke Kanüle):

– Narcoren®:
1,0 ml/kg intrapulmonal, intrapleural
über 3,0 ml/kg intraperitoneal

– Eutha®:
1 ml/2–3 kg i.v., intrakardial
1 ml/kg intrapulmonal, intraperitoneal, intraabdominal
- T61: **Welpen** 1 ml intrapulmonal
– 6 Monate 3 ml intrapulmonal
>6 Monate 5 ml intrapulmonal
>5 kg 10 ml intrapulmonal

Tiere in Bauchlage fixieren und 2–3 cm unterhalb der Wirbelsäule im mittleren Thoraxbereich schräg nach vorne in Richtung Ellbogenhöcker der anderen Seite stechen.

10 Anhang

10.1 Auswahl einiger Antibiotika und deren Dosierung bei Hund und Katze 310

10.2 Auswahl einiger Mineralokortikoide und Glukokortikoide und deren Dosierungen bei Hund und Katze 313

10.3 Auswahl einiger nichtsteroidaler Antiphlogistika 314

10.1 Auswahl einiger Antibiotika und deren Dosierung bei Hund und Katze

Tab. 78 Dosierungen der einzelnen Antibiotika (AB) bei Hund und Katze

AB-Gruppe	Bezeichnung	Dosierung
Aminoglycoside	Gentamycin	Hd: 4 mg/kg Ktz: 3 mg/kg 2× tägl. bzw. 6 mg/Tg
	Kanamycin	5 mg/kg s.c. 2× täglich bis 15 mg/kg/Tg. s.c. auf 3–4× verteilt
Ansamycine	Rifampicin	10–20 mg/kg p.o.
β-Lactam-AB	Procain-Benzylpenicillin	bis 15 000 IE/kg 1–4× tägl.
	Benzylpenicillin (Benzathin)	bis 30 000 IE/kg
	orale Penicilline	bis 8–16 mg/kg 3× tägl.
	Dicloxacillin	Hd: 11–55 mg/kg 2–3× tägl. p.o.

Tab. 78 Fortsetzung

AB-Gruppe	Bezeichnung	Dosierung
	Oxacillin	Hd: 11–55 mg/kg 2–3× tägl. p.o.
	Ampicillin	10–20 mg/kg s.c., i.m. i.v. 3× tägl. Hd: 10–20 mg/kg p.o. 3× tägl. Ktz: bis 50 mg/kg p.o. 3× tägl.
	Amoxicillin	5–10 mg/kg p.o. 2× tägl. 10 mg/kg/Tg. parenteral
	Amoxicillin + Clavulansäure	12,5–25 mg/kg p.o. 2× tägl.
Cephalosporine	Cephaloridin	10 mg/kg i.m.
	Cephalotin	10 mg/kg i.m.
	Cephalexin	20–30 mg/kg p.o. 2× tägl.
Chloramphenicol	Chloramphenicol	20–30 mg/kg p.o., s.c., i.m. 3× tägl.
Gyrasehemmer	Enrofloxacin	5 mg/kg p.o., s.c., evtl. 2× tägl.
	Morbofloxacin	2 mg/kg 1× tägl. oral
Lincosamide	Clindamycin	5,5–10 mg/kg p.o. 2× tägl. Toxoplasmose: 5–10 mg/kg p.o. 3–4× tägl.
	Lincomycin	10 mg/kg i.m. 20 mg/kg p.o. 2× tägl.
Makrolide	Erythromycin	10–20 mg/kg s.c., 2× tägl. 5–10 mg/kg p.o. 4× tägl.
	Spiramycin	10–12 mg/kg s.c., i.m., i.v.
	Tylosin	10 mg/kg p.o., i.m. 2× tägl.

Tab. 78 Fortsetzung

AB-Gruppe	Bezeichnung	Dosierung
Nitrofurane	Nitrofurantoin	4 mg/kg p.o. 3× tägl.
Polyen-AB Imidazole und andere	Enilconazol	Konzentrat 1:50 mit Wasser verdünnen, 1× tägl. alle 3–4 Tg., insgesamt 4×
	Etisacol	10% Lsg. 1:10 mit Wasser verdünnen, 3–5×
	Ketoconazol	10–30 mg/kg/Tg. auf 3× verteilt
	Fluctyosin	Hd: 25–50 mg/kg p.o. Ktz: 30–40 mg/kg p.o. 3–4× tägl.
	Griseofulvin	Hd: 25 mg/kg Ktz: 12,5 mg/kg p.o. 1× tägl.
Polypeptid-AB	Colistinsulfat	2,5 mg/kg p.o. 3× tägl.
	Polymyxin B, E	2–3 mg/kg i.m. 2–3× tägl.
Sulfonamide	Sulfalen	Hd: 60 mg/kg s.c., i.m., i.v.
	Sulfaloxinsäure	Hd: 50 mg/kg p.o.
	Sulfamethoxyp.	50–75 mg/kg p.o., s.c., i.m., i.v.
	Sulfaperin	25 mg/kg p.o.
	Sulfonamid + Trimethoprim	15–20 (30) mg/kg/Tg., bezogen auf bd. Wirksubstanzen
Tetrazykline	Chlortetrazyklin	Hd: 20–50 mg/kg/Tg. p.o. Tagesdosis auf 2–3 Einzelgaben verteilen

312 Anhang

Tab. 78 Fortsetzung

AB-Gruppe	Bezeichnung	Dosierung
	Doxyzyklin	10 mg/kg p.o., i.v. 1–2× tägl.
	Oxytetrazyklin	Hd: 10–20 mg/kg s.c., i.m., i.v. 2× tägl. 40 mg/kg p.o.

10.2 Auswahl einiger Mineralokortikoide und Glukokortikoide und deren Dosierung bei Hund und Katze

Tab. 79 Mineralo- und Glukokortikoide und die richtige Dosierung bei Hd/Ktz

Bezeichnung	Dosierung
Aldosteron	Hd: 5–10 µg/kg i.v. evtl. mehrmals täglich
Fludrocortison	0,02–0,05 mg/kg oral, 1× täglich
Cortisol	Substitution: 1–2 mg/kg oral alle 12 Std. Allergie: initial 5 mg/kg/Tg. oral, i.m. auf 2–3× verteilt
Dexamethason	Schock: 2–5 mg/kg langsam i.v. evtl. nach 8–12 Std. wiederholen Hd: 0,05 mg/kg oral 2–3× täglich Ktz: 0,05 mg/kg oral 1× täglich beide: 0,1–0,25 mg/kg i.m., i.v., 0,4–2 mg/Gelenk
Flumetason	0,0125 mg/kg 1× täglich Hd: 0,01–0,02 mg/kg s.c., i.m., i.v. Depotpräp. bis 0,2 mg/kg i.m., 0,1–0,5 mg/Gelenk

Tab. 79 Fortsetzung

Bezeichnung	Dosierung
Methylprednisolon (Medrate Solubile®)	anaphylaktischer Schock: 15–30 mg/kg i.m., i.v. alle 3–6 Std. Depotpräp. Hd: 1–3 mg/kg i.m. Ktz: 15–30 mg/kg i.m.
Prednisolon	anaphylaktischer Schock 10–30 mg/kg langsam i.v. alle 8–12 Std. Hd: initial 1–3 mg/kg i.m. Ktz: initial 2–5 mg/kg i.m. beide: Erhaltung 0,5–1,0 mg/kg/Tg. oral oder 2 mg/kg oral jeden 2. Tag
Triamcinolon	Depotpräp. 0,2–0,3 mg/kg i.m., 1–3 mg/Gelenk

10.3 Auswahl einiger nichtsteroidaler Antiphlogistika

Tab. 80 Nichtsteroidale Antiphlogistika

Bezeichnung	Dosierung
Tolfenaminsäure (Tolfedine®)	4 mg/kg Hd: s.c., i.m. Ktz: s.c. ab 2. Tag oral

Weiterführende Literatur

Baier W, Schaetz F. Tierärztliche Geburtskunde. 5.Aufl. Stuttgart: Enke, 1984.

Bonath K. Chirurgie der Weichteile. (Kleintierkrankheiten, Band 2) UTB Bd. 8055. Stuttgart: Ulmer, 1991; S. 395–437.

Brasmer TH. Der Notfallpatient in der Kleintierpraxis. 2. Aufl. Stuttgart: Enke, 1987.

Eikmeier H. Therapie innerer Krankheiten der Haustiere. 4. Aufl. Stuttgart: Enke, 1995.

Freudiger U, Grünbaum E-G, Schimke E (Hrsg). Klinik der Hundekrankheiten. 2. Aufl. Sonderausgabe. Stuttgart: Enke, 1997.

Kraft W, Dürr UM (Hrsg). Katzenkrankheiten. 4. Aufl. Hannover: Schaper, 1996.

Löscher W, Ungemach FR, Kroker R. Pharmakotherapie bei Haustieren und Nutztieren. 4. Aufl. Berlin: Blackwell Wissenschafts-Verlag, 1999.

Niemand HG, Suter PF. Praktikum der Hundeklinik. 9. Aufl. Berlin: Blackwell Wissenschafts-Verlag, 2001.

Paddleford RR, Erhardt W (Hrsg). Anästhesie bei Kleintieren. Stuttgart–New York: Schattauer, 1992; Sonderausgabe 1998.

Schebitz H, Brass W. Operationen an Hund und Katze. 2. Aufl., Berlin, Hamburg: Parey, 1999.

Schmidt V, Horzinek MC (Hrsg). Krankheiten der Katze. Jena: Fischer, 1992.

C. Das Pferd

1 Anatomie und Zugänge

1.1 Anatomie 319
1.1.1 Lymphknoten (Schautafel 9) 319
1.1.2 Skelett (Schautafel 10) 320
1.1.3 Brust- und Bauchorgane rechts (Schautafel 11) 322
1.1.4 Brust- und Bauchorgane links (Schautafel 12) 323

1.2 Zugänge 324
1.2.1 Intravenöse Injektion (i.v.) 324
1.2.2 Intramuskuläre Injektion (i.m.) 324
1.2.3 Subkutane Injektion (s.c.) 325
1.2.4 Gelenkinjektionsstellen 325
1.2.5 Punktionsstellen 328
1.2.6 Trepanationsstellen 329
1.2.7 Zugang zum Luftsack 331
1.2.8 Neurektomiestellen 331
1.2.9 Bolzenschuß 333

1.1 Anatomie

1.1.1 Lymphknoten

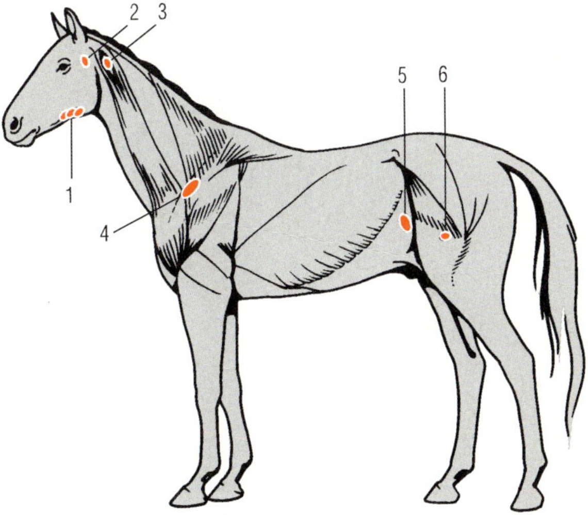

Schautafel 9   Lymphknoten

tastbar:
1 Lnn. mandibulares
   (mehrere perlschnurartig aufgereihte, erbsengroße Knötchen,
   medial am Unterkiefer)

nur bei Vergrößerung tastbar:
2 Lnn. parotidei
3 Lnn. retropharyngei laterales
4 Lnn. cervicales superficiales
5 Lnn. subiliaci
6 Lnn. inguinales superficiales

1.1.2 Skelett

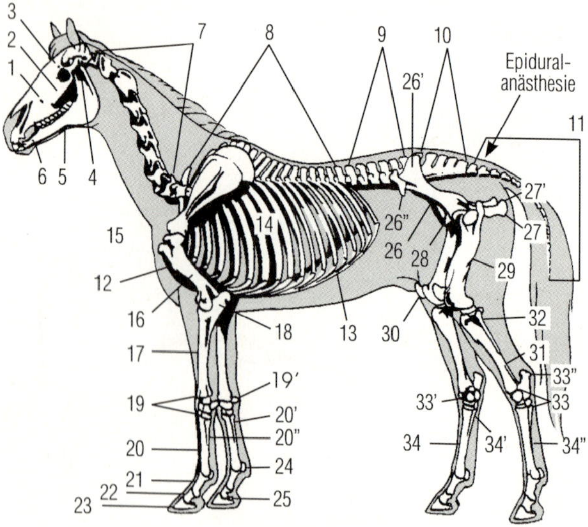

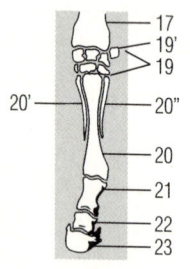

Schautafel 10 Skelett vom Pferd
1 Foramen infraorbitale
2 Crista facialis
3 Foramen supraorbitale
4 Kiefergelenk
5 Incisura vasorum facialium
6 Foramen mentale
7 Vertebrae cervicalis (7)
   1. Halswirbel – Atlas
   2. Halswirbel – Axis
8 Vertebrae thoracicae (17–19)
9 Vertebrae lumbalis (5–7)
10 Os sacrum (3–5)
11 Vertebrae caudales (15–21)

320 **Anatomie und Zugänge**

12	Sternum (5 Sternebrae)
13	Arcus costalis
14	Costae (18)
	8 Sternale
	10 Asternale
15	Skapula
16	Humerus
17	Radius
18	Ulna
19	Ossa carpi
19'	Os accessorium carpi (Erbsenbein)
20	Os metacarpale tertium
20'	Os metacarpale secundum
20''	Os metacarpale quartum
21	Phalanx proximalis (Fesselbein)
22	Phalanx media (Kronbein)
23	Phalanx distalis (Hufbein)
24	Ossa sesamoidea proximalia (Gleichbeine)
25	Os sesamoideum distale (Strahlbein)
26	Os ileum
26'	Tuber sacrale
26''	Tuber coxae
27	Os ischeum
27'	Tuber ischiadicum
28	Os pubis
29	Femur
30	Patella
31	Tibia
32	Fibula
33	Ossa tarsi
33'	Talus
33''	Calcaneus
34	Os metatarsale tertium
34'	Os metatarsale secundum
34''	Os metatarsale quartum
Rest:	s.v.

1.1.3 Brust- und Bauchorgane rechts

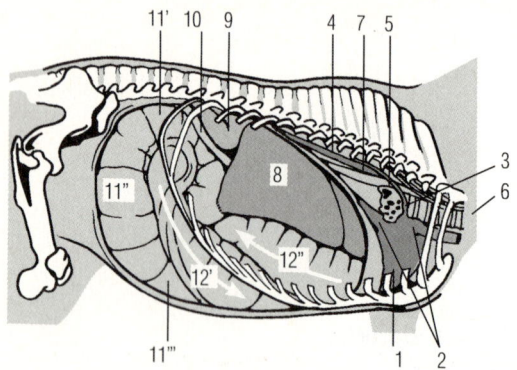

Schautafel 11 Brust- und Bauchorgane rechts
1. Herz
2. Vena cava cranialis und caudalis
3. Vena azygos
4. Aorta thoracica
5. Lungenwurzel mit Bronchen und Gefäßen
6. Trachea
7. Oesophagus
8. Leber (Lobus quadratus, Lobus dexter)
9. rechte Niere
10. Duodenum (Pars descendens)
11. Caecum
11'   Basis
11'' Corpus
11''' Apex
12. Colon ascendens
12' rechte ventrale Längslage + Flexura diaphragmatica ventralis
12'' Flexura diaphragmatica dorsalis + rechte dorsale Längslage

322 Anatomie und Zugänge

1.1.4 Brust- und Bauchorgane links

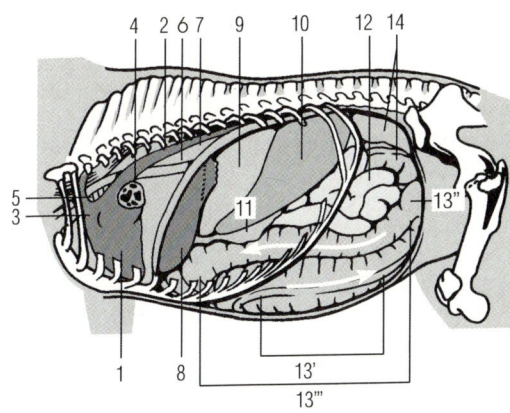

Schautafel 12   Brust- und Bauchorgane links

1 Herz
2 Aorta thoracica
3 Truncus brachiocephalicus
4 Lungenwurzel mit Bronchen und Gefäßen
5 Trachea
6 Oesophagus
7 Mediastinum
8 Leber (Lobus sinister)
9 Magen
10 Milz
11 großes Netz (Omentum majus)
12 Jejunum
13 Colon ascendens
13' ventrale Zwerchfellkrümmung + linke ventrale Längslage
13'' Flexura pelvina
13''' linke dorsale Längslage + dorsale Zwerchfellkrümmung
14 Colon descendens

Anatomie und Zugänge

1.2 Zugänge

1.2.1 Intravenöse Injektion (i.v.)

Durchführung (siehe auch Kap. 1.1):
- Sichere Fixierung des Patienten durch geeignetes Haltepersonal
- Venenstauprobe
- Gründliche Reinigung und Desinfektion der Injektionsstelle (forensische Bedeutung!)

Einstich:
- **Vena jugularis,** im oberen Drittel der Drosselrinne
(hier liegt der M. omohyoideus schützend zwischen der V. jugularis und der A. carotis communis)
- **Vena sublingualis,** am narkotisierten oder schockkollabierten Tier, falls sonst keine Venen greifbar sind.

1.2.2 Intramuskuläre Injektion (i.m.)

Durchführung:
- Damit das Tier nicht erschrickt, die Injektionsstelle vor dem Einstich leicht klopfen.
- Immer aspirieren, um sicherzugehen, daß nicht versehentlich eine Vene getroffen wurde.

Einstich:
- **Brustmuskulatur,** M. pectoralis superficialis und profundus (forensisch abgesichert)
- **Hinterbacken- und Kruppenmuskulatur,** M. glutaeus medius und „Hosenmuskulatur" = M. semimembranosus und M. semitendinosus
- **Seitliche Halsmuskulatur** (medizinisch nicht zu empfehlen, da das Medikament zumeist zwischen zwei Faszien anstatt in die Muskulatur gelangt)

1.2.3 Subkutane Injektion (s.c.)

Einstich: Brust- oder lateraler Halsbereich. Die Injektion erfolgt unter leichtem Abheben der Haut. Das Medikament wird unter die Haut ins subkutane Gewebe appliziert.

1.2.4 Gelenkinjektionsstellen

Achtung: Streng steriles Vorgehen!
Am besten die betreffende Stelle rasieren, mit Alkohol reinigen und desinfizieren (z. B. mit Betaisadona®-Lösung)

Vordergliedmaße (Abb. 25)

- **Schultergelenk** (Art. humeri)

Einstich kranial an der Sehne des M. infraspinatus und proximal der Einziehung zwischen Pars cranialis und Pars caudalis des Tuberculum majus

- **Ellenbogengelenk** (Art. cubiti)

Einstich kranial am Ligamentum collaterale laterale

- **Karpalgelenk** (Art. carpi)

Articulatio antebrachiocarpea: Palmar am Radius 1 Finger breit proximal des Os accessorium, nach distal einstechen
Articulatio mediocarpea: Kommuniziert mit Articulationes carpometacarpea. Einstich dorsal am gebeugten Gelenk

- **Fesselgelenk** (Art. metacarpophalangea)

Palmar am Metakarpus horizontaler Einstich zwischen lateralem Griffelbeinköpfchen und lateralem Sesambein (Gleichbein), weiterschieben nach medial bis in die Gelenkkapsel

- **Krongelenk** (Art. interphalangea proximalis)

Von dorsal 1 Finger breit proximal des Gelenkspaltes und 1 Finger breit neben der Medianen, Einstich schräg in distomedianer Richtung, bis Synovia abfließt

- **Hufgelenk** (bei vorgezogener Gliedmaße) (Art. interphalangea distalis)

Von dorsal 1 Finger breit proximal der Hornkapsel und 1 Finger breit neben der Medianlinie, Einstich schräg in distomedianer Richtung, bis Synovia austritt.

Cave: Vor Injektion Synovia absaugen.

Anatomie und Zugänge

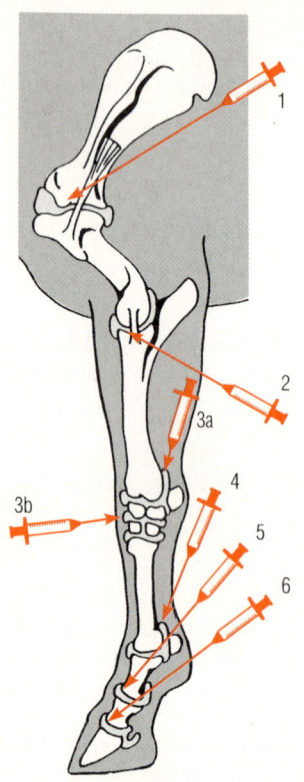

Abb. 25 Gelenkinjektionsstellen Vordergliedmaße. **1** Schultergelenk **2** Ellenbogengelenk **3a** Karpalgelenk **3b** Karpalgelenk: Art. mediocarpea **4** Fesselgelenk **5** Krongelenk **6** Hufgelenk

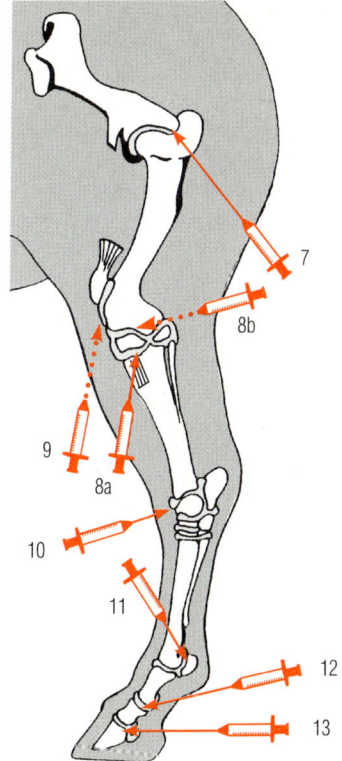

Abb. 26 Gelenkinjektionsstellen Hintergliedmaße. **7** Hüftgelenk **8a** Kniegelenk: lateraler Gelenksack **8b** Kniegelenk: medialer Gelenksack **9** Kniescheibengelenk **10** Sprunggelenk: Art. tarsocruralis **11** Fesselgelenk **12** Krongelenk **13** Hufgelenk

Hintergliedmaße (Abb. 26)
- **Hüftgelenk** (Art. coxae)

Horizontaler Einstich am kranialen Rand des Trochanter major (sehr schwierig)

- **Kniegelenk** (bei belasteter Gliedmaße) (Art. genus)

Lateraler Gelenksack:
Im Sulcus muscularis, entlang Margo cranialis (Rand des M. extensor digitalis longus), Einstich von distal nach proximal an Tibia entlang, bis Synovia aus Kanüle austritt, oder: kaudal des lateralen Kniescheibenbandes.

Medialer Gelenksack:
Zwischen medialem Kniescheibenband und Ligamentum collaterale mediale des Kniegelenkes, Einstich in horizontaler und leicht kranialer Richtung, i.d.R. auch offene Verbindung zum Femoropatellargelenk vorhanden.

- **Kniescheibengelenk** (Art. femoropatellaris)

Einstich von distal nach proximal zwischen mittleren und medialen Kniescheibenband.

- **Sprunggelenk** (Art. tarsi)

Art. tarsocruralis
Horizontaler Einstich medial zwischen Ligamentum collaterale mediale und dem medialen Schenkel des M. tibialis cranialis („Spatsehne").
Achtung: Vena saphena!

- Fesselgelenk siehe Vordergliedmaße
- Krongelenk siehe Vordergliedmaße
- Hufgelenk siehe Vordergliedmaße

1.2.5 Punktionsstellen
- **Bauchhöhlenpunktion**

Die Punktion erfolgt am stehenden Pferd, an der tiefsten Stelle des Abdomens (vor dem Nabel) in der Linea alba.

328 Anatomie und Zugänge

Bedeutung vor allem bei Ileusverdacht. Vorsicht ist bei hochgradigem Meteorismus und fortgeschrittener Trächtigkeit geboten.
- **Darmpunktion**

Bei starkem Meteorismus wird die Punktion des Darmes von rektal oder im Falle der Aufgasung des Blinddarmes von der rechten Flanke aus notwendig. Die Einstichstelle liegt eine Handbreit vor dem äußeren Darmbeinwinkel und eine Handbreit unter den Lendenwirbelquerfortsätzen.

1.2.6 Trepanationsstellen (Abb. 27, Nr. 1–6)

Die Trepanationsstellen bilden den Zugang zu den Nasennebenhöhlen. Sie erlangen vor allem Bedeutung bei Entzündungen im Bereich der Zahnwurzeln.

Wichtig ist, vor der Entfernung des Knochenanteils Haut und Periost möglichst ohne Substanzverlust beiseitezuschieben, um eine ordnungsgemäße postoperative Knochenheilung zu gewährleisten.

- **Sinus frontalis** (Stirnhöhle)

Verbindungslinie zwischen den beiden lateralen Augenwinkeln, etwa 1 Finger breit neben der Medianlinie

- **Sinus conchalis dorsalis** (dorsale Muschelhöhle)

Verbindungslinie zwischen den beiden medialen Augenwinkeln, etwa 1 Finger breit neben der Medianlinie

- **Septum sinuum maxillare**

Trennt große (kaudale) und kleine (rostrale) Kieferhöhle, liegt auf der Mitte der Verbindungslinie vom medialen Augenwinkel zum Anfang der Crista facialis

- **Sinus maxillaris caudalis** (große Kieferhöhle)

1 Finger breit vor dem medialen Augenwinkel und 1 Finger breit über der Crista facialis

- **Sinus maxillaris rostralis** (kleine Kieferhöhle)

1 Finger breit dorsal des rostralen Endes der Crista facialis

Anatomie und Zugänge

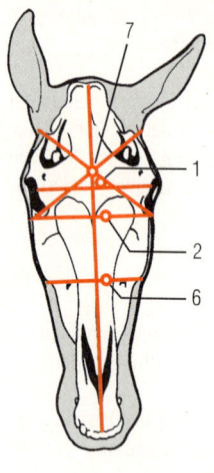
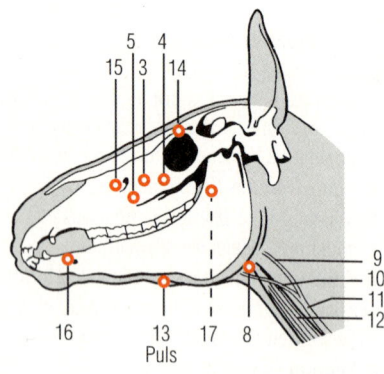

Abb. 27 Trepanationsstellen: **1** Sinus frontalis **2** Sinus conchalis dorsalis
3 Septum sinum maxillare **4** Sinus maxillaris caudalis **5** Sinus maxillaris dorsalis
6 Recessus conchalis
7 Bolzenschuß
8 Viborg-Dreieck **9** Vena maxillaris **10** Vena linguofacialis **11** Vena jugularis
12 Musculus sternomandibularis
13 Puls-Stelle
Leitungsanästhesie am Kopf: **14** Foramen supraorbitale **15** Foramen infraorbitale
16 Foramen mentale **17** Foramen mandibulare

- **Nasenhöhle** (Höhe des Recessus conchales)

Verbindung der beiden rostralen Enden der Crista facialis, fingerbreit neben der Medianlinie

1.2.7 Zugang zum Luftsack (Abb. 27, Nr. 8–12)
Der Luftsackzugang liegt im sog. „Viborg-Dreieck", welches
rostral – durch den kaudalen Rand der Mandibula
ventral – durch die V. linguofacialis und
dorsal – durch die Sehne des M. sternomandibularis
gebildet wird.

1.2.8 Neurektomiestellen (Abb. 28)
- **Ramus palmaris des N. digitalis palmaris** (Abb. 28, Nr. 1)

Er versorgt den palmaren Anteil des Hufes, Hufbein, Sohlenlederhaut, Strahl und die Hufrolle.

<u>Indikation:</u> Podotrochlitis chronica, nichteitrige „alte" Strahlbeinfissur
<u>Vorgehen:</u> 3–5 cm langer Schnitt, lateral bzw. medial in der Mitte der Fesselbeuge, 1 Finger breit vom palmaren Rand.
Nach dem Hautschnitt wird von dorsal nach palmar folgendes sichtbar:
1. **S**pornsehne
(verläuft horizontal, gelblicher Schimmer), muß durchtrennt werden, dann folgen
2. **V**ene
3. **A**rterie
4. **N**erv
- **Nervus digitalis palmaris** (Abb. 28, Nr. 2)

<u>Indikation:</u> chronische Huflahmheit (Hornsäule, Hufknorpelverknöcherung, Schale), chronische Gleichbeinlahmheit
<u>Kontraindikation:</u> Hufanomalien, Rehe

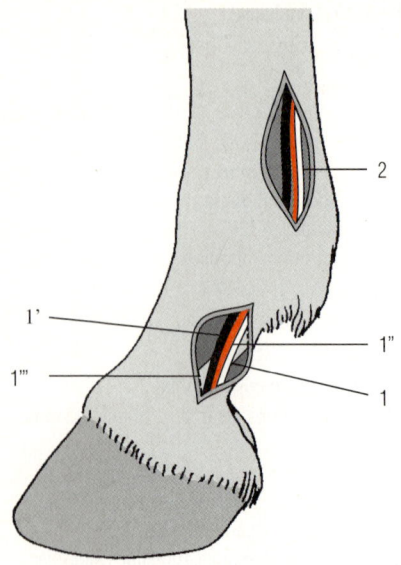

Abb. 28 Neurektomiestellen. **1** Ramus palmaris des N. digitalis palmaris (1' Vene, 1" Arterie, 1''' Spornsehne) **2** N. digitalis palmaris

<u>Vorgehen:</u> 3–5 cm langer Schnitt lateral bzw. medial 2 Finger breit proximal des Fesselgelenkes, 1 Finger breit von kaudal am Vorderrand des Beugesehnenstranges.

Zur **Orientierung** nach dem Hautschnitt dient wiederum folgende anatomische Reihenfolge: **V**ene, **A**rterie, **N**erv.

<u>Cave:</u> Das Entfernen eines ca. 3 cm langen Nervenstückes ist unabdingbar, da es nach alleinigem Durchtrennen zu einer Reinnervation des Bereiches kommen kann.

1.2.9 Bolzenschuß (Abb. 27, Nr. 7)

Schnittpunkt der diagonalen Verbindungslinien zwischen medialem Augenwinkel und gegenüberliegendem Ohrgrund. Schußrichtung: Foramen magnum mit kurzem dicken Bolzen.

2 Zahnaltersbestimmung

Das Pferd stellt seit jeher ein wirtschaftlich nicht unbedeutendes Handelsobjekt dar. Pferdehändlern geht oft der „Ruf des Unseriösen" voraus, was nicht zuletzt auf unlautere Angaben über das Alter der zu verkaufenden Tiere zurückgeht. Ein altes Sprichwort sei diesem Kapitel vorausgestellt: „Einem geschenkten Gaul schaut man nicht ins Maul!"

<u>Merkmale der Zahnaltersbestimmung</u>
- Durchbruch und Abnutzung der Fohlenzähne
- Wechsel der Zähne
- Abnutzung der Ersatzschneidezähne
- Änderung der Form der Kauflächen
- Form und Stellung der Schneidezähne in Ober- und Unterkiefer zueinander

---

■ **Zahnformel Milchgebiß:**

$$\frac{3\text{ Id }\;1\text{ Cd }\;3\text{ Pd}}{3\text{ Id }\;1\text{ Cd }\;3\text{ Pd}} = \mathbf{28}\text{ Zähne}$$

■ Aussehen der Fohlenzähne
- Schneidezähne: klein, weiß, schaufelförmige Krone, deutlicher Zahnhals, Kunde ca. 4 mm
- Hakenzähne: brechen nicht durch
- Prämolaren: klein

■ **Zahnformel Ersatzgebiß:**

$$\frac{3\text{ I }\;1\text{ C }\;3\text{ P }\;(4\text{ P})\;3\text{ M}}{3\text{ I }\;1\text{ C }\;3\text{ P }\qquad 3\text{ M}} = \mathbf{40\;(42)}\text{ Zähne}$$

- Aussehen des Ersatzgebisses (Schneidezähne):

Junges Pferd (<8 Jahre): Zangengebiß
Älteres Pferd (>17 Jahre): Winkelgebiß

Reibefläche (Querschnitt):
- queroval
- rundlich (12–17 Jahre)
- dreieckig (18–24 Jahre)
- längsoval (>24 Jahre)

Kunden, Marken (Zahnbecher):
- Oberkiefer (OK): 12 mm
- Unterkiefer (UK): 8 mm
- Abrieb: ca. 2 mm/Jahr

Kundenspur (Boden des Zahnbechers): lingual
Zahnsternchen, Kernspur (Zahnhöhle): labial
Einbiß (Einkerbung Eckzahn Oberkiefer):
- Erstes Auftreten: 8–12 Jahre
- Zweites Auftreten: 16–18 Jahre

■ Durchbruch und Wechsel der Zähne

Durchbruch	Id 1	6 Tage	M 1	1 Jahr
	Id 2	6 Wochen	M 2	2 Jahre
	Id 3	6 Monate	M 3	4 Jahre
	C	4–5 Jahre		
Wechsel:	Unterkiefer (UK)		Oberkiefer (OK)	
	I 1	2½ Jahre	3½ Jahre	
	I 2	3½ Jahre	4½ Jahre	
	I 3	4½ Jahre	5½ Jahre	
Kundenabrieb:	Unterkiefer (UK)		Oberkiefer (OK)	
	I 1	6 Jahre	9 Jahre	
	I 2	7 Jahre	10 Jahre	
	I 3	8 Jahre	11 Jahre	

3 Physiologische Standardwerte

> ■ **Atmung**
> - in Ruhe: 8–16 Atemzüge/min
> - bei starker Belastung: bis 100 Atemzüge/min

Das Pferd hat einen sog. **kostoabdominalen** Atmungstyp. Physiologischerweise liegt der Schwerpunkt bei fortgeschrittener Trächtigkeit vermehrt im kostalen Bereich. Ein **pathologisch-kostaler** Typ tritt reflektorisch bei schmerzhaften Prozessen im Bereich des Abdomens (z. B. Kolik) auf.

Hauptursache für den **pathologisch-abdominalen** Atmungstyp ist beim Pferd das erschwerte Ausströmen von Luft aus der Lunge durch Elastizitätsverlust oder Stenosen (z. B. bei chronischer Bronchitis, Lungenentzündung, Lungenemphysem). Sichtbarer Beweis für einen chronischen Zustand ist die sog. „Dampfrinne", die durch das Hypertrophieren der Bauchmuskulatur entsteht.

Neben der Atemfrequenz ist auch auf Rhythmus und Qualität der Atmung zu achten.

> ■ **Temperatur** (rektal gemessen)
> - ausgewachsenes Tier: 37,5–38,0 °C
> - Fohlen: 37,5–38,5 °C

Merke: Am besten zu Hause im Stall messen lassen.
Physiologischerweise erhöht bei erregten oder erhitzten Pferden.

- **Puls**
  - in Ruhe: 28–40 Schläge/min
  - bei starker Belastung: bis 220 Schläge/min
  - Fohlen: 60–80 Schläge/min

Möglichkeiten der Palpation:
Kopf (siehe auch Abb. 27, Nr. 13):
A. facialis (Incisura vasorum)
Gliedmaßen:
A. digitalis palmaris communis II
(medial/ zwischen Hufbeinbeugesehne und M. interosseus am Vorderbein)
A. metatarsea dorsalis
(lateral/ zwischen dem Metatarsus und Griffelbein am Hinterbein)
A. digitalis palmaris bzw. plantaris
(medial und lateral des Fesselgelenkes im Bereich der Gleichbeine an allen Extremitäten)
Zu beachten sind Stärke (Intensität), Rhythmus (Regelmäßigkeit), Qualität der Pulsschläge und Füllungszustand der Arterie.
Physiologisch verstärkt:
- nach Belastung
- bei feinhäutigen Pferden

Pathologisch verstärkt:
- bei akuten Entzündungen im Hufbereich!
- Phlegmonen
- Distorsionen
- Frakturen

Merke: Bei chronischen Hufrkrankungen ist keine Pulsation vorhanden.

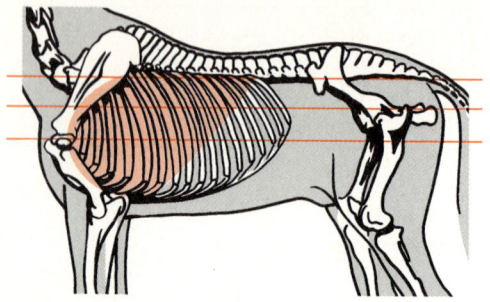

Abb. 29 Lungengrenzen des Pferdes

> ■ **Lungengrenzen** (Abb. 29)
> Eine **Perkussion** der Lunge ist in 3 Ebenen möglich;
> 1. Ebene, sog. Hüfthöckerebene (dorsal), kaudal 17. Rippe
> 2. Ebene, sog. Sitzbeinhöckerebene, kaudal 14. Rippe
> 3. Ebene, sog. Buggelenksebene, kaudal 11. Rippe

Das Pferd hat insgesamt 18 Rippen (Grenze: 17–14–11).
Die Lungengrenzen bleiben i.d.R. bei physiologischen und pathologischen Zuständen konstant. Nur bei trächtigen Stuten oder besonders raumgreifenden Prozessen kann eine leichte Verschiebung nach kranial erfolgen.

> ■ **Puncta maxima der Herzgeräusche**
> (ICR = Interkostalraum)
> – Pulmonalklappe: 3. ICR, links
> – Aortenklappe: 4. ICR, links
> – Mitralklappe: 5. ICR, links
> – Trikuspidalklappe: 4. ICR, rechts

Bei der Untersuchung des Herzens durch Auskultation ist es sinnvoll, sich das Wort **„FIRAN"** einzuprägen, um auf folgende Parameter zu achten:

Frequenz (Schläge pro Minute)
Intensität (Stärke der Herztöne)
Rhythmus (Regelmäßigkeit)
Abgesetztheit
Nebengeräusche (z. B. endo- oder exokardiale Geräusche, fortgeleitete Fremdgeräusche)

Merke: Bei gesunden, gut trainierten Pferden kann es physiologischerweise zu einer Spaltung oder sogar Verdoppelung des 1. Herztons kommen, der nach der Bewegung verschwindet.

■ Kapillarfüllungszeit

Einen wichtigen Aufschluß über den allgemeinen Kreislaufzustand ergibt die Kapillarfüllungszeit.

Durchführung: Eine pigmentfreie Stelle an der Oberlippenschleimhaut wird kurzfristig komprimiert. Bei einer physiologischen Durchblutung hat die Schleimhaut nach 2 Sekunden wieder ihre ursprüngliche Farbe.

4 Laborwerte

Tab. 81 Die wesentlichen Labordaten für das Pferd

Parameter	Wert	Einheit
Erythrozyten	6–9	Mio/µl
Hämoglobin (Hb)	11–15	g/100 ml
Hämatokrit (Hk)	35–45	%
Thrombozyten	200–400	Tausend/µl
Leukozyten	6–9	Tausend/µl
Harnstoff	20–40	mg/100 ml
Kreatinin	bis 1,3	mg/100 ml
Gesamteiweiß	6,5–7,5	g/100 ml
Bilirubin	bis 3,0	mg/100 ml
Blutzucker	50–90	mg/100 ml
Natrium (Na)	130–155	mmol/l = mval/l
Kalium (K)	3,3–5,0	mmol/l = mval/l
Kalzium (Ca)	2–3,25 (4,0–6,5)	mmol/l (mval/l)
Chlorid (Cl)	95–105	mmol/l = mval/l
Magnesium (Mg)	1,3–2,5	mg/100 ml
Phosphor (P)	1,5–4,0	mg/100 ml
Alkal.Phosphatase (AP)	bis 200	U/l
GOT	bis 250	U/l
GPT	bis 15	U/l
LDH	bis 400	U/l
CK	bis 50	U/l
Prothrombinzeit (Quick-Test)	11–13	s
Blutsenkung (BKS)	40–80	mm/30 min

Tab. 82 Differentialblutbild beim Pferd

Parameter		Wert
Granulozyten	neutrophil, stabkernig	bis 4%
	neutrophil, segmentkernige	55–75%
	eosinophile	bis 4%
	basophile	bis 1%
Lymphozyten		25–45%
Monozyten		bis 4%

5 Impfschemata

Es ist wichtig, sich einen Überblick über bisher vorgenommene Schutzimpfungen zu beschaffen. Praktisch sind Gesundheitspläne des gesamten Pferdebestandes eines Stalles, die neben den Angaben zum Pferd Informationen über durchgeführte Schutzimpfungen, Wurmkuren, Zahnuntersuchungen und evtl. Besonderheiten (z. B. Allergien) enthalten.
Grundlegend ist zu beachten, daß ein ausreichender Schutz des Gesamtbestandes nur dann erfolgt, wenn alle Pferde gleichzeitig behandelt werden!
Tabelle 83 gibt eine Übersicht über die mittels Vakzination zu behandelnden infektiösen Erkrankungen.
Die Vielzahl von Einzelimpfungen und Kombinationspräparaten in der Pferdepraxis ist verwirrend. Die Vakzine gegen Erkrankungen der Atmungsorgane nehmen hierbei den größten Bereich ein. Als **„Pferde-Husten"** wird der Gesamtkomplex der Atemwegsinfektionen bezeichnet, der vorwiegend durch das equine Influenza-Virus Typ A und die equinen Herpesviren 1 und 2 verursacht werden.
Im Gegensatz zu den Impfungen bei Hund und Katze handelt es sich in den wenigsten Fällen um eine jährliche Wiederholungsimpfung, was mindestens einen 2maligen Besuch des Tierarztes pro Jahr zur Folge hat.
<u>Impfbeispiel 1:</u>
Kombinations-Impfstoff gegen „Pferdehusten" **und** Virusabort (z. B. Resequin plus®) zusammen mit Tetanus-Impfung (z. B. Tetanus-Vakzine®) alle 9 Monate.
Die Tollwut-Impfung (z. B. Madivak®) erfolgt alle 12 Monate.
Bei hohem Infektionsdruck verkürzt sich der Wiederholungszeitraum auf 6 Monate, wobei Tetanus dann jährlich zusammen mit Tollwut geimpft werden kann.

Tab. 83 Impfungen beim Pferd

Erkrankung	Erreger	1. Impfung	2. Impfung	Wdh.-Impfung
Pferde-Influenza	equines Influenza-Virus Typ A	ab 4. Monat	4–8 Wochen nach 1. Impfung	alle 6–9 Monate
Rhinopneumonitis, Virusabort	equines Herpes-Virus Typ I	ab 5. Monat	4 Wochen nach 1. Impfung	alle 6 Monate <u>Merke:</u> Stuten sollten in jeder Trächtigkeit 3× geimpft werden ■ im 5. Monat ■ im 7. Monat ■ im 9. Monat
Tetanus	Clostridium tetani	ab 4. Monat	4–8 Wochen nach 1. Impfung	alle 12 Monate
Tollwut	Rhabdovirus	ab 7. Woche		alle 12 Monate <u>Merke:</u> am besten 3 Monate vor Weideauftrieb

derzeit kein zugelassener Impfstoff für Borna, equine Arteriitis, CEM (kontagiöse equine Metritis)

Impfbeispiel 2:
Kombinations-Impfstoff gegen Pferdeinfluenza **und** Tetanus (z. B. Prevacun FT®, Duvaxyn IET®) alle 9 Monate.
Tollwut extra alle 12 Monate.
Impfbeispiel 3:
Vakzination gegen Rhinopneumonitis **und** Virusabort (z. B. Prevaccinol®) und Tetanus alle 9 Monate.
Ausnahme: tragende Stuten (s. Tab. 81)
Tollwut extra alle 12 Monate.

Merke: Ist die letzte Impfung gegen Pferdeinfluenza und Rhinopneumonitis länger als 12 Monate her, muß eine erneute Grundimmunisierung erfolgen.

6 Entwurmungsschemata

Besonders bei Gestüten, Renn- und Reitställen ist eine ständige Gesundheitsüberwachung der Pferde hinsichtlich der vielfältigen Parasitosen notwendig. Nur so kann die Leistungsfähigkeit der Tiere erhalten und können akut seuchenhaft auftretende Krankheiten bzw. Zoonosen (s. Kap. A. 13 und 14) vermieden werden. Neben dem Einsatz spezieller Anthelmintika/Antiparasitika sind auch stall- und weidehygienische Maßnahmen zu beachten.

Tab. 84 Die wichtigsten Parasiten (Würmer, Protozoen etc.) des Pferdes und deren Lokalisation im Tier

Genus	Lokalisation
Nematoden	
Dictyocaulus arnfieldi – Lungenwurm	Lunge
Habronema spp. – Magenwurm	Magen, Augen- und kutane Habronemose (Sommerwunden)
Oxyuris equi – Pfriemenschwanz	Dickdarm, Rektum
Parascaris equorum – Spulwurm	Dünndarm
Strongyloides westeri – Zwergfadenwurm	Dünndarm
Strongylus edentatus, equinus, vulgaris – Palisadenwurm	Dickdarm, besonders Kolon
Trichostrongylus axei – Magenwurm	Magen

Tab. 84 Fortsetzung

Genus	Lokalisation
Zestoden	
Anoplocephala magna, perfoliata	Dünndarm
Paranoplocephala mamillana	Dünndarm
Trematoden	
Fasciola hepatica – großer Leberegel	Leber, Gallengänge
Dicrocoelium lanceatum – kleiner Leberegel	Leber, Gallengänge
Babesia equi	intraerythrozytär
Protozoen	
Eimeria leuckarti	Dünndarm
Sarcocystis equicanis	Muskulatur
Trypanosoma brucei, congolense, equiperdum	Blut, Schleimhäute
Arthropoden	
Gasterophilus inermis, intestinalis	Magen
Hypoderma bovis	Haut

Entwurmungsschema
von Fohlen und adulten Tieren:
- Beginn: im Alter von 8–10 Tagen, 4–5 Wiederholungen in wöchentlichen Abständen
- im Alter von 8 Wochen, Wiederholungen in 4wöchigem Abstand bis zum Alter von 8–10 Monaten

- dann routinemäßig im Abstand von 6–8 Wochen (bei Weidegang 3–4 Tage vor dem Auftrieb und im Abstand von 4–6 Wochen).

Merke: Im Oktober zusätzliche Behandlung gegen Gasterophiliden mit organischen Phosphorverbindungen; evtl. im Dezember wiederholen. Bei Körperstellen, die mit Eiern behaftet sind, lokale Insektizid-Waschbehandlung.

<u>Entwurmung von Muttertieren:</u>
- Routinemäßig im Abstand von 6–8 Wochen
- Letzte Behandlung 4–6 Wochen vor Geburt, dann in den ersten Tagen nach der Geburt
- Bei Weidegang 3–4 Tage vor dem Auftrieb und im Abstand von 2–4 Wochen, solange Muttertier und Fohlen auf einer Weide sind; danach im Abstand von 4–6 Wochen

<u>Entwurmung von zugekauften Pferden:</u>
- Nach der Entwurmung und einer 2tägigen Quarantäne in den obigen Behandlungsplan einreihen

<u>Behandlung von Protozoen:</u>
Je nach Art Kokzidiostatika, oozystenwirksame Desinfektionsmittel oder Kausaltherapeutika

Tip: Wie bei Hund und Katze sollte die Kollegin/der Kollege den Tierhaltern koproskopische Untersuchungen anbieten, um den „Status praesens" zu erforschen und entsprechend zu behandeln.

7 Gynäkologie

7.1	Sexualzyklus 348
7.1.1	Fortpflanzungsparameter 348
7.1.2	Endokrinologie 350
7.1.3	Hormoneinsatz zur Beeinflussung des Sexualzyklus 351
7.1.4	Genitaltupferprobe 353
7.1.5	Künstliche Befruchtung (KB) 354
7.2	Gravidität 357
7.2.1	Diagnostik (Auswahl) 357
7.2.2	Geburtsphysiologie 360

7.1 Sexualzyklus

7.1.1 Fortpflanzungsparameter

Tab. 85 Wichtige Fortpflanzungsparameter des Pferdes

Geschlechtsreife	w: 15–18 Monate m: 12 (–24) Monate
Zuchtreife	w: 3–4 Jahre m: ab 2 (3) Jahre
Paarungszeit	Februar – August
Brunsthäufigkeit	polyöstrisch, bedingt saisonal, bei steigender Tageslichtlänge

Tab. 85 Fortsetzung

Zyklusdauer	21 Tage (18–30)

Zykluseinteilung	Proöstrus ⎫
	         ⎬ Östrogenphase (ca. 7 Tage)
	Östrus ⎭
	Metöstrus ⎫
	          ⎬ Lutealphase ca. 14 Tage
	Diöstrus ⎭

Brunstintensität	Neigung zur Brunstschwäche
Brunstdauer	7 Tage (5–12)
Ovulationstermin	24 Stunden <u>vor</u> Rosseende, 20–30% mehr Ovulationen am linken Eierstock
Eizellenzahl	i. d. R. 1 Ei
Trächtigkeitsdauer	336 Tage
Nachkommen/Jahr	1 (2)
Geburtenfrequenz/Jahr	1
Laktationsdauer	4–8 Monate
Brunstwiederkehr p.p.	8–11 Tage („Fohlenrosse", zur Belegung bestens geeignet)

Anatomische Besonderheiten	■ Klitorisgrube
	■ strenger Hymenalring (Mißbildungen!)
	■ langer Uterus, kurze Hörner
	■ Ovarien:
	  – liegen kranial des Hüfthöckers, Mesovar zieht in Höhe der Niere
	  – glatt, mit Peritoneum überzogen → Schmerz bzw. kolikartige Erscheinungen

Gynäkologie

Tab. 85 Fortsetzung

> während des Östrus + bei rektaler Untersuchung
> – Vaskulärschicht: außen
>   Germinativschicht: innen
> – ohne Follikel: nierenförmig
>   mit Follikel: rund
> – Ovulationsgrube, keine Protuberantien
>   Corpora lutea nicht palpierbar

7.1.2 Endokrinologie (Abb. 30)

Das Pferd hat einen polyöstrischen Zyklus mit Saisonhöhepunkt und wird ebenso wie die Katze als „long-day-breeder" bezeichnet. Im Gegensatz zu Rind und Schwein ist die Brunstperiode sehr lang (5–10 Tage); in diesem Zeitraum findet auch die Ovulation statt (ca. 24 Std. **vor** Rosseende). Sowohl der FSH-Höhepunkt als auch der breite LH-Peak findet **nach** der Ovulation statt. Durch die Ausbildung von Mehrfachfollikeln gibt es beim Pferd keine eindeutige Lutealphase.

Als tierartliche Besonderheit entstehen im Endometrium während der **Gravidität** sog. **„Endometrium cups"**. Diese bilden das extrahypophysäre Gonadotropin PMSG (= pregnant mare serum gonadotropin), welches aufgrund seiner FSH-ähnlichen Wirkung die Neubildung von Follikeln am Ovar auslöst. Die entstehenden Corpora lutea auxillaria übernehmen die Funktion des ursprünglichen Gelbkörpers und halten die Trächtigkeit vom ca. 40.–120. Tag p.c. aufrecht. Die Progesteronsynthese wird anschließend von der Plazenta übernommen.

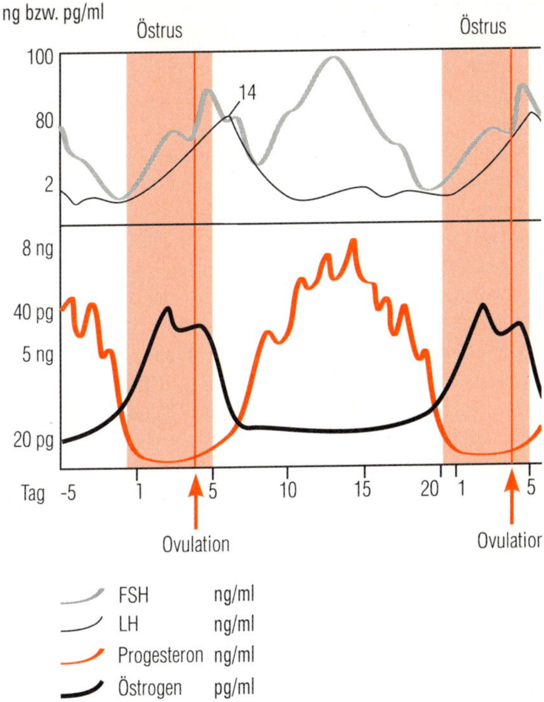

Abb. 30 Hormonprofil der Stute

7.1.3 Hormoneinsatz zur Beeinflussung des Sexualzyklus

Auch beim Pferd wird immer häufiger in den Hormonhaushalt eingegriffen. Die häufigsten Gründe sind:

Gynäkologie 351

Das Pferd ist saisonal aktiv, es hält eine Winterruhe, die durch die Tageslänge getriggert wird. Im zeitigen Frühling sollten die Tiere rossen, da die Zuchtverbände die Decksaison von Anfang Januar bis Mitte Juli beschränkt haben. Nur 20% der Stuten halten sich jedoch an den frühen Termin.

Weiterhin hat das Pferd eine sehr lange Rosse, und der Ovulationstermin ist häufig ungewiß. Erschwerend kommt hinzu, daß der Samen von Spitzentieren i.d.R. nur im Natursprung oder als Frischsperma übertragen wird. Die o.g. Aussagen lassen erkennen, daß eine Beeinflussung der Rosse und Ovulation von wirtschaftlicher Bedeutung ist.

Im folgenden wird auf eine Auswahl von Indikationen und Therapiemöglichkeiten hingewiesen.

■ Vorverlegen der Rosse ins zeitige Frühjahr

Vorschlag 1: Der natürlichere Weg. Man setzt Lichtprogramme ein, verkürzt die dunklen Phasen auf unter 10 Std., läßt die Tiere bei Sonne raus und füttert hochwertige Vit.-A- und Vit.-E-reiche Nahrung. Des weiteren unterstützt eine β-Carotin-Gabe die Bemühungen um eine frühe Rosse.

Vorschlag 2: Es werden über mehrere Tage täglich GnRH oder GnRH-Agonisten appliziert. Nach einigen Tagen stellt sich die erste Rosse ein; oftmals ist bei einem derartigen Management die Fertilität der ersten Rossen herabgesetzt.

■ Rosseinduktion während der Saison

Vorschlag 1: $PGF_{2\alpha}$-Injektion (Dinolytic®, Iliren®, Pronilen® etc.), Rosse folgt nach 2–4 Tagen, die Ovulation nach 8–10 Tagen.

Im Falle eines persistierenden Gelbkörpers kann man das Prostaglandin jederzeit einsetzen, nicht jedoch im funktionierenden Zyklus. Beim Pferd spricht Prostaglandin nur zwischen Tag 8 und 10 des Zyklus an (Rind 5–15).

Cave: Das Pferd reagiert regelmäßig mit Schweißausbrüchen und evtl. Anaphylaxie auf derartige Injektionen.

■ Verzögerung der Rosse

Um die Gelbkörperphase zu verlängern, appliziert man Progesteron. Wann es zur Ovulation kommt, ist bei dieser Methode jedoch ungewiß. Die Ovulation kann sowohl vor als auch im Rahmen der Rosse auftreten.

Vorschlag 1: Chlormadinonacetat (Synchrosyn®-Tbl.) über einige Tage. Das System entspricht der Pille bei den Kühen (siehe auch dort).

Vorschlag 2: Progesteronfreisetzende Vaginalspiralen (Prid-Spirale®) für 12–14 Tage. 2–4 Tage nach Entfernen der Spiralen rosst das Tier.

Vorschlag 3: Tägliche Applikation eines Progesteronpräparates (Progesteron®)

■ Zyklussynchronisation von Stuten

Managementbedingtes Unterfangen. Es gibt zwei Ansätze zum Erfolg. Entweder man synchronisiert mit Prostaglandinen oder verabreicht Gestagene.

Vorschlag 1: 2× Progesteron im Abstand von 14 Tagen. Tiere rossen 2–4 Tage nach der zweiten Gabe.

Vorschlag 2: Durch die Verlängerung der Gelbkörperphase mittels Progesteronpräparaten.

■ Terminierung der Ovulation zur Eingrenzung des Besamungszeitpunktes

Um hier erfolgreich zu sein, bedarf es eines Tertiärfollikels mit ca. 40 mm Durchmesser. Eine Ovarkontrolle muß also vorangehen.

Vorschlag 1: GnRH oder Analoga (Receptal®, Gonavet®), einmalig verabreicht oder mehrmalige Applikation über einige Tage. Noch besser ist eine kontinuierliche Abgabe via Implantate (in Deutschland nicht zugelassen).

Vorschlag 2: Einmalige HCG-Gabe (Choriolutin®, Ovogest®, 2000 bis 5000 IE/Pferd) zu Rossebeginn (80% der Tiere ovulieren binnen 48 Std.)

Cave: Das Pferd bildet bei wiederholter HCG-Gabe Antikörper, was bisweilen zur Allergisierung, zumindest aber zur Inaktivierung des HCG bei wiederholter Applikation führt (2× ist aber möglich).

7.1.4 Genitaltupferproben

für die bakterielle Untersuchung des Genitalsekretes. Die Tupferprobe ist ein „Muß" vor jeder Bedeckung (Ausnahme in der Fohlenrosse). Erforderlich ist ein steriler Zervixtupfer (mit oder ohne Nährmedium). In der Praxis bieten sich Einmaltupfer an.

Technik:
- Reinigen des äußeren Genitales
- Einführen des Polanski-Spekulums und des Tupfers unter sterilen Kautelen (Achtung: Keimverschleppung)
- Probenentnahme von der Zervix, besser aus Uterus (im Östrus)
- Tupfer steril verpacken und mit entsprechenden Angaben zur Stute (Antragsformular) an das zuständige Veterinäruntersuchungsamt schicken.

> ■ **Die häufigsten Endometritiserreger:**
> 1. β-hämolysierende Streptokokken
> 2. E. coli (vorwiegend im Puerperalstadium)
> 3. Klebsiellen
> 4. Myzeten
> 5. Mischinfektionen

Die **Behandlung** richtet sich nach dem bakteriologischen Befund und dem Antibiogramm. Günstig ist die intrauterine Verabreichung von bis zu 200 ml AB/NaCl-Gemisch mittels Janette-Spritze und „Nasenschlundsonde für Kälber" bei gleichzeitiger parenteraler AB-Gabe. Problem nach AB-Behandlung: Superinfektion mit Hefen und Schimmelpilzen.

7.1.5 Künstliche Befruchtung (KB)

Die künstliche Befruchtung hat sich beim Pferd im Vergleich zum Rind noch nicht durchgesetzt. Begründungen sind in dem wesentlich kleineren Pferdebestand, aber großen Hengstangebot, in den schlechteren Besamungsergebnissen mit tiefgefrorenem Sperma, in der aufwendigeren Samenentnahme und -übertragung und zu guter Letzt in der Nichtanerkennung der KB von einigen Zuchtorganisationen (z. B. Vollblutzuchtverband) zu suchen.

- **Samenentnahme beim Hengst**

Künstliche Vagina mit Druckplatte (= Zervixersatz, z. B. Modell Hannover) + Gleitmittel verwenden

- **Verwendung des Samens**

Frischsamen: beste Besamungsergebnisse
Besamungsdosis: 100–200 Mio./5 ml,
Verwendung maximal nach 1 Stunde!

Flüssigkonserviertes Sperma:
Verdünnung 1:1 bis 1:3, verschiedene Medien
Erfolg ca. 50 %
Besamungsdosis: 100–200 Mio./20 ml
Verwendung 1–2 Tage bei Kühlschranktemperatur oder 6–8 Stunden bei Raumtemperatur

TGN2–Sperma (Tiefgefriersperma)
Methode der Wahl, weil länger haltbar
Konfektionierung in Pellets → Auftauen z. B. in Sterilmilch (20 ml) bei 40 °C
oder
Konfektionierung in Straws (Macrotüb®, 4 ml) → Auftauen in Wasserbad bei 50 °C, 40 s.

Cave: Sperma sollte nicht mehrmals über den kritischen Temperaturbereich von 15 °C abgekühlt werden. Sofort nach Auftauen inseminieren!

- **Samenübertragung (intrauterin!)**

Zwei Methoden:
- Mit behandschuhtem Arm Seminette unter digitaler Kontrolle vaginal einführen
- Seminette unter Sichtkontrolle (Polanski-Spekulum) mit Hilfe einer Zervixfaßzange und einer Taschenlampe einführen.

Problem: Lufteinstrom in Vagina kann zum Pressen seitens der Stute und damit zum Herauspressen des Spermas führen.

- **Besamungszeitpunkt** (KB oder Decken)
Ohne Ovarkontrolle:
Mehrfach = alle 36 Stunden während der Rosse besamen
Unter digitaler Ovarkontrolle:
Der Follikel ist kurz vor der Ovulation etwa 4 cm groß und von weicher Konsistenz. Optimal wäre die Besamung **12** Stunden vor der Ovulation (Bestimmung problematisch) oder eine 2fach-Besamung kurz vor und nach der Ovulation.
Kompromiß: Besamung, wenn frische Ovulationsgrube fühlbar oder Follikel bei Palpation springt.
Mittels rektaler Sonographie:
Am 10.–12. Tag des Zyklus beginnt ein Follikel mit einer Geschwindigkeit von 3 mm/Tag zu wachsen. Stellt man einen Durchmesser von 25 mm fest, wird nach 3–4 Tagen nachuntersucht. Bei über 30 mm sollte eine tägliche Ovarkontrolle durchgeführt werden.
Ultraschallbefund bei bevorstehender Ovulation: Follikelgröße ca. 40 mm, unregelmäßig ovale Form, Zunahme der Wandstärke und ventrale Schallverdichtung am reifen Follikel.
- **Bedeckung in der Fohlenrosse**
Einer Bedeckung ist unter folgenden Auflagen zuzustimmen:
– Die Geburt war termingerecht, rasch und störungsfrei.
– Es bestehen keine Beschädigungen des weichen Geburtsweges.
– Die Nachgeburt ist problemlos abgegangen.
– Die Stute ist jünger als 12 Jahre.
– Die Fohlenrosse ist frühestens am 9. Tag p.p. aufgetreten.
– Die rektale Untersuchung ergibt eine weitgehende Uterusinvolution, es sind präovulatorische Follikel vorhanden.
– Bei der Vaginoskopie zeigt sich eine bleiche, leicht angeschwollene, angefeuchtete Portio ohne Sekretabgang.

- **Spermadaten des Hengstes:**
Ejakulatvolumen .... 30–120 cm³
pH des Spermas 7,0–7,4
Dichte .... 0,1–0,2 Mio/mm³
Besamertyp .... Uterusbesamer
Konsistenz, Farbe milchwasserähnlich, weißgelbl. oder blaugrau, charakteristische Schleimbeimengungen (abfiltrieren!)

7.2 Gravidität

7.2.1 Diagnostik (Auswahl)

Der speziellen Untersuchung durch direkte oder indirekte Nachweismethoden sollte eine genaue Aufnahme der **Anamnese** vorangehen. Fragen über die letzte Gravidität, die letzte Geburt, den Deck- oder Inseminationstermin, das Verhalten der Stute beim Abprobieren und das Ausbleiben der letzten Rosse geben Aufschluß über das mögliche Bestehen einer Trächtigkeit.

Direkte Untersuchungen:
- Innere = rektale Untersuchung

18. Tag p.c.: Der Graviditätsnachweis ist für den „Erfahrenen" möglich. Also nicht die Hoffnung verlieren!

3.–6. Woche p.c.: Das „Sensibilisierungsphänomen" ermöglicht auch weniger Erfahrenen, die ersten Anzeichen der Trächtigkeit zu ertasten. Es kommt hierbei zu einer reflektorisch auslösbaren Kontraktion des Myometriums zum Schutz des noch nicht verankerten Embryos („Fluchtphänomen").

Klinischer Befund: Gebärmutter stabartig kontrahiert, walnußgroße, harte Kugel ohne fühlbaren Hohlraum am fruchttragenden Uterushorn.

Ab der 5. Woche einseitige Vorwölbung der Eiblase vorwiegend nach ventral.

Cave 1: Der Eihautgriff ist für den Embryo tödlich!
Cave 2: Zwischen dem 13.–65. Tag p.c. kommt es physiologischerweise zur Bildung von Follikeln, die aber nicht ovulieren.
6.–11. Woche p.c.: Deutliche Abnahme der Sensibilisierung.
Klinischer Befund: säckchenartige, etwa hühnerei- bis faustgroße Eiausbuchtung zumeist in Nähe des Corpus uteri.
Ab dem **56. Tag** keine Sensibilisierung mehr. Die Eiausbuchtung hat etwa doppelte Faustgröße. Beginnende Ausweitung des ganzen Hornes.
Ab dem **70. Tag** wird das gravide Horn bzw. dessen Ovar nach medial gezogen.
3.–4. Monat p.c.: Der Uterus ist im sog. „Ballonstadium" auf 20–40 cm ausgeweitet, die Fruchtblase fluktuiert. Das Ligamentum uteri ist stark nach kranioventral angespannt.
Cave: Als Differentialdiagnose (DD) kommt die gefüllte Harnblase in Betracht. Zur Absicherung Katheterisierung.
4.–6. Monat p.c.: Beginn des Senkungsstadiums, die Zervix ist über den Beckenrand gespannt. Das fruchttragende Horn liegt der Bauchdecke an. Die Graviditätsdiagnostik wird schwierig, da sich Darmschlingen auf den Uterus legen.
7./8. Monat p.c.: Uterus steigt langsam wieder nach oben. Fruchtteile sind zu differenzieren. Erste Eigenbewegung des etwa 55–70 cm langen Fetus.
9.–11. Monat p.c.: Verdoppelung des Gewichtes von 20–27 kg auf 30–70 kg. Der Fetus hat im letzten Monat eine Länge von 100–150 cm erreicht.

- Äußere Untersuchung = Adspektion

Die äußere Untersuchung ist zur Trächtigkeitsdiagnose nur in den **späten Graviditätsstadien** einzusetzen. Hierbei sind die Zunahme des Leibesumfanges, Fohlenbewegungen auf der Bauchunterseite, die Vorbereitung der Milchdrüse, die Schwellung der Scham und das Einfallen der Beckenbänder zu beachten.

Tab. 86 Graviditätsdiagnostik beim Pferd mit Hilfe von Labortests

Nachweis von	Testmethode	Graviditätsstadium	Testflüssigkeit/ Menge
Gonadotropin (PMSG)	Aschheim-Zondek-Küst (Mäuse)	50.–120. Tag	Serum 10–15 ml
	Galli-Mainini (Frösche)	40.–135. Tag	Serum 10 ml
	MIP-Test Latex-Test (Immunolog. Nachweis)	50.–120. Tag	Serum 10 ml
Östrogen	Allen-Doisy (Mäuse)	ab 120. Tag	Harn 50 ml
	Cuboni-Modifizierungen	ab 90. Tag	Harn 50–100 ml
	Rommel	ab 70. Tag	Harn 10 ml
Progesteron		ab 21. Tag	Blutplasma

Indirekte Verfahren:
- Labor

Die in Tab. 86 genannten Testverfahren haben eine Aussagesicherheit von **93–95%**.

Achtung: PMSG wird in den Endometriumcups nach dem 40. Trächtigkeitstag **auch** bei Absterben der Frucht weitergebildet. Somit ist ein falsch positives Ergebnis möglich.

- Sonographie

Technik: Schallkopf rektal einführen.
Die Trächtigkeit ist mittels des Ultraschalls ab dem **14. Tag** p.c. möglich. Sichtbar ist eine etwa 15–20 mm große runde Blase. Ab dem **16.– 20. Tag** p.c. flacht die Blase ab und die Keimscheibe stellt sich dar. Am 18. Tag p.c. erfolgt die Nidation.

Gynäkologie

7.2.2 Geburtsphysiologie

Die Geburt gliedert sich in drei Phasen. Es ist physiologischerweise je nach Alter der Stute und Anzahl ihrer Trächtigkeiten mit einer Geburtsdauer von $2^1/_2$ bis 8 Stunden zu rechnen.

1. Eröffnungsphase

dauert etwa 2–4 Stunden. Die Stute ist unruhig (Schweifschlagen, Bauchtreten, Hinterbeine gespreizt, Schweißausbruch an Schulter und Flanke).
Durch das Einsetzen der Wehen kommt es physiologischerweise zur Drehung des Fetus von der Rücken- in die Bauchlage, Kopf liegt zwischen gestreckten Vorderbeinen.
Die Fruchthüllen sind noch nicht eröffnet.

2. Austreibungsphase

Es bestehen starke individuelle und rassebedingte Unterschiede. So dauert diese Phase zwischen 4–70 Minuten, i.d.R. 10–30 Minuten.
Zunächst platzt die äußere Fruchthülle (Allantochorion), 4–10 l wäßrig-trübe, bräunliche Flüssigkeit gehen ab.
Es herrschen starke Wehen, die Stute legt sich auf die Seite, die innere Fruchthülle (Amnion) mit Vorderbeinen wird sichtbar. Die Blase platzt, 3–7 l dünnschleimig-gelbliche Flüssigkeit werden freigesetzt.
Kopf, Schulter und Bauch des Fohlens treten durch die Vulva → Pause → es folgen Lende, Hintergliedmaßen und Schwanz.
Cave: Ist die innere Fruchtblase nicht gerissen, sollte eine Hilfsperson einschreiten.

3. Nachgeburtsphase

nimmt zwischen 30 Minuten und 3 Stunden in Anspruch.
Restblut wird durch die Nabelvenen in das Fohlen gepreßt. Die Nabelschnur reißt an präformierter Stelle ab (verbleibender Nabelstumpf 5–8 cm lang).
Anschließend erfolgt die Lösung der fetalen Hüllen von der Gebärmutterwand, Auspressen der Nachgeburt (Innenseite nach außen gedreht!) und des Fohlenbrotes.
Die Plazenta des Pferdes wird histologisch als Semiplacenta diffusa completa oder Placenta epitheliochorialis bezeichnet, d.h., das Uterusepithel

liegt dem vollständig mit Zotten besetzten Chorionepithel auf. Vorteil: Bei der Geburt bleibt das Uterusepithel weitgehend erhalten. Blutungen post partum sind pathologisch. Nachteil: Es erfolgt keine diaplazentare Übertragung von Antikörpern von dem Muttertier auf die Frucht. Gammaglobuline müssen vom Fohlen über die Kolostralmilch aufgenommen werden!

Merke: Das Fohlen sollte 30 Minuten nach der Geburt einen Saugreflex aufweisen und nach 1–2 Stunden aufstehen; tut es dies nicht, sollten wir einschreiten.

8 Anästhesie

8.1 Leitungsanästhesie 362
8.1.1 Leitungsanästhesie am Kopf 362
8.1.2 Diagnostische Anästhesie an den Gliedmaßen 363
8.1.3 Epidural-/Extraduralanästhesie 367
8.2 Sedation und Narkose 367
8.3 Notfallanästhesie 368

8.1 Leitungsanästhesie

Neben der Epidural-/Extraduralanästhesie, die vor allem bei **Operationen am Schweif und am Genitale** angewendet wird, findet die Leitungsanästhesie bei der **Lahmheitsdiagnostik** und bei Eingriffen im Bereich des **Kopfes** großen Zuspruch.

Die Infiltrationsanästhesie ist vorwiegend zur Wundumspritzung bei kleineren Verletzungen von Nutzen.

- Lidocainhydrochlorid 2%ig (mit oder ohne Adrenalin als Vasokonstringens = „Sperrkörper"), z. B. Lidocain 2%® mit Adrenalin, und
- Mepivacain 2%®

8.1.1 Leitungsanästhesie am Kopf (siehe auch Abb. 27)
- **N. frontalis** (Abb. 27, Nr. 14)

Innerviertes Gebiet:
– Oberlid
– Stirnbein

Der Einstich erfolgt in der Mitte des Margo supraorbitalis (Foramen supraorbitale).

- **N. infraorbitalis** (Abb. 27, Nr. 15)

Innerviertes Gebiet:
- Lippen
- Nüstern
- Nasenrücken
- Obere Schneidezähne

Der Einstich erfolgt 1 Finger breit über der Mitte der Verbindungslinie zwischen Incisura nasoincisiva und Vorderende der Crista facialis (Foramen infraorbitale).

- **N. mentalis** (Abb. 27, Nr. 16)

Innerviertes Gebiet:
- Unterlippe
- Schneidezähne

Der Einstich erfolgt am Margo interalveolaris (Lade) zwischen Caninus und P_2, in der Mitte, fingerbreit unter dem Lippenrand (Foramen mentale).

- **N. alveolaris mandibularis** (Abb. 27, Nr. 17)

Innerviertes Gebiet:
- Backenzähne

Der **Einstich** erfolgt in der Mitte der Verbindungslinie vom Kiefergelenk zur Incisura vasorum, medial an der Mandibula (Foramen mandibulare).

8.1.2 Diagnostische Anästhesie an den Gliedmaßen

(Abb. 31 a–e)

Die diagnostische Anästhesie stellt ein wichtiges Hilfsmittel zur Lokalisation von Lahmheitsursachen dar. Durch Unterbrechung sensibler Nervenbahnen wird der Schmerz und somit die Lahmheit beseitigt. Die Anästhesien erfolgen am aufgehobenen Bein. Man beginnt distal. Nach verschieden langen Wartezeiten wird das Pferd im Trab vorgeführt. Bleibt die Lahmheit bestehen, liegt die Ursache oberhalb der Injektionsstelle.

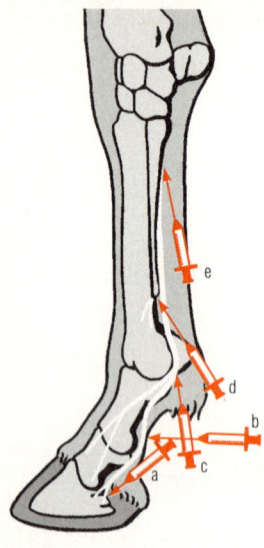

Abb. 31 Diagnostische Anästhesie. **a)** TPA (Ballen) – Ramus pulvinus des N. digitalis palmaris. **b)** TPA (Fesselbeuge) – N. digitalis palmaris. **c)** MPA. **d)** HPA – N. metacarpeus palmaris medialis et lateralis. **e)** HPA – N. palmaris medialis et lateralis.

Vorbereitung:
- Haare an Injektionsstelle mit Schere entfernen
- Haut desinfizieren
- Zwangsmaßnahmen: Oberlippenbremse

Anästhetikum:
- 2%iges Lidocain mit Vasokonstringens
- Wirkungseintritt: 1–3 Minuten
- Wirkungsdauer: bis 2 Stunden
- Vorteil: auch in größeren Mengen gut verträglich

Kanüle:
- Länge: <50 mm
- Kaliber: <0,8 mm
- kurz angeschliffene Spitze

Prophylaxe:
Zur Beschleunigung der Resorption des Anästhetikums und möglicher Hämatome sowie zur Vermeidung von Phlegmonen sollte nach Abschluß der Untersuchung für 2–3 Tage ein feuchter Verband mit mildem Desinfektionsmittel (z. B. PVP-Jod-Lsg.) angelegt werden.

Durchführung:

■ **Tiefe Palmarnervenanästhesie** (TPA) → Ballen (Abb. 31a)

Nerv: Ramus pulvinus des N. digitalis palmaris

Betroffenes Gebiet:
- Strahlbein
- Bursa podotrochlearis
- tiefe Beugesehne (distaler Teil)
- Ballen und Eckstrebenbereich der Hufsohle
- Hufknorpel

Der <u>Einstich</u> erfolgt in der Fesselbeuge medial des Hufknorpels, 3–4 cm tief, parallel zur Hufbeinbeugesehne und senkrecht in Richtung Hufsohle.

Injektionsmenge: 4–5 ml (Lokalanästhetikum)/Seite

Wartezeit: 10 Minuten

Kontrolle: Schmerzlosigkeit der Haut im hinteren Hufknorpelbereich

■ **Tiefe Palmarnervenanästhesie** (TPA) → Fesselbeuge (Abb. 31b)

Nerv: N. digitalis palmaris (beidseitig)

Betroffenes Gebiet:
- s. v.
- Hufbein (palmares Drittel) Palmarfläche der beiden distalen Zehengelenke
- Lederhaut von Hufwand, Sohle, Strahl (palmares Drittel) distale Sesambeinbänder

Der Einstich erfolgt nach Fixation von Vene, Arterie und Nerv mit dem Daumen durch die Haut und durch das straffe Bindegewebe rechts und links dicht am Rand der tiefen Beugesehne bis zum Nerv.
Injektionsmenge: 2–3 ml/ Seite
Wartezeit: 5–6 Minuten
Kontrolle: Schmerzlosigkeit der Ballenhaut

- **Mittlere Palmarnervenanästhesie** (MPA) (Abb. 31c)

Nerv: N. palmaris und Endäste des N. metacarpeus palmaris (beidseitig)
Betroffenes Gebiet:
- Alle Abschnitte distal des Fesselgelenkes
- Betäubt nicht immer Fesselgelenksteil des Metakarpus
- Nie Gleichbeine

Der Einstich erfolgt 2 cm oberhalb des Fesselgelenkspaltes am oberen Rand der Gleichbeine, beiderseits subkutan.
Injektionsmenge: 8–10 ml/Seite
Wartezeit: 10 Minuten

- **Hohe Palmarnervenanästhesie** (HPA) „Vierpunktanästhesie"

Nerv:
1. N. metacarpeus palmaris medialis und lateralis (Abb. 31d)
2. N. palmaris medialis und lateralis (Abb. 31e)

Betroffenes Gebiet:
- Metakarpus
- Griffelbeinenden
- Gleichbeine
- Fesselgelenk und alle distalen Abschnitte.

Der Einstich zur Anästhesie der Nn. metacarpei palmares ist medial und lateral dicht unterhalb der Griffelbeinköpfchen zu setzen
Infektionsmenge: 2 ml/Seite

Der Einstich zur Anästhesie der Nn. palmares laterales und mediales erfolgt an stehender Gliedmaße, eine Handbreit unterhalb des Karpalgelenks zwischen M. interosseus medius und tiefer Beugesehne.
Injektionsmenge: 5 ml/Seite
Wartezeit: 10 Minuten

Die Anästhesie der Plantarnerven der Hintergliedmaßen entspricht im wesentlichen derjenigen der Vordergliedmaße.

8.1.3 Epidural-/Extraduralanästhesie (Schautafel 10)

Indikation: Operationen an Schweif, After, Rektum, Vulva, Vagina, Damm

Der **Einstich** erfolgt zwischen dem 1. und 2. Schwanzwirbel. Man sticht mit einer 6–8 cm langen Nadel in kranioventrale Richtung etwa 2–5 cm tief ein.

<u>Dosis:</u> z. B. 10 ml Novocain® 1–2%

Die Wirkung ist anhand des mangelnden Afterschlußreflexes und der Schwanzlähmung nach 5–15 Minuten zu überprüfen.

Es ist mit einer Wirkungsdauer von 1 Stunde zu rechnen.

8.2 Sedation und Narkose

Analgetika
Methadon
4 ml l-Polamivet®/100 kg KGW i. m. oder i.v.

Sedation
- Romifidin

2–6 ml Sedivet®/500 kg KGW Pfd
– zum Ruhigstellen vom Pferd für kleine, wenig schmerzhafte Eingriffe

Neuroleptanalgesie
Sedivet® im Triple Drip nach Prof. Dr. U. Schatzmann

<u>Prämedikation:</u>
- Romifidin

0,8 ml Sedivet®/100 kg KGW

<u>Ablegen:</u>
Bei vollständig ausgeprägter Sedation (nach 5–10 min)

<u>Einleitung:</u>
- Diazepam: 0,04 mg/kg KGW, entspricht bei 0,5%iger Lsg. 0,4 ml/100 kg KGW

- Ketamin: 2,2 mg/kg KGW, entspricht bei 10%iger Lsg. 2,2 ml/100 kg

Infusionsnarkose:
Triple Drip
Zusammensetzung:
500 ml Guaifenesin (Myolaxin® 15%)
+ 30 ml Ketamin 10%
+ 3 ml Romifidin (Sedivet®)
Infusionsgeschwindigkeit:
– grundsätzlich nach Wirkung
– durchschnittlich 4–6 ml/min/ca. 500 kg KGW
– zu Beginn (ca. 15 min) ca. 3 Tropfen/sec
– danach 1–2 Tropfen/sec
– bei leichteren Pferden und Ponies dem Gewicht entsprechend reduzieren

Zu empfehlen: Sauerstoff-Insufflation (15 l/min)

Achtung:
- Es sollten beim Ablegen noch mind. **2** Personen Hilfestellung leisten (eine am Kopf und eine am Schweif), die über den Vorgang genau zu unterrichten sind.
- Um einer Fazialislähmung vorzubeugen, wird das Halfter im Masseterbereich umpolstert.
- Berliner Wurfzeug, Plattlonge und Sicherheitsschloß bereithalten.

8.3 Notfallanästhesie

- Wie beruhige ich ein sehr aufgeregtes Pferd, um es gefahrlos untersuchen zu können?

Vorschlag: 0,5–1,0 mg/kg KGW Rompun® i.m. oder i.v.

- Wie verbringe ich ein Pferd in Seitenlage, wenn dies für die Erstversorgung oder den Transport zur Klinik unabdingbar erscheint?

Vorschlag: 0,5–1,0 mg/kg KGW Rompun® i.v

anschließend

2 mg/kg KGW Ketamin i.v. (= Kurzzeitnarkose)

■ Wie narkotisiere ich ein Pferd nach Höchstleistung (z. B. bei einer Turnierverletzung)?

Detomidin (40 mg/kg KGW) zur Sedation i.v.

5 min später Tiletamin/Zolazepam (Telazol®) (1 mg/kg i.v.)

Ablegen mit anschließender Isofluran (Isoflo®)-Narkose + Ringerlactat (10 ml/kg KGW/Std.) während der Narkose.

9 Notfalltherapie

9.1	Notfallbeispiele (Auswahl)	370
9.2	Notfallmedikamente mit Dosierung	381
9.3	Euthanasie	382

Trotz einer Vielzahl von möglichen Notfällen beschränken wir uns hier auf einige wichtige. Neben der Behandlung des Schocks wird auf die tierärztliche Versorgung des Lumbago eingegangen, auf die Hufrehe sowie auf Verletzungen der Gliedmaßen; im Bereich des Verdauungstraktes auf die Therapie der Schlundverstopfung, der Kolik und des Ileus.

9.1 Notfallbeispiele (Auswahl)

■ **Was tun, wenn das Pferd kollabiert?**
Ursachen: Äußere und innere Blutungen (hypovolämischer Schock), massive Infektionen (Endotoxinschock), allergische Reaktionen (anaphylaktischer Schock), akutes Herzversagen, Erschöpfung (kardiogener Schock).
Therapievorschlag:
Ätiologisch und symptomatisch so schnell wie möglich im Falle eines liegenden Pferdes:
– Trense runter, Kopf-/Nackenhaltung, Zunge rausziehen, Ruhe (= Leute weg), evtl. Beine kühlen
– Auffüllen des Gefäßsystems mittels Venenkatheter
Dosis:
4 l Volumenersatz (1 Teil Plasmaexpander, 3 Teile iso- bis leicht hypertone Elektrolytlösung). Infusionsgeschwindigkeit: 10 ml/kg KGW pro

Stunde (entspricht bei einem ca. 400 kg schweren Pferd 4 l/Std.) In schweren Notfällen kann die Tropfgeschwindigkeit unter Herzkontrolle um ein Vielfaches gesteigert werden. Danach Kontrolle des Hämatokritwertes.

Ausnahme: Bei kardiogenem Schock darf keine Infusionstherapie angewendet werden, da hier die Gefahr eines Lungenödems besteht. Stattdessen wiederholte Gaben von rasch wirksamen Glykosiden (Digoxin, Strophantin).

– Anregung des Kapillarkreislaufes besonders bei anaphylaktischem Schock durch Adrenalinpräparate, wie z. B.
  Suprarenin® 5–10 ml i.m. oder 0,5–1,0 ml langsam i.v.
  Auch mit Kortikosteroiden kann man weiterhelfen, z. B.
  a) Voren-Lösung® (Dosis: 15 ml i.v.)
  b) Dexasel® (Dosis: 10–20 ml i.v.)
  danach tief durchatmen!

<u>Weitere Maßnahmen:</u>
– Stimulation der Herzfunktion z. B. mit Formiloxin® (Dosis: 1–6 mg i.v.)
– Sauerstoffzufuhr (intratracheal)
– Analgetika bei schmerzhaften Zuständen mit Novalgin® (Dosis: 20 bis 60 ml i.v.)
– Wundversorgung, Fixation, Ruhigstellung (falls nötig)
– Diuretika bei Oligurie oder Anurie, z. B. Dimazon® (Dosis: 5–10 ml i.m., i.v.)
– Perorale Flüssigkeitszufuhr (sobald wie möglich)
– Antibiotika zur Infektionsprophylaxe
– Natriumbicarbonat bei metabolischer Azidose
– Schutz vor Hypothermie (Zudecken)

■ **Was tun bei Kreuzverschlag?**
(= paralytische Myoglobinämie, Lumbago, schwarze Harnwinde, Feiertagskrankheit)

Man geht davon aus, daß es infolge von Ermüdung oder anderer Belastungsfaktoren zu einer Mangeldurchblutung und damit Hypoxie der Muskulatur kommt. Das gespeicherte Glykogen wird dadurch anaerob zu Milchsäure umgewandelt. Die Übersäuerung der Muskulatur führt zur

Schädigung der Muskelfasern mit Zerfall des Muskeleiweißes und Ausschwemmung des Myoglobins (**"schwarze Harnwinde"**). Betroffen ist vorwiegend die Lenden- und Kruppenmuskulatur.

Als typisch gilt der schwarze Harn, der durch das nierengängige Myoglobin bedingt wird, auch das Zittern, Schweißausbruch im Zusammenhang mit dem Vorbericht (starke Belastung nach langer Ruhezeit, bei guter Fütterung) legt die Diagnose „Kreuzverschlag" nahe.

Therapievorschlag:

Erste Hilfe: – Sofortige Unterbrechung der Bewegung (kein Schritt mehr!), Pferd warm eindecken, evtl. Massage der betroffenen Muskelgruppen.

Nach Beruhigungseintritt schonendes Führen oder Transport zum nächstgelegenen Stall.
– Aderlaß 5–8 l (umstritten)
– Normalisierung des Blutzuckerspiegels mittels Insulin (Dosis: 100 IE/Pfd s.c.)
– Infusionen mit
  a) Natrium bicarbonicum (Dosis: 1–2 l 4,2 %ige i.v. oder 300–400 g in Wasser gelöst p.o.)
  b) Kalzium
  c) Ringer-Lactat
– Vitamin B_1 (Dosis: 0,5–2,0 g i.v.)

Bei starker Unruhe:
– Sedivet® 2–6 ml/500 kg
– Antiphlogistika und Analgetika wie Equipalazone® oder Dexa-Tomanol® (= Phenylarthrit forte®)
– Vitamine und Selen, z. B. Biodyl® oder Selenit®
– Hyperämisierende Umschläge
– Flüssigkeitszufuhr pareneteral und auch oral
– Kochsalzlösung parenteral

Liegt das Tier fest, so muß zusätzlich dafür gesorgt werden, daß es auf einer weichen Unterlage liegt, alle 4–6 Stunden auf die andere Seite gedreht und alle 12 Stunden ein Auftriebeversuch unternommen wird. (Eine

372 Notfalltherapie

Hängevorrichtung ist nur bei Patienten sinnvoll, die schon wieder ein gewisses Stehvermögen besitzen.)

Die Prognose hängt vom Schweregrad der Erkrankung und der „Ersten Hilfe" ab.

Bleibt nach 1–3 Tagen jeder Aufhebeversuch erfolglos, ist zur Tötung bzw. Schlachtung zu raten. Tiere mit häufigen Anfällen sollten aus dem Leistungssport genommen werden.

Prophylaxe:

Grundlage ist eine der Belastung angepaßte Fütterung! An Ruhetagen ist die Kraftfutterration **herabzusetzen** und das Pferd leicht zu bewegen.

■ Akute Hufrehe, was nun?

Es handelt sich um eine **Allgemeinerkrankung** mit Schwerpunkt im Hufbereich = „Pododermatitis aseptica diffusa".

Man unterscheidet je nach Ursache:
- Futterrehe (= chemisch-toxische Rehe, am häufigsten)
- Geburtsrehe (= auch chemisch-toxische Rehe)
- Belastungsrehe (= traumatische Rehe)
- Metastatische Rehe (nach schweren Infektionskrankheiten)

Prinzipiell besteht bei der Rehe stets die Gefahr von Rotation und Senkung des Hufbeins (Röntgen!), Ausschuhen, Septikämie, Pneumonie.

In der chronischen Form entsteht der sog. **Rehe- oder Knollhuf.**

Therapievorschlag:
- Aderlaß, 4–8 l
- Diuretika wie Dimazon® (Dosis: 5–10 ml i.m., i.v.)
- Analgetika wie Novalgin® (Dosis: 30 mg/kg langsam i.v.)
- Neuroleptika wie Apirel® (Dosis: 2,2 mg/kg KGW 1× tägl.)
  Gegenanzeige: Gravidität!
- Antiphlogistika, wie Phenylbutazon (Dosis: 2 g, 2× tägl.) oder Kortikosteroide, z. B. Prednisolon® (Dosis: 0,1–2,0 mg/kg KGW pro Tag), Dexamethason® (Dosis: 0,01–0,1 mg/kg KGW pro Tag). Achtung: Nicht bei Kortisonrehe!
- Antihistaminika wie Benadrlyl® (Dosis: 20–30 ml/Tier i.v., i.m.)

Nach Bedarf:
- Infusion mit Elektrolyten, Dextrose, Natrium bicarbonicum 8,4%, Kreislaufmittel und Spasmolytika

Sonstiges:
- Abstellen der Ursache, z. B. kein Kraftfutter mehr!
- Pferd in kaltes Wasser stellen (Eimer, Bach) oder Aufgußverband so oft wie möglich,
- Große Box mit genügend weicher Einstreu (z. B. Lohe)
- Abnehmen der Hufeisen und Dünnraspeln der vorderen Hufwand. Später bietet sich ein orthopädischer Hufbeschlag an.
- Leichte Bewegung auf weichem Boden.

Prognose:
ist vorsichtig zu stellen. Ein wichtiger Faktor ist die frühzeitige Einleitung der Therapie.

■ **Was machen bei Kontusionen und Distorsionen der Gelenke?**
- Ruhigstellen, Kühltherapie und Analgetika
- Nach akuter Phase Resorbierumschläge, z. B. nach Prießnitz, anlegen
- Nach 6–8 Tagen leichte Bewegung, um die Ernährung des Gelenkknorpels zu verbessern.

■ **Wie behandle ich eine akute Tendinitis?**
Therapievorschlag:
- Sofortige Stallruhe
- Anlegen eines gepolsterten Verbandes
- Kühlung: Angießen mit Alkohol (40%), Burow-Mischung, essigsaure Tonerde (1:5–8 mit Wasser anrühren)
- Antiphlogistika: Apirel®, Quadrisol®, Finadyne®
- Nach Abklingen der akuten Phase (ca. 24 Stunden): hyperämisierende Präparate, z. B. Enelbin®
- Antiphlogistische Einreibungen: Phenylbutazonhaltige Salben, DMSO + Dexamethason
- Intratendinöse Behandlung mit Hyaluronidonsäure, um das Fibroblastenwachstum und die Narbenbildung zu beschleunigen. Aber Achtung: Keine

intratendinöse Kortisongaben wegen der Gefahr der **Sehnenverkalkung.**
- Nach frühestens 3 Wochen (manchmal auch erst nach mehreren Monaten): langsam zunehmende aufbauende Belastung.

■ **Was machen bei einem Niederbruch?**

Definition: Sehnenzerreißung der Beugesehnen und/oder des M. interosseus medius

Typisch sind die hochgradige Stützbeinlahmheit mit Durchtreten im Fesselgelenk (Hyperextension), „Lücke" an Rupturstelle.

Prognose: Nur bei Teildurchtrennungen heilbar!

Therapievorschlag:
- s.o.
- Unterbringung des Tieres in eine ausreichend gepolsterte Box. Sofort oder nach abklingender akuter Phase Inaktivierung der distalen Gliedmaße durch Immobilisation (Zinkleimverband, Polyurethanschaum o.ä.) in leichter Fesselbeugung mit Hufkeil (14 Tage).
- Später: orthopädischer Hufbeschlag

■ **Was tun bei frischen Sehnenwunden?**

Oft findet man tiefe, gelappte Wunden vorwiegend an den Hintergliedmaßen vor. Wenn die Strecksehne betroffen ist, schlottert die Zehe in Hangbeinphase. Ist hingegen die Beugesehne betroffen, kommt es evtl. zum Durchtreten im Fesselgelenk.

Vorschlag:
- Allgemeinanästhesie
- Um das Ausmaß der Verletzung feststellen zu können, empfiehlt sich die Wunderweiterung nach proximal und distal. Fremdkörper entfernen.

Weiterhin:
- Wundtoilette,
- Adaptationsversuch durch Sehnennaht oder Sehnenplastik (Sehne des M. extensor digitalis lateralis)
- Drainage legen, Bindegewebsnaht, Hautnaht (lokale antibiotische Versorgung ist umstritten)
- Gepolsterter Sehnenverband für 6–8 Wochen, mehrfach wechseln

Bei Infektion: Angußverband mit milden Desinfektionsmitteln, z. B. Rivanol®-Lösung
- Orthopädische Hufeisen (verlängerte Schenkel mit Steg) und evtl. leichte Schrittarbeit

Die <u>Prognose</u> ist günstig bei Strecksehnenwunden und Kronbeinbeugern. Unheilbar ist die Durchtrennung beider Beugesehnen.

■ Die Sehnenscheide oder die Gelenkkapsel ist perforiert – was nun?

<u>Therapievorschlag:</u>
- Allgemeinanästhesie
- Sorgfältige Wundtoilette, gründliche Synovialraumspülung mit Ringer-Lactat-Lösung® von der **Gegenseite** der Wunde aus
- Nähen der Synovialmembran (wenn spannungsfrei möglich), Raffen des Unterhautgewebes und anschließende Hautnaht
- Verband zur Ruhigstellung. Wechsel nach 3–6 Tagen.
- Antibiotika, 5–6 Tage parenteral
- Antiphlogistika (keine Steroide, da Störung der Wundheilung und kataboler Effekt auf Gelenkstoffwechsel), Flunixin (Finaldyne®), Apirel®, Quadrisol®
- Förderung des Knorpelwachstums und der Schmierfähigkeit der Synovialflüssigkeit durch Hyaluronsäure (Dosis: 20–40 mg intraartikulär)
- 2 Tage Ruhe und nach 6–8 Tagen Schritt-Therapie
- Mukopolysaccharide, 5× alle 6 Tage

<u>Prognose:</u> Bei unverzüglicher Behandlung günstig.

■ Was machen bei Schlundverstopfung?

Zumeist führen aufgequollene Rübenschnitzel oder spelzenreiches Mischfutter, weniger Möhren und Obst zu dieser Art Notfall.

<u>Therapie:</u>
- Spasmoanalgetika wie Novalgin® (Dosis: 20–60 ml i.v.) oder Buscopan comp.® (Dosis: 20 ml i.v.)
- evtl. Lokalanästhetika
- Weiterhin, je nach Lage und Art des Fremdkörpers (FK) und Grad der Verstopfung

<u>1. Möglichkeit:</u> Zur Mundhöhle gerichtete Massage

2. Möglichkeit: Einführen der Nasenschlundsonde, FK mit kontinuierlichem, sanftem Druck in den Magen schieben
3. Möglichkeit: Ösophagusspülung – Nasenschlundsonde einführen, an „Wasserpumpe" anschließen und mit wechselndem Druck 2–3 l Wasser stoßweise einpumpen. Danach gelöste Futterteile ablaufen lassen und einen neuen Versuch starten.
Hierzu ist in den letzten Jahren eine spezielle Sonde auf dem Markt, die wohl auch sehr gut funktionieren soll.
4. Möglichkeit: Luftinsufflation – Nasenschlundsonde einführen und stoßweise Druckluft einblasen.
5. Möglichkeit: Ösophagotomie. Die Behandlung hatte Erfolg, wenn sauerriechende Magengase entweichen und das Pferd ohne größere Unterbrechungen einen Eimer Wasser trinken kann.

Nachbehandlung:
– Antibiotika parenteral und intratracheal über 5–6 Tage
– 1–2 Tage nur Wasser oder dünnflüssiges Futter

Prognose:
Im allgemeinen recht gut. Komplikationen stellen sich nach 24 Stunden ein.

Gefahr: Schluck- oder Aspirationspneumonie!

■ **Was machen mit einem Koliker?**
Zur Festigung der Diagnose sollte immer eine allgemeine Untersuchung und die spezielle = rektale Untersuchung durchgeführt werden. Weitere diagnostische Möglichkeiten bieten die Magensondierung und das Bauchhöhlenpunktat. Die Kolik kann bekannterweise eine unterschiedliche Ätiologie haben

■ Krampfkolik
50% der Koliken sind vagoton bedingte Krampfkoliken (Fütterungsfehler, Wetterumschwung, Nervosität etc.).

Symptome sind neben den Krampfanfällen vermehrte Peristaltik, vermehrter Kotabsatz, Flatulenz und Diarrhö;
später folgen tonische Dauerkrämpfe, fehlende Peristaltik und Kotabsatz. Der rektale Befund ist zumeist unauffällig.

Notfalltherapie

Therapievorschlag:
- Wärme (Eindecken) und leichte Bewegung
- Spasmoanalgetika, z. B. Novalgin® (Dosis: 20–60 ml i.v.) oder Buscopan comp.® (Dosis: 20 ml/Tier i.v.)
- Peristaltik-anregende Mittel, wie Ido-Genabil®
- Nur bei gesicherter Diagnose (nicht bei Ileus!) und weichem Darminhalt: Lentin® (Dosis: 1–2 ml s.c. alle 15–30 min.) oder Prostigmin (Dosis: 4–5 ml i.m., i.v. alle $^1/_2$–1 Std.)

■ Magenüberladung, Gefahr der Magenruptur!

Therapievorschlag:
- Versuch, mit Nasenschlundsonde abzuhebern (4–5 l kaltes Wasser eingeben und wieder abpumpen, mehrmals wiederholen)
- Spasmoanalgetika Novalgin® (Dosis: 20–60 ml i.v.) oder Buscopan comp.® (Dosis: 20 ml i.v.)

■ Dünndarmobstipation

Als Ursache ist ein lokaler Darmspasmus anzusehen. Als **Symptome** zeigen sich verminderte Peristaltik, rektal spürbar gefüllte Dünndarmschlingen und Reflux.

Therapievorschlag:
- Futterentzug
- Spasmoanalgetika (siehe oben)
- Magenspülung, rektale Massage
- Infusionen mit phys. Kochsalzlösung (Dosis: 10 l i.v.);
  ungeeignet: Glaubersalzlösung, Schleim
- bei drastischer Verschlechterung: Op.

■ Blinddarm-/Dickdarmobstipation

Als Ursache kommen u.a. Überfressen mit Stroh, Darmentzündungen und starke Verwurmung in Frage.
Symptome sind verminderte Peristaltik und rektal deutlich fühlbar angeschoppter Blinddarm oder Dickdarmlagen.

Therapievorschlag:
- Futterentzug
- Spasmoanalgetika (siehe oben)

- Peristaltik-anregende Mittel (Ido-Genabil®)
- Laxanzien per NSS wie Natriumsulfat (Glaubersalz, (Dosis: 300 bis 500 g) + Paraffinum liquidum (2–5 l)

Falls der Erfolg ausbleibt:
- Magenspülung, rektale Massage, Einlauf mit Paraffinöl
- leichte Bewegung

Bei wiederholten Obstipationen:
Anregung der Darmtätigkeit mit Grünfutter, Rüben, Häcksel, Leinsamen, Kleie und Reformhafer

■ Obstipation des kleinen Kolons

Therapievorschlag:
- Spasmoanalgetika
- Manueller Zerteilungsversuch
- Rektale Einläufe mit Paraffinöl

■ Milz-Nierenband-Kolik

Dünndarmschlingen verlagern sich über das Milz-Nierenband, so daß sie rektal nicht mehr zu fühlen sind. In schweren Fällen kommt es zur Ileussymptomatik.

Therapievorschlag:
- Futterentzug
- Spasmoanalgetika (siehe oben)
- Versuch, die Darmschlingen rektal zurückzuverlagern.

Bei Verschlechterung des Zustandes muß eine sofortige Überweisung in eine Spezialklinik erfolgen (siehe unter Ileus).

■ Gaskolik, Meteorismus

Entsteht primär durch stark gärfähiges Futter und sekundär durch Darmentzündung, -nekrose, -lähmung und Ileus.

Typisch sind heftiger Schmerz, Schweißausbruch, stark erhöhter Puls, Tympanie, rektal aufgegaste Darmschlingen.

Therapie der primären Gaskolik:
- Magensondierung
- Spasmoanalgetika (siehe oben)

- Peristaltik-anregende Mittel, wie Coecolysin® oder Bykahepar® (Dosierung siehe oben)
- Magenspülung
- leichte Bewegung

Bei bedrohlichem Zustand: Darmpunktion vom Rektum aus oder bei Blinddarmpunktion von der rechten Flanke her.

Leider zeigt sich in der Praxis, daß eine genaue Diagnose erst nach dem 2. oder 3. Besuch möglich ist. Bestätigt sich jedoch ein Großteil der o. g. Symptome, sollte man nicht zögern, das Pferd so schnell wie möglich in eine Spezialklinik zu überweisen!

■ Die Angst eines jeden – der Ileus?

Ileusverdächtige Symptome sind: fehlender Kotabsatz über mehrere Stunden, Regurgitieren, hohe Atmungs- und Pulsfrequenz, verwaschene, gerötete Konjunktiven, **fehlende Peristaltik (!),** leerer Mastdarm, trockene Mastdarmschleimhaut, verlagerte Darmteile, gespannte Gekrösewurzel, gas- oder flüssigkeitsgefüllte Darmschlingen, Abgang von Gas oder großen Flüssigkeitsmengen aus Nasenschlundsonde, **hochgradige langanhaltende Schmerzanfälle, die nur ungenügend auf Spasmolytika oder Analgetika ansprechen,** trübes, flockiges oder blutiges Bauchhöhlenpunktat sowie Schocksymptome.

Labor: Hämatokrit über 45%

Da sich die <u>Prognose</u> bei einer Krankheitsdauer von mehr als 8 Stunden erheblich verschlechtert, sofort in **Spezialklinik** überweisen! Nicht vergessen: Aufklärung und Absprache mit dem Besitzer!

<u>Sofortmaßnahmen für den Transport:</u>
- Klinik benachrichtigen
- Infusionstherapie mittels Venenkatheter (4 l Volumenersatz – 1 Teil Plasmaexpander, 3 Teile iso- bis leicht hypertone Elektrolytlösung, innerhalb von $1/2$ bis 1 Stunde infundieren)
- Spasmoanalgetika wie Novalgin® (Dosis: 20–60 ml i.v.) oder Buscopan comp.® (Dosis: 20 ml i.v.)
- Sondierung des Magens, Abheberungsversuch, Liegenlassen der NSS beim Transport und Fixation am Halfter.

9.2 Notfallmedikamente

Tab. 87 Medikamente, die sich bei der Notfalltherapie des Pferdes bewährt haben (Auswahl)

Medikament	Indikation	Dosis beim Pferd
Benadryl®	Antihistaminikum	20–30 ml i.v.
Buscopan comp.	Schlundverstopfung	20 ml/Tier i.v.
Dexamethason	akute Hufrehe	0,01–0,2 mg/kg/Tag
Dexasel	Allergien	10–20 ml i.v.
Dimazon	Diuretika	5–10 ml i.m., i.v.
Finadyne® RP	kolikbedingte Schmerzzustände, akut entzündliche Erkrankungen des Bewegungsapparates	1,1 mg/kg KGW i.v.
Lentin	Krampfkolik (nicht Ileus)	1–2 ml s.c. alle 15–30 Min.
Meclofenamin (Apirel®)	akute Hufrehe, Podotrochlitis	2,2 mg/kg KGW
Natriumbicarb. 4,2%ig	Azidose	1–2 l i.v.
Novalgin	schmerzhafte Zustände	20–60 ml i.v.
Prednisolon	akute Hufrehe	0,1–2,0 mg/kg/Tag
Prostigmin	Krampfkolik (nicht Ileus)	4–5 ml i.m., i.v. alle 30–60 Min.
Sedivet®	Sedation	2–6 ml/500 kg Pfd i.v.
Suprarenin	Anaphylaxie	5–10 ml i.m., 0,5–1,0 ml langsam i.v.
Ventibenzamin	Antihistaminikum	1 ml/40 kg
Vetranquil 1%	Sedation	0,5–1,0 ml/100 kg

9.3 Euthanasie

Zunächst empfiehlt sich eine Neuroleptanalgesie, z. B.
1 ml Vetranquil® + 4 ml l-Polamivet®/100 kg KGW i.v.
anschließend
20 ml T 61®/100 kg KGW i.v.
In Notfällen kann auch intrapulmonal injiziert werden, wobei mit einer langen, scharfen Kanüle ruckartig direkt hinter der Schulter eingestochen wird.

10 Anhang

10.1 Auswahl einiger Antibiotika und deren Dosierung beim Pferd 383

10.2 Auswahl einiger Glukokortikoide und deren Dosierung beim Pferd 384

10.3 Auswahl einiger nichtsteroider Antiphlogistika 385

10.1 Auswahl einiger Antibiotika und deren Dosierung beim Pferd

Tab. 88 Dosierung der einzelnen Antibiotika beim Pferd

AB-Gruppe	Bezeichnung	Dosierung
Aminoglykoside		4–5 mg/KG KGW s.c., mg/Tier
	Gentamycin	Endometritis, 900–1500 mg/Tier
	Kanamycin	15 mg/kg/Tag, auf 3–4× verteilt
Ansamycine	Rifampicin	Fohlenpneumonie 10–25 mg/kg p.o., i.m. (in BRD nicht zugelassen)
β-Lactam-AB	Procain-Benzyl-penicillin	6000–12 000 IE/kg
	Penicillin + Streptomycin (z. B. Veracin® compositum oder Prednobiotad®)	10–20 ml/Pfd 5–10 ml/Fohlen i.m./s.c.

Tab. 88 Fortsetzung

AB-Gruppe	Bezeichnung	Dosierung
	Benzylpenicillin (Benzathin)	bis 10 000 IE/kg
	Ampicillin	10 mg/kg 3× i.m.
	Amoxicillin	5–10 mg/kg alle 12 Std. p.o. 10 mg/kg parenteral
	Cephalotin	11 mg/kg i.m., i.v.
Polyen-AB Imidazole und andere	Enilconazol	Konzentrat 1:50 mit Wasser verdünnen, 1× tägl. alle 3–4 Tg. 4×
	Etisacol	10% Lsg. 1:10 mit Wasser verdünnen, 3–5× tägl.
	Griseofulvin	5–10 mg/kg
Sulfonamide	Sulfamethoxyp.	50–75 mg/kg p.o., s.c., i.m., i.v.
Sulfonamide + Trimethoprim	Sulfadoxin + Trimethoprim	15 mg/kg KGW i.v., i.m., intratracheal
Tetrazykline	Chlortetrazyklin	8 mg/kg (4 g/Tier) intrauterin
	Oxytetrazyklin	5 mg/kg s.c., i.m., i.v. 2× tägl.

10.2 Auswahl einiger Glukokortikoide und deren Dosierung beim Pferd

Tab. 89 Dosierung der Glukokortikoide beim Pferd

Bezeichnung	Dosierung
Cortisol	**Substitution:** 1–2 mg/kg oral, alle 12 Std. initial 2 mg/kg/Tg. i.m. **Schock:** bis 50 mg/kg langsam i.v. alle 3–6 Std. 6–250 mg/Gelenk

384 Anhang

Tab. 89 Fortsetzung

Bezeichnung	Dosierung
Dexamethason	**Schock:** 2–5 mg/kg langsam i.v., evtl. nach 8–12 Std. wiederholen 0,02–0,08 mg/kg i.m., i.v., 4–8 mg/Gelenk
Flumetason	0,005–0,01 mg/kg s.c., i.m., i.v. 0,75–2,5 mg/Gelenk
Prednisolon	**Anaphylakt. Schock:** 10–30 mg/kg langsam i.v. alle 8–12 Std. 0,2–0,5 mg/kg i.m., 5–250 mg/Gelenk
Triamcinolon	0,02–0,04 mg/kg i.m. (max. 30 mg/Tier) bis 20 mg/Gelenk

Weiterführende Literatur

Aurich Chr, Aurich JE, Klug E. Möglichkeiten der Zyklussteuerung beim Pferd. Praktischer Tierarzt 1993; 11: 1001–8.

Dietz O, Wiesner E (Hrsg). Handbuch der Pferdekrankheiten in 2 Bdn. Stuttgart: Enke, 1997.

Eikmeier H. Therapie innerer Krankheiten der Haustiere. 4. Aufl. Stuttgart: Enke, 1995.

Schebitz H, Wilkens H. Atlas der Röntgenanatomie des Pferdes. 4. Aufl. Berlin: Blackwell Wissenschafts-Verlag, 1986.

Wintzer H-J. Krankheiten des Pferdes. 3. Aufl. Berlin: Blackwell Wissenschafts-Verlag, 1999.

D. Das Rind

1 Anatomie und Zugänge

1.1 Anatomie	389
1.1.1 Lymphknoten (Schautafel 13)	389
1.1.2 Skelett (Schautafel 14)	390
1.1.3 Brust- und Bauchorgane rechts (Schautafel 15)	392
1.1.4 Brust- und Bauchorgane links (Schautafel 16)	393
1.2 Zugänge	394
1.2.1 Intravenöse Injektion (i. v.)	394
1.2.2 Intramuskuläre Injektion (i. m.)	395
1.2.3 Subkutane Injektion (s. c.)	395
1.2.4 Intrakutane Injektion (tuberkulinisieren)	395
1.2.5 Punktionsstellen	396
1.2.6 Bolzenschuß	397

1.1 Anatomie

1.1.1 Lymphknoten

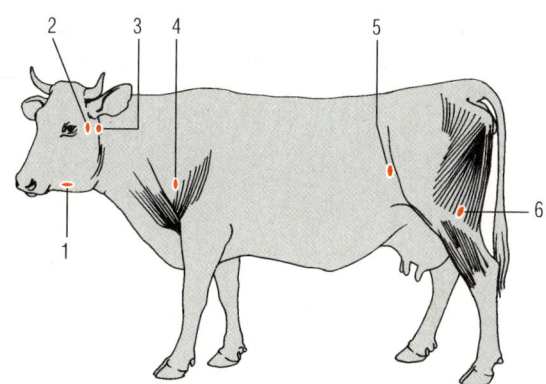

Schautafel 13   Lymphknoten
tastbar:
1 Lnn. mandibulares
   (3–4,5 cm, längsoval, hinter Incisura vasorum direkt am unterem Kiefernrand)
2 Ln. parotideus
   (6–9 cm, flachoval, dicht ventral vom Kiefergelenk gelegen,
   z. T. von Parotis verdeckt)
3 Ln. retropharyngeus lateralis
   (4–5 cm, plattoval, unter Atlasflügel)
4 Ln. cervicalis superficialis
   (7–9 cm, flachoval, am Kranialrand des M. supraspinatus)
5 Ln. subiliacus
   (6–11 cm, Kranialrand des M. tensor fasciae latae)
6 Lnn. inguinales superficiales (1–3 cm, hintere Hälfte der Euterbasis)
rektal tastbar:
7 Lnn. ilici mediales
8 Lnn. lumbales aortici

Anatomie und Zugänge   389

1.1.2 Skelett

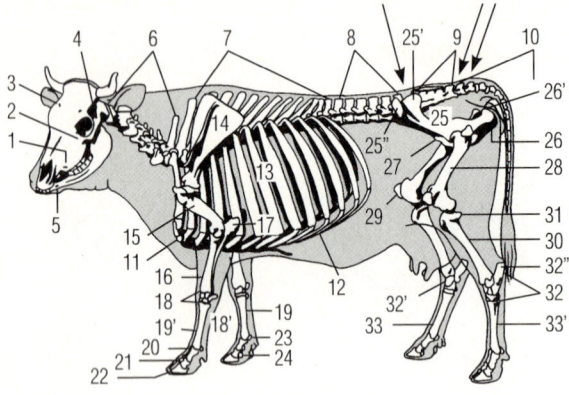

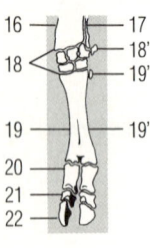

Schautafel 14   Skelett

1 Foramen infraorbitale
2 Tuber faciale
3 Foramen supraorbitale
4 Kiefergelenk
5 Foramen mentale
6 Vertebrae cervicalis (7)
   1. Halswirbel – Atlas
   2. Halswirbel – Axis
7 Vertebrae thoracicae (13)
8 Vertebrae lumbales (6–7)
9 Os sacrum (5)
10 Vertebrae caudales (18–20)
11 Sternum
12 Arcus costalis
13 Costae (13)
   8 sternale
   5 asternale

14 Scapula
15 Humerus
16 Radius
17 Ulna
18 Os accessorium carpi (Erbsenbein)
18' Os metacarpale tertium
19 Os metacarpale tertium
19' Os metacarpale quartum
20 Phalanx proximalis (Fesselbein) der 4. Zehe
21 Phalanx media (Kronbein) der 4. Zehe
22 Phalanx distalis (Klauenbein) der 4. Zehe
23 Ossa sesamoidea proximalia (Gleichbeine) der 3. Zehe
24 Ossa sesamoidea distalia (Strahlbein) der 3. Zehe
25 Os ileum
25' Tuber sacrale
25'' Tuber coxae
26 Os ischeum
26' Tuber ischaticum
27 Os pubis
28 Femur
29 Patella
30 Tibia
31 Fibula
32 Ossa tarsi
32' Talus
32'' Calcaneus
33 Os metatarsale tertium
33' Os motatarsale quartum
33'' Os metatarsale quintum
Rest s. v.

1.1.3 Brust- und Bauchorgane rechts

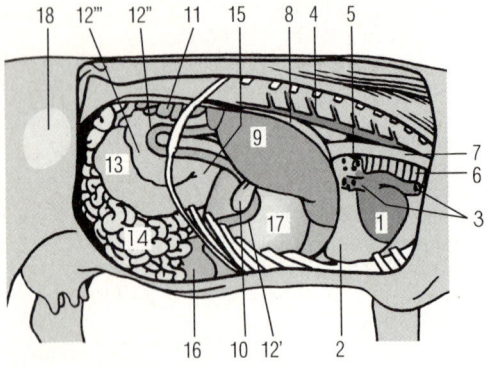

Schautafel 15   Brust- und Bauchorgane rechts

1 Herz
2 Herzbeutel
3 Vena cava cranialis und caudalis
4''' Aorta thoracica
5 Lungenwurzel
6 Trachea
7 Ösophagus
8 Zwerchfell
9 Leber
10 Gallenblase
11 rechte Niere
12 Duodenum
12' Pars cranialis
12'' Pars ascendens
12''' Pars desendens
13 Caecum
14 Jejunum
15 Colon
16 Labmagen (Abomasum)
17 Blättermagen (Omasum)
18 Harnblase

1.1.4 Brust- und Bauchorgane links

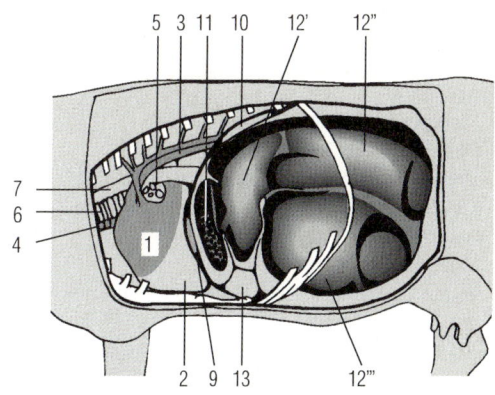

Schautafel 16   Brust- und Bauchorgane links

1   Herz
2   Herzbeutel
3   Aorta thoracica
4   Truncus brachiocephalicus
5   Lungenwurzel
6   Trachea
7   Ösophagus
8   Zwerchfell
9   Leber
10 Milz
11 Haube (Retikulum)
12 Pansen (Rumen)
12' Atrium ruminis (Schleudermagen)
12'' dorsaler Pansensack
12''' ventraler Pansensack
13 Labmagen (Abomasum)

1.2 Zugänge

1.2.1 Intravenöse Injektion (i.v.)

Durchführung:
- Sachgemäße Fixation des Tieres
- Desinfektion des Injektionsbereiches
- Die Spitze der Hohlnadel soll scharf geschliffen sein.
- Für jedes Tier eine gesonderte Kanüle verwenden!

Einstich:
- **V. jugularis**

Vene mit einem im unteren Drittel des Halsbereiches angelegten Stau (Faust, Strick, Kette) komprimieren. Der Einstich erfolgt im oberen Halsdrittel (dort liegt der M. omohyoideus schützend zwischen A. carotis und V. jugularis) ruckartig in Richtung auf das gegenüberliegende Ohr des Tieres. Vene mit Finger fixieren.

Bei der Injektion oder Blutentnahme Stau lösen, dann die Nadel entfernen.

- **V. subcutanea abdominis** (Eutervene, Milchader)

Die Eutervene ist am Unterbauch auch ohne Anlegen eines Staus deutlich sichtbar.

Es empfiehlt sich, das Tier mittels Kniefalten- und Schwanzgriff sicher zu fixieren, da es sonst einen bösen Tritt gegen den Kopf geben könnte!

Die Punktion der Milchader ist in Fachkreisen wegen der Gefahr der Hämatombildung und/oder Infektion stark umstritten!

- **V. coccygea media** (Schwanzvene)

ist üblicherweise die Vene der Wahl bei der Entnahme von Massenblutproben.

Senkrechtes Hochhalten des Schwanzes. Der Einstich erfolgt paramedian zwischen dem 6. und 7. Schwanzwirbel.

Die Kanüle sollte eine Länge von 15–20 mm besitzen und 1,2 mm stark sein.

Es wird etwa 1 cm tief eingestochen, bis man auf einen (knöchernen) Widerstand trifft. Dann Kanüle leicht zurückziehen, bis Blut kommt.

 394 Anatomie und Zugänge

Das Blut der neben der Vene verlaufenden Arterie entspricht in der Zusammensetzung weitgehend dem der Vene und ist deshalb bei einer versehentlichen „Fehl"-Punktion ebenso geeignet. Anschließend jedoch die Punktionsstelle gut komprimieren, da ansonsten bis zu hühnereigroße Hämatome entstehen können.

■ **V. auricularis oralis** oder **aboralis** (Ohrvene)
Ihre Venenäste verlaufen an der Außenseite der Ohrmuschel und sind vor allem für die Entnahme von Blutstropfen (Parasiten-Nachweis) geeignet. Bei ungenügender Füllung kann das Ohr z. B. mit Alkohol gründlich abgerieben oder eine Ligatur an der Ohrwurzel angelegt werden. Danach erfolgt das Anritzen der Vene mit der Nadel oder Lanzette.

1.2.2 Intramuskuläre Injektion (i.m.)
Der Einstich erfolgt i.d.R. in die sogenannte „Hosenmuskulatur" (M. semimembranosus und semitendinosus). Je nach Aufstallung und Fütterung ist diese Lokalisation jedoch sehr verschmutzt. Besser ist es daher, in die Muskelpakete hinter dem Schulterblatt zu spritzen. Stets sollte das Volumen **nicht** größer als 20 ccm sein.

1.2.3 Subkutane Injektion (s.c.)
Der Einstich wird am Übergang von der Wamme zum Hals vorgenommen oder unter eine Hautfalte vor der Schulter.

1.2.4 Intrakutane Injektion (tuberkulinisieren)
Durchführung: Scheren einer streichholzschachtelgroßen Stelle etwa 1 Handbreit vor der Schulterblattgräte.
Messen der Hautdicke. Einstich in tangentialer Richtung. Wenn eine ca. linsengroße Quaddel fühlbar ist, kann man von einer ordnungsgemäßen Injektion ausgehen.
Kontrolle (erneute Messung der Hautdicke) nach frühestens 3 Tagen.

Anatomie und Zugänge 395

1.2.5 Punktionsstellen

Durchführung: Die Haut ist an der Punktionsstelle zu rasieren, zu reinigen und zu desinfizieren. Das Rind ist gut zu fixieren!

■ Labmagen

Einstich (bei physiologischer Lage): Mitte zwischen Schaufelknorpel und Nabel
Kanüle: 4–8 cm lang
Evtl. mit einer Spritze Labmagensaft ansaugen

■ Bauchhöhle

Einstich in der linken Flanke 1–2 Handbreit ventral der Lendenwirbelfortsätze und 1 Handbreit vor dem Hüfthöcker. Die Kanüle (am besten mit Mandrin) oder der Trokar sollte eine Länge von 8–10 cm und eine Dicke von 1,5–2,0 mm besitzen. Physiologischerweise strömt beim Herausziehen des Mandrins Luft („Zischen") in die Bauchhöhle ein. **Besser** ist es jedoch, in der **rechten** Flanke zu stechen, da hier das Risiko, den Pansen zu punktieren, wesentlich geringer ist.

Bei Flüssigkeitsansammlungen erfolgt der Einstich an der tiefsten Stelle der Bauchhöhle, d.h. eine Handbreite rechts des Nabels. Die Nadel wird kräftig durch die Haut gestoßen, danach schräg zur Körperoberfläche weitergeschoben, bis ein leichter Widerstand (Faszie und Bauchfell) festgestellt wird. Tritt keine Flüssigkeit aus, kann unter vorsichtigem Verlagern der Kanülenspitze versucht werden, Flüssigkeit mittels einer Spritze anzusaugen.

■ Pansen

Einstich erfolgt bei starker Tympanie auf der **linken** Seite 1 Handbreit hinter der letzten Rippe und 1 Handbreit unterhalb der Lendenwirbel. Die „Kanüle" sollte in Richtung des gegenüberliegenden Ellbogenhöckers geführt werden.

Da bei einer Kanüle der Durchmesser zu gering ist, wird ein Trokar mit Mandrin genommen, den man durch die zuvor mittels Skalpell eingeschnittene Haut in einem Ruck in den Pansen vorstößt. Wichtig ist dabei, daß der Trokar liegen bleibt (evtl. mit Einzelheft fixieren), bis die Gefahr vorüber ist (auch über mehrere Stunden). Am besten eignet sich der **Trokar nach „Buff"** für Kälber. Er verankert den Pansen an der Bauchwand. Man läßt den Trokar durchaus mehrere Wochen liegen, um ein Verkleben der Pansenwand mit dem Bauchfell der Bauchwand zu erzielen; dies verringert die Komplikationsrate (Peritonitis). Fängt der Buff-Trokar zu schlackern an, so kann man ihn an seiner Basis mit einer Mullbinde unterpolstern.

1.2.6 Bolzenschuß

Der Schuß erfolgt an der Stelle, an der sich die gedachten Verbindungslinien zwischen den medialen Augenwinkeln und den jeweils gegenüberliegenden Hornbasen treffen.

2 Zahnaltersbestimmung

■ **Zahnformel Milchgebiß:**

$$\frac{0\ \text{Id}\ \ 0\ \text{Cd}\ \ 3\ \text{Pd}}{3\ \text{Id}\ \ 1\ \text{Cd}\ \ 3\ \text{Pd}} = \mathbf{20}\ \text{Zähne}$$

■ Neben den Zähnen sind bei der frühen Altersbestimmung des Kalbes auch der Nabelstrang, die Klauen und der Hornansatz von Bedeutung.
Die kleinen, dreieckigen **Milchschneidezähne** sind bei der Geburt schon durchgebrochen, dachziegelartig übereinandergeschoben und von Zahnfleisch überzogen.
3–4 Wochen p.p. liegen die Zahnkronen frei, und es bildet sich ein Zahnbogen. Nach 6 Wochen beginnen die ersten Abnutzungserscheinungen an den Zangen, die sich mit dem 3. Monat bis zu den Eckzähnen ausgedehnt haben.
Der **Nabelstrang** ist nach etwa 1 Woche p.p. abgetrocknet und fällt nach 2 Wochen p.p. ab. Mit etwa 4 Wochen ist die Nabelstelle vollständig vernarbt.
Bis zum 4. Tag p.p. ist i.d.R. das **fetale Klauenkissen** nachweisbar. Bis zu 14 Tagen p.p. ist in der Mitte der Klauenoberfläche der Klauenring zu erkennen.
4–6 Wochen p.p. sind am Oberkopf haarlose Hautverdickungen als erste Anzeichen des **Hornkerns** palpierbar. Mit 8 Wochen ist der Hornkern noch auf seiner Unterlage verschiebbar. Nach 3 Monaten bildet sich der feste, knöcherne Hornzapfen.

Faustregel: Hornlänge + 1 = Alter in Monaten

■ **Zahnformel Ersatzgebiß:**

$$\frac{0\,I\ \ 0\,C\ \ 3\,P\ \ (4\,P)\ \ 3\,M}{3\,I\ \ 1\,C\ \ 3\,P\ \ \ \ 3\,M} = \mathbf{32}\ \text{Zähne}$$

■ **Wechsel und Reibung der Zähne**

Wechsel der Zangen (I 1):	$1^{3}/_{4}$ Jahre
Wechsel der inneren Mittelzähne (I 2):	$2^{1}/_{2}$ Jahre
Wechsel der äußeren Mittelzähne (I 3):	$3^{1}/_{4}$ Jahre
Wechsel der Eckzähne (C):	4 Jahre
Alle Zähne in Reibung:	5 Jahre
Vollständiger Kundenabrieb an den Zangen:	9 Jahre

■ Neben der Zahnaltersbestimmung gilt bei Kühen auch folgende

Faustregel: Hornringe + 2 = Alter in Jahren

■ Am **Schlachttierkörper** kann zur Altersbestimmung die Dornfortsatzkappe des letzten BW herangezogen werden. Diese ist bei Tieren >24 Monate i.d.R. verknöchert, vorher verknorpelt.

Im übrigen findet man an den Kappen die unterschiedlichsten Verknöcherungsstadien, wobei in der Regel die Verknöcherung von kaudal nach kranial fortschreitet.

■ **Altersdefinitionen**

Saug- und Milchkalb:	bis 3 Monate
Jungrind:	3 Monate bis 2 Jahre
Jungbulle:	3 Monate bis 1 Jahr
Weibliches Rind, das 1.Mal trächtig:	Färse, Kalbin (Bay)
Kuh, das 2. Mal trächtig:	Jungkuh

3 Physiologische Standardwerte

> ■ **Atmung**
> Rind: 16–36 Atemzüge/min
> Kalb: 16–50 Atemzüge/min

Der Wiederkäuer zählt zum sog. **abdominalen Atmungstyp** – bei Schmerzhaftigkeit im Abdomen (z. B. Peritonitis) erfolgt automatisch eine deutliche Verlagerung der Atmung in den kostalen Bereich.
Es ist wichtig, neben der **Atemfrequenz** auch auf den Rhythmus (mit eventuellen Unregelmäßigkeiten) und die Qualität der Atmung zu achten.
Physiologisch erhöht:
– Aufregung und Bewegung
– Gravidität
– hohe Milchleistung
Pathologisch erhöht:
– alle schmerzhaften Prozesse

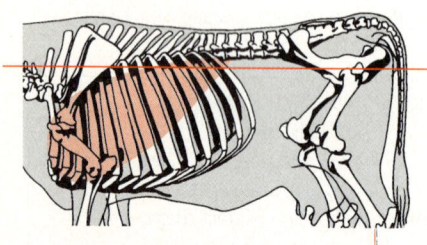

Abb. 32 Lungengrenzen des Rindes

- Stenosen in den Atemwegen
- Verminderung der Lungenelastizität

Physiologisch erniedrigt:
- zunehmendes Alter
- zunehmende Körpergröße

Pathologisch erniedrigt:
- Gehirnerkrankungen
- Alkaloidgabe
- Agonie

> ■ **Temperatur** (rektal gemessen)
> Rind: 38,0–39,0 °C
> Kalb: 38,0–39,5 °C

> ■ **Puls**
> Rind: 70–90 Schläge/min
> Kalb: 70–110 Schläge/min

Beim Rind läßt sich der Puls am besten an der A. facialis fühlen, die am kranialen Rand des M. masseter verläuft – eine weitere Möglichkeit ist die A. coccygica ventralis. Die Pulsfrequenz unterliegt sowohl physiologischen als auch pathologischen Schwankungseinflüssen (siehe auch Kap. B. 3: Hund und Katze). Wichtig ist es weiterhin, auf Stärke (Intensität), Rhythmus (Regelmäßigkeit), Qualität der Pulsschläge und Füllungszustand der Arterie zu achten.

> ■ **Lungengrenzen** (Abb. 32)
> Im Gegensatz zu Pferd, Schwein und Fleischfresser erfolgt beim Rind **keine Lungenperkussion in 3 Ebenen.** Als dorsale Grenze dient der M. longissimus dorsi, als kaudale Grenze der vorletzte Interkostalraum. Von dort aus zieht sich eine gedachte Linie nach ventrokranial bis zum Olekranon.

Das Rind hat, ebenso wie Hund und Katze, 13 Rippen.
Der physiologische Schall ist hell und laut; Schwankungen entstehen bei Trächtigkeit und starker Pansenfüllung.

> ■ **Puncta maxima der Herzgeräusche**
> (ICR = Interkostalraum)
> Pulmonalklappe: 3. ICR, links
> Aortenklappe: 4. ICR, links (tief unten)
> Mitralklappe: 4. ICR, links
> Trikuspidalklappe: 4. ICR, rechts

Bei der Untersuchung des Herzens durch Auskultation ist es sinnvoll, sich das Wörtchen **„FIRAN"** einzuprägen, um auf folgende Parameter zu achten:
Frequenz (Schläge pro Minute)
Intensität (Stärke der Herztöne)
Rhythmus (Regelmäßigkeit)
Abgesetztheit
Nebengeräusche (z. B. endo- oder exokardiale Geräusche, fortgeleitete Fremdgeräusche)

4 Laborwerte

Tab. 90 Die wichtigsten Laborwerte des Rindes

Parameter	Wert	Einheit
Erythrozyten	5,0–10,0	Mio/µl
Hämoglobin (Hb)	9,0–14,0	g/100 ml
Hämatokrit (Hk)	28–38	%
Thrombozyten	200–800	Tausend/µl
Leukozyten	4–10	Tausend/µl
Harnstoff	10–45	mg/100ml
Kreatinin	bis 1,5	mg/100ml
Gesamteiweiß	6,0–8,0	g/100ml
Bilirubin	bis 0,5	mg/100ml
Blutzucker	40–60	mg/100ml
Natrium (Na)	135–165	mmol/l = mval/l
Kalium (K)	3,5–5,5	mmol/l = mval/l
Kalzium (Ca)	4,0–6,0 (8–12)	mmol/l (mval/l)
Chlorid (Cl)	90–110	mmol/l = mval/l
Magnesium (Mg)	1,3–2,0 (2,6–4)	mmol/l (mval/l)
Phosphor (P)	2,5–4,0	mg/100ml
Alk. Phosphatase (AP)	bis 200	U/l
GOT	bis 100	U/l
GPT	bis 50	U/l
LDH	bis 1500	U/l
CK	bis 50	U/l
Prothrombinzeit (Quick-Test)	10–18	s

Tab. 91 Differentialblutbild beim Rind

Parameter		Wert
Granulozyten	neutrophil, stabkernig	0–2
	neutrophil, segmentkernig	20–50
	eosinophil	bis 10
	basophil	bis 2
Lymphozyten		45–65
Monozyten		2–6

Pansensaftuntersuchung

Der Pansensaft wird normalerweise mit einer Sonde entnommen, an die eine Saugpumpe und ein Fülltrichter angeschlossen sind. Auch eine direkte Pansenpunktion mittels Kanüle ist möglich. Zur Untersuchung werden folgende Parameter herangezogen:

<u>Farbe</u>
physiologisch: grünlicher Einschlag
pathologisch: grau = akutes Überfressen
               grünschwarz = Fäulnis, Stase
               weiß = Milchsäureüberproduktion

<u>Geruch</u>
physiologisch: aromatisch
pathologisch: fade = inaktiver Pansensaft
               säuerlich-stechend = Pansenazidose
               muffig-faulig = Pansenfäule

<u>Konsistenz</u>
physiologisch: leicht viskös
pathologisch: wäßrig = inaktiver Pansensaft
               fadenziehend = schaumige Gärung

<u>pH-Wert</u>
physiologisch: abhängig von Futter, 6.2–6.8
pathologisch : pH-Wert <5 = manifeste Pansenazidose
               pH-Wert >7 = Nahrungskarenz

Sedimentation und Flotation

physiologisch: Zunächst sinken die feinen Teile des Pansensaftes nach unten (Sediment) und die groben Teile nach oben (Flotieren). Die bis zum Abschluß dieser ersten Phase verstrichene Zeit wird gemessen, in der Regel 4–8 Minuten. Später schwimmen auch Teile des Sediments nach oben.

pathologisch: geringe Flotation = inaktiver Pansensaft
starke Flotation = Fäulnis, schaumige Gärung

Infusoriengehalt

physiologisch: große, mittlere und kleine Infusorien vorhanden

pathologisch: Bei Störungen verschwinden zuerst die großen, dann die mittleren und zuletzt die kleinen Infusorien. Bewertet werden auch die Dichte und ihre Beweglichkeit.

Bakteriengehalt

physiologisch: Nachweis von Laktobazillen, mikroskopische Untersuchung eines nach Gram gefärbten Ausstriches.

Biochemische Untersuchungen

Glucose-Gärprobe, Methylenblau-Probe und Nitritreduktion

5 Impfschemata

5.1	Impfungen im Mastbetrieb 407
5.1.1	Problematik der Impfungen im Mastbestand 408
5.1.2	Zusätzliche Vorkehrungen 408
5.2	Impfungen im Zuchtbetrieb 409

In zunehmendem Maße werden wir auch in der Rinderpraxis mit Impfstoffen konfrontiert. Bedenkt man, daß früher nur gegen die Tollwut bei Weiderindern geimpft wurde, so steht uns heute eine ganze Reihe von Impfstoffen zur Verfügung, und dies mit gutem Grund:

- Die epidemischen Infektionskrankheiten der Rinder weisen eine steigende Tendenz auf und stellen neben den Tierhaltern auch die Tierärzte vor erhebliche Probleme.
- Der Konkurrenzdruck unter den Tierärzten ist ständig gewachsen, und die Tierhalter verlangen zunehmend sofortige und kostengünstige Erfolge.
- Mit der früher hauptsächlich verwendeten symptomatischen Therapie lassen sich heute keine Lorbeeren mehr ernten; sie ist für einen **ökonomisch** orientierten landwirtschaftlichen Betrieb einfach zu teuer geworden.
- Aufgrund der steigenden Zahl der Tiere/Betrieb (Großbetriebe) stieg auch das Risiko der Bestandserkrankungen mit daraus resultierenden starken Leistungsminderungen in Milch und Fleisch.

Durch die beschriebene Situation sind vorbeugende Maßnahmen, wie sie Impfungen darstellen, dringend notwendig geworden. Sie gewährleisten:
- einen kalkulierbaren Preis beim Schutz der Tiere vor Infektionskrankheiten

- einen durchgreifenden Erfolg, d. h. verminderte Erkrankungsrate im Bestand und daraus folgende Senkung der Medikamentenkosten (weniger Ausfälle und weniger Kümmerer)

Jede Impfung kostet natürlich Geld, das in der Landwirtschaft knapp geworden ist. Daher gilt:

> **Soviel impfen wie nötig, so wenig impfen wie möglich!**

Was nun im Einzelfall zu impfen ist, hängt u. a. von folgenden Faktoren ab:
- Regionale epidemiographische Gegebenheiten
- Infektionsdruck im betroffenen Betrieb, der z. B. von der Organisationsstruktur (Betriebsgröße, Kälberzukauf, Marktbeschickung, Stallklima etc.) abhängt
- Art des Betriebes (Mastbetrieb, Zuchtbetrieb)

5.1 Impfungen im Mastbetrieb

Tab. 92 Mögliches Impfschema in einem Mastbetrieb. Es kann je nach Betriebsproblematik angepaßt bzw. eingeschränkt werden.

Zeitpunkt der Impfung	Impfstoff gegen
1. Tag (= Einstallung)	■ Pasteurellen (intranasal) + BHV1 (tot) oder (lebend) auch Kombination mit PI3 BRSV (lebend) Rindergrippe (tot)

Impfschemata

Tab. 92 Fortsetzung.

Zeitpunkt der Impfung	Impfstoff gegen
	■ BHV1 – lebend intranasal auch kombiniert mit PI3 (lebend) + BRSV-Virus (lebend) Rindergrippe
14. Tag	Pasteurellen (intranasal) II[1]
30.–60. Tag	Rindergrippe II[2] BRSV-Virus II BVD-Virus II BHV1 (tot)
180. Tag	BRSV-Virus III BHV1-Virus III

BHV1 (bovines Herpesvirus 1), BRSV (bovines Respiratory Syncytial Virus), BVD (bovine Virus-Diarrhö)
[1] Für die stallspezifischen Pasteurellenimpfstoffe sind je nach Herstellungsinstitut andere Empfehlungen zu beachten.
[2] II steht für zweite Impfung (= Nachimpfung)

5.1.1 Problematik der Impfungen im Mastbestand

In Deutschland nimmt der überwiegende Teil der Kälber große Mengen maternaler Antikörper über die Milch auf. Diese Antikörper sind z. T. bis zum Alter von 4 Monaten im Kalb präsent. Impft man solche Kälber zu früh, so erreichen wir keine oder nur eine geringe Impfantwort.

5.1.2 Zusätzliche Vorkehrungen

Der Erfolg der Prophylaxe hängt im wesentlichen von der Beseitigung aller Streßfaktoren ab, die zu einer verminderten Immunantwort der Tiere führen.

Folgende Maßnahmen sind daher bei der Einstellung zu beachten.
Innerhalb von 36 Stunden nach der Einstellung:
- **Einstalluntersuchung:** Freßlust, Haarkleid, Atmung, Kotbeschaffenheit, Fieber nach Nachtruhe über 40 °C → Krankenbucht
- **Prophylaxemaßnahmen:**
- Vakzinierung (s. o.)
- Entwurmung, Räude- und Flechtenbehandlung bei Bedarf
- Am ersten Tag Elektrolyttränke, Vitaminstoß, Eisen, Vit. B, Trogtränke ad lib., Salzlecksteine ohne Kupfer
- Keine Überbelegung
- Kein Umstallen im ersten Monat
- Staubentwicklung vermeiden
- Zugfreie Frischluftzufuhr (4 Luftumschläge/Std.)
- Lieber etwas kühler und trockener, als zu warm und feucht im Stall

5.2 Impfungen im Zuchtbetrieb

Tab. 93 Mögliche Impfungen in einem Zuchtbetrieb. Auch hier gilt, daß die Auswahl der Impfstoffe den Problemen im Betrieb anzupassen ist.

Erreger	Impftechnik/Zeitpunkt	Beschränkungen
Rota-, Corona-, Parvoviren, Kolibakterien (K 99)	2× Muttertiervakzination: 4–2 Wochen a.p. sowie z. Z. der Abkalbung	Tränketechnik
E. coli	oral während der ersten 10 Lebenstage des Kalbes	Erregerauswahl Erregerwechsel
Pasteurellen[1]	intranasal am 1. und 14. Lebenstag des Kalbes	besuchsaufwendig

[1] Impfschema des herstellenden Instituts beachten

Tab. 93 Fortsetzung

Erreger	Impftechnik/Zeitpunkt	Beschränkungen
BVD/MD	im 6., 7., 8. Trächtigkeitsmonat, Jungvieh 2× vor der ersten KB. Wiederholung jährlich im Gesamtbestand oder Gesamtbestand 2× alle Tiere >6 Monate, zunächst Totvakzine (1.), dann die 2. als Lebendvakzine (damit keine Rücksichtnahme auf Trächtigkeitsstadium nötig!). Wiederholung je nach Impfstoff 1–2× jährlich. Jungvieh wird 2× vor Belegung geimpft (1. Totvakzine, 2. Lebendvakzine).	Superinfektionen in den ersten 18 Monaten nach Vakzinationsbeginn

Weitere Impfstoffe stehen zur Verfügung:
- BRSV-Vakzine
- Q-Fieber
- BHV1 (IBR-Vakzine): in Bayern freiwilliges Bekämpfungsverfahren
- Rindergrippe
- Rinderflechte (Trichophythie)

6 Entwurmungsschemata

Besonders die Rundwürmer (Nematoden) führen beim Rind zu wirtschaftlichen Verlusten, die bei Jungtieren besonders durch mangelnde Futterverwertung, Entwicklungsstörungen und Gewichtsverluste gekennzeichnet sind, während bei adulten Rindern verringerte Mast- und Milchleistung sowie Fruchtbarkeitsstörungen im Vordergrund stehen.

Im Juli ist die Weideverseuchung durch Lungenwurmlarven besonders hoch. Beim Labmagenwurm wird eine Sommerostertagiose in den Monaten Juli bis September und die Winterostertagiose im Spätsommer/Herbst unterschieden. Ein Lungenwurmbefall ist durch Husten, Atemnot und Fieber gekennzeichnet, bei der Ostertagiose führen starke Durchfälle zu einer fortschreitenden Abmagerung und Austrocknung des Tieres, so daß auch Todesfälle möglich sind.

Wichtigstes Ziel der Wurmbekämpfung ist es daher, **prophylaktisch** tätig zu werden – einerseits durch Medikamente, andererseits durch weidehygienische Maßnahmen (Umtrieb, gezielte Mist- und Güllebehandlung). Die Entwurmung des Rindes erfolgt mittels „Spot on"-Methode (über die Haut), durch Pellets, Suspensionen oder Wurmspritzen.

Tab. 94 Auswahl bedeutender Parasitosen des Rindes

Genus	Lokalisation
Nematoden	
Bunostomum spp. – Hakenwurm	Dünndarm
Capillaria brevipes, longipes – Haarwurm	Dünndarm

Tab. 94 Fortsetzung

Genus	Lokalisation
Nematoden	
Cooperia spp. – kleiner Magenwurm	Dünndarm
Dictyocaulus filaria, viviparus – Lungenwurm	Lunge, Bronchien, evtl. Trachea
Haemonchus spp. – großer Magenwurm	Labmagen
Muellerius capillaris – Lungenwurm	Lunge
Nematodirus spp. – kleiner Magenwurm	Dünndarm
Ostertagia spp. – Labmagenwurm	Labmagen, Dünndarm
Strongyloides papillosus – Zwergfadenwurm	Dünndarm
Toxocara vitulorum – Spulwurm	Dünndarm
Trichostrongylus spp. – kleiner Magenwurm	Labmagen, Dünndarm
Trichuris ovis – Peitschenwurm	Zökum, Kolon
Zestoden	
Moniezia benedeni, expansa	Dünndarm
Trematoden	
Fasciola hepatica – großer Leberegel	Leber, Gallengänge

Tab. 94 Fortsetzung

Genus	Lokalisation
Trematoden	
Dicrocoelium lanceatum – kleiner Leberegel	Leber, Gallengänge
Paramphistomum cervi – Saugwurm	Pansen, Netzmagen
Schistosoma bovis – Pärchenegel	Blutgefäßsystem
Protozoen	
Eimeria spp. – „Rote Ruhr"	Dick-/Dünndarm
Arthropoden	
Hypoderma bovis – Hautdasselfliege	Haut

Entwurmungsschema:
- In den ersten Weidewochen: 2–3malig im Abstand von 3 Wochen
- Juli-Behandlung mit Umtrieb auf eine wurmfreie Weide
- Herbstbehandlung bei oder nach der Aufstallung, um eine Neuverseuchung der Weiden im Frühjahr zu verhindern
- Bei Protozoenbefall Kokzidiostatika (Sulfadimidin®, Furazolidon®) 5–7 Tage lang, bei Arthropodenbefall Phosphorsäureesterpräparate.

7 Gynäkologie

7.1	Sexualzyklus 414
7.1.1	Fortpflanzungsparameter 414
7.1.2	Endokrinologie 415
7.1.3	Hormoneinsatz zur Beeinflussung des Sexualzyklus 417
7.1.4	Künstliche Befruchtung (KB) 420
7.2	Gravidität 422
7.2.1	Diagnostik (Auswahl) 422
7.2.2	Geburtsphysiologie 424

7.1 Sexualzyklus

7.1.1 Fortpflanzungsparameter

Tab. 95 Die wichtigsten Fortpflanzungsparameter beim Rind

Geschlechtsreife	4–9 Monate
Zuchtreife	14–25 Monate (abhängig von der Rasse)
Paarungszeit	ganzjährig
Brunsthäufigkeit	polyöstrisch asaisonal (Zebu und Büffel saisonal)
Zyklusdauer	21 Tage
Zykluseinteilung	Proöstrus: 19.–21. Tag Östrus: 1.–2. Tag Metöstrus: 3.–5. Tag Diöstrus: 6.–18. Tag Met- und Diöstrus = Interöstrus

Tab. 95 Fortsetzung

Brunstdauer	18 Stunden
Ovulationstermin	24–36 Stunden nach Brunstbeginn
Trächtigkeitsdauer	ca. 280 Tage (9 Monate), Rasseunterschiede
Geburtenfrequenz/Jahr	1
Laktationsdauer	305 Tage (10 Monate)
Brunstwiederkehr p.p.	30–90 Tage
Anatomische Besonderheiten	■ sehr muskulöser Hymenalring, der das Vaginalrohr luftdicht abschließt ■ kurzer Uteruskörper mit widderhornartig aufgerollten Hörnern ■ Ovarien sind seitlich abgeplattet; wenn Funktionskörper vorhanden, dann höckrige Oberfläche

7.1.2 Endokrinologie (Abb. 33)

Das Rind hat mit 18 Stunden eine sehr kurze Brunstdauer. Im Gegensatz zum Pferd liegt sowohl die FSH-Spitze als auch der kurze und steile LH-Peak **vor** der Ovulation – die hohen Konzentrationen befinden sich somit im Zeitraum zwischen spätem Proöstrus und frühem Östrus. Die Ovulation erfolgt am Ende der gesamten Östrusperiode (ca. 18 Stunden nach LH-Peak oder 24–**36** Stunden nach Brunstbeginn). Im anschließenden Metöstrus, der Gelbkörperphase, fällt dem Besitzer häufig das sog. „Abbluten" auf. Dieses entsteht durch Umbauvorgänge an der Uterusschleimhaut und ist ein Zeichen dafür, daß die Brunstphase abgeschlossen ist (seit 1–2 Tagen!) und die Ovulation stattgefunden hat. Im Diöstrus (Rückbildungsphase) ist am 10.–12. Zyklustag die Ausbildung parazyklischer Follikel (auch Rajakowsky-Follikel) möglich (meist nerval bedingt), die atresieren. Weiterhin steigen im Brunstzyklus die Progesteronwerte während der Luteinisierungsphase stark an, um ab dem 15. Tag wieder abzusinken. Somit ist – im Gegensatz zum Hund – die Möglichkeit einer Graviditätsdiagnostik über den Progesteronspiegel gegeben.

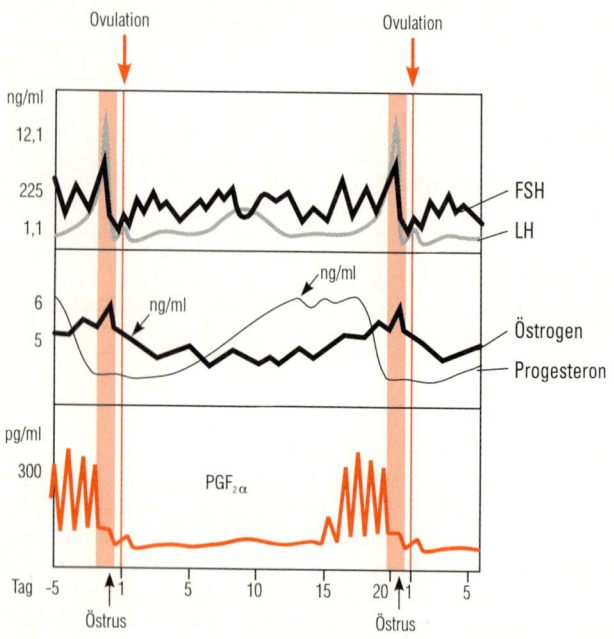

Abb. 33 Hormonprofil des weiblichen Rindes

7.1.3 Hormoneinsatz zur Beeinflussung des Sexualzyklus

Gerade in der Rinderpraxis sind die Hormone nicht mehr wegzudenken. Für den ungeübten Kollegen kein leichtes Unterfangen angesichts der vielen Theorien und Methoden, die in der Praxis kursieren. Im folgenden wird versucht, die Thematik praxisgerecht transparenter zu gestalten, wobei ein Anspruch auf Vollständigkeit nicht erhoben werden kann.

■ **Azyklie des Rindes**

Befund: 2mal im 10tägigen Abstand lassen sich rektal nur kleine Ovarien fühlen, ohne deutliche Funktionskörper. Klinisch zeigt die Kuh keinerlei Sexualaktivität.

Vorschlag 1: einmalige GnRH-Gabe (z. B. Gonavet®, Receptal®, Fertagyl®)
Dosis: je nach Präparat
GnRH oder Analoga führen beim Rind nach ca. 2 Std. zur FSH- und LH-Ausschüttung. Diese forcieren die Follikelreifung am Ovar; der Zyklus wird angekurbelt.

Vorschlag 2: die Pille (Anifertil®, Gestafortin®, Synchrosyn®-Tbl.)
Dosis: 10 Tage lang $1/2$ Pille immer zur gleichen Mahlzeit verabreichen. 2–3 Tage nach der letzten Pillenhälfte kommt die Kuh in Brunst.
Progesteronanalogon (Chlormadinonacetat) wird via Pille verabreicht. Nach Absetzen der Pille kommt es zu einem Rebound-Effekt mit verstärkter Gonadotropinausschüttung und folglich Brunst.

Vorschlag 3: das Implantat (Synchro-Mate-B®) oder die Vaginalspirale (Prid-Spirale®)
Dosis: 1 Implantat bzw. 1 Spirale/Tier. Verbleibt ca. 10 Tage im Patienten; 2–3 Tage nach Entfernen der Implantate kommt es via Rebound-Effekt zur Brunst.
Ähnlich der oralen Applikationsform. Zusätzlich enthält die Vaginalspirale eine östrogenhaltige Kapsel, deren Inhalt beim Implantat in Form einer einmaligen Injektion dem Tier zur Verfügung gestellt wird.

Gynäkologie

■ Synchronisation von mehreren Kühen

Besonders im Rahmen des Embryotransfers bedarf es der Synchronisation von Frischembryonenempfänger und Spendertier.

Vorschlag 1: Ohrimplantat, Vaginalspirale oder orale Applikation eines Progesteronanalogons (Synchrosin-Tbl.).

Anwendung und Prinzip wie unter Vorschlag 2; allerdings müssen alle beteiligten Kühe in einer Gelbkörperphase sein, die dann über unterschiedliche Verweildauer der Implantate variiert wird.

Vorschlag 2: Prostaglandine (Pronilen®, Dinolytic®)
Zweimalige Injektion von Prostaglandin im Abstand von 11 Tagen.

■ Follikel-Theka-Zysten

Befund: Rektal ist eine mehr oder weniger große Follikelzyste auf den Ovarien fühlbar. Klinisch zeigt die Kuh Nymphomanie.

Vorschlag 1: GnRH (z. B. Gonavet®) (+ Prostaglandin)
Dosis: einmalig, Menge je nach Fabrikat

Über GnRH induzierte FSH- und LH-Ausschüttung verursacht eine Luteinisierung der Follikelwand, der Zyklus geht weiter. Etwa 80% der Tiere zeigen zwischen den Tagen 18 und 23 einen Östrus. Will man den Östrus vorziehen, so injiziert man am Tag 9 nach der GnRH-Gabe Prostaglandin und bewirkt eine vorzeitige Lyse des Gelbkörpers mit dem Erfolg einer Brunst an Tag 12.

Vorschlag 2: HCG (Ovogest®) (Cystimeth® = Kombination HCG mit Progesteron)

HCG hat beim Rind eine fast reine LH-Wirkung und entspricht damit weitgehendst dem Prinzip von GnRH. Zusätzlich wird bei Cystimeth® Progesteron verabreicht, wodurch über den Rebound-Effekt (siehe oben) die folgende Brunst verstärkt werden soll.

Vorschlag 3: HCG (Cystimeth®) und „Pille" füttern
Dosis: einmalige Injektion und 10 Tage lang $^1/_2$ Anifertil®-Pille
Nochmalige Verstärkung des Rebound-Effektes durch zusätzliche Fütterung von Progesteron für 10 Tage.

■ Luteinzysten

Befund: Rektal fühlt man einen dicken Gelbkörper. Eine weitere Untersuchung zeigt nach 10 Tagen immer noch das gleiche Bild. Die Kuh weist keine Zyklussymptomatik auf.

Vorschlag 1: Prostaglandin (Dinolytic®, Glandin-N®, Pronilen®)

Dosis: einmalige Gabe nach Ausschluß einer Trächtigkeit.

Prostaglandin führt zur Luteolyse des Gelbkörpers und bringt damit den Zyklus wieder ins Rollen.

Übrigens: Ist die Kuh bereits seit über 50 Tagen durch einen Gelbkörper geblockt, so kann der Erfolg (= Brunst) anstatt 2–3 Tage auch mal 8 Tage auf sich warten lassen. Will man jedoch sicher gehen, so wird folgendes Vorgehen empfohlen: Zeigen sich am 3. Tag nach der Injektion auch nur die geringsten Brunstsymptome, so sollte man 2mal im Abstand von 24 Stunden besamen. Zeigt sich überhaupt keine Brunst, so wartet man bis zum 4. Tag und besamt 2mal. Verweigert sich die Kuh wiederum, so injiziert man am Tag 11 nach der 1. Injektion nochmals und besamt in der Regel 3 Tage später.

■ „Bleibespritze"

Befund: Es besteht der Verdacht, daß die Kuh sehr lange rindert (länger als 22 Std.). Die Besamung kommt unter Umständen zu früh.

Vorschlag 1: GnRH-Präparat (Receptal®, Gonavet®) in der angegebenen Dosis.

Durch die GnRH-Gabe (am besten einige Stunden vor der Besamung) wird über LH-Ausschüttung die Ovulation terminiert.

■ Superovulation

Der Embryotransfer bringt über Superovulation im Durchschnitt ca. 10 transfertaugliche Embryonen/Spülung beim Fleckvieh, wobei nach Übertragung ca. 50% anwachsen.

Die Spenderkuh muß mittels Hormongaben zur Superovulation, d.h. Reifung und Ovulation mehrerer Eier, genötigt werden.

Vorschlag 1: FSH-Präparate (derzeit keine in der BRD zugelassenen FSH-Präparate)

Dosis: Fraktioniert wird eine Menge FSH über mehrere Tage der Spenderkuh appliziert. Abschließend bekommt die Kuh 2mal Prostaglandin und wird 1 Tag später 1–3mal besamt.

Vorschlag 2: Alternativ zu FSH verwendet man PMSG (Intergonan®), ein Präparat aus dem Serum trächtiger Stuten. Es wirkt wie FSH und LH. Um die störende Langzeitwirkung von PMSG abzukürzen, appliziert man zusätzlich Anti-PMSG. Der Rest des Programms läuft, wie bereits unter FSH-Superovulation beschrieben.

- **Pyometra**

Auch hier kann über eine Prostaglandingabe die Therapie unterstützt werden. Dabei ist die Wirkung des Prostaglandins zweigleisig. Schiene 1 führt über die spez. Wirkung „Uteruskontraktion" und Schiene 2 durch „Gelbkörperlyse" (oft findet man im Zusammenhang mit der Pyometra einen pathologischen Gelbkörper vor) zum Erfolg.

Hinweis: Es gibt noch unzählige Spezialitäten in bezug auf den Hormoneinsatz zur Regulation des Kuhzyklus (z. B. Verkürzung der physiologischen Rastzeit etc.).

7.1.4 Künstliche Befruchtung (KB)

Da sich viele Kolleginnen und Kollegen in der täglichen Praxis mit der KB befassen, sollen in aller Kürze einige Daten zur KB vermittelt werden (siehe auch Abb. 34). Ergänzend sei noch darauf hingewiesen:
– Das Ei der Kuh ist 4–6 Stunden nach der Ovulation am erfolgreichsten zu befruchten.
– Der Bullensamen benötigt 6 Stunden zur Kapazitation und ist danach für ca. 18 Stunden befruchtungsfähig.

Unter Einbeziehung aller Faktoren läßt sich die Frage „Wann besamen?", schlüssig beantworten:

Besamen 6–16 Stunden nach Beginn der Hauptbrunst.
= 2. Hälfte der Hauptbrunst
= „Morgens gesehen, abends besamt" oder „abends gesehen, morgens besamt"

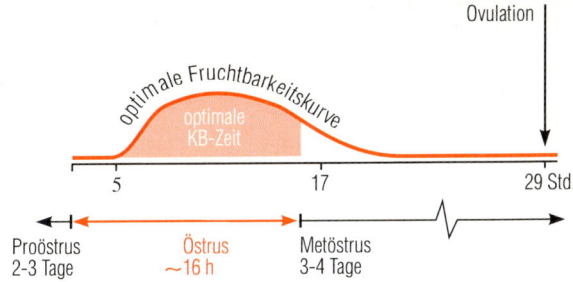

Abb. 34 Künstliche Besamung des Rindes

Bisweilen ist sich der Landwirt nicht im klaren darüber, ob die Kuh überhaupt rindert, oder wenn, ob sie bereits besamt werden kann oder ob man noch warten soll. Gehen wir davon aus, daß die Brunstsymptome nicht eindeutig sind, so müssen wir untersuchen. Bei folgenden Befunden ist die Kuh zu besamen:

- Scham: ödematisiert, gerötet, ohne Falten und feucht
- Schleim: klar, fadenziehend
- Spekulum: viel Schleim als See am Vaginalboden. Zervix geöffnet, gut passierbar mit dem Besamungsinstrument. **Merke:** Brunstschleim noch dünnflüssig, Vagina gleitfähig.
- Uterus: Uteruswand fühlt sich teigig, ödematisiert an. Zu früh, wenn die Uterushörner stark auf taktile Reize reagieren.
- Ovar: Deutlicher Follikel tastbar. Die Ovarkontrolle sollte nur dann erfolgen, wenn noch Unklarheit besteht, da durch die Palpation der Follikel in seiner Entwicklung gestört werden kann.

- **Spermadaten des Bullen:**
Ejakulatvolumen: 4–6 cm^3
pH des Spermas: 6,4–6,8
Dichte: 0,6–1,0 Mio/mm^3
Besamertyp: Scheidenbesamer
Konsistenz, Farbe: träge tropfend, undurchsichtig, rahmig, elfenbeinfarben

7.2 Gravidität

7.2.1 Diagnostik (Auswahl)

Bei der Graviditätsdiagnostik lassen sich direkte und indirekte Methoden unterscheiden, wobei die

direkte Untersuchung

die größte Bedeutung in der Praxis erlangt hat. Zum Nachweis der Frühgravidität eignet sich besonders die rektale **Palpation** des Uterus, bei der sechs verschiedene Stadien zu unterscheiden sind:

1. Befundloses Stadium (1. Graviditätsmonat = GM)
Die Kuh ist „einmal drüber", d. h., die zu erwartende Brunst bleibt aus. Am Ovar ist das Corpus luteum graviditatis tastbar.
2. Kleinsäckchenstadium (2. GM)
Auffällig ist die beginnende Inkongruenz der Uterushörner; das fruchttragende Horn weitet sich nach dorsal aus, so daß Zervix und Corpus uteri sich zunehmend voneinander absetzen. Ab der 7. Graviditätswoche läßt sich der sog. **Eihautgriff** durchführen (**Cave:** Abortgefahr!).
3. Großsäckchenstadium (3. GM)
Neben der nun deutlichen Asymmetrie der Uterushörner ist auch eine Fluktuation und das **Uterinschwirren** der A. uterina media spürbar.
4. Ballonstadium (4. GM)
Das typische Charakteristikum für dieses Stadium ist das sog. **Ballotement,** d. h., bei leichten „Schlägen" auf das Uterushorn kommt es zu

 422 Gynäkologie

wellenförmigen Fruchtwasserbewegungen – der Gegenstoß der Frucht ist ebenso wie das Uterinschwirren spürbar. Aufgrund des hohen Flüssigkeitsvolumens und der festen Verankerung zwischen maternalem und fetalem Anteil ist ein Eihautgriff nicht mehr möglich.

5. Senkungsstadium (5. und 6. GM)
Durch das Absinken des Uterus ist die Frucht häufig nicht palpabel. Des weiteren erfolgt eine Umstellung des Progesteronbildungsortes von den Corpora lutea auf die Plazenta. In diesem Zeitraum ist die Entstehung von Follikeln möglich und **trotz einer Gravidität können Östrusanzeichen auftreten** („Kuh rindert über das Kalb!", bei einer eventuellen Besamung kommt es zum Abort). Deshalb ist im Senkungsstadium eine besonders sorgfältige rektale Kontrolle nötig (Uterus an sich heranziehen, auf Frucht, Karunkeln und Uterinschwirren achten), um Fehldiagnosen zu vermeiden.

6. Endstadium (bis 9. GM)
Der Uterus steigt wieder auf, die Frucht und die ca. walnußgroßen Karunkeln sind ebenso wie das Uterinschwirren deutlich spürbar.

Indirekte Methoden
Sie spielen beim Rind nur eine untergeordnete Rolle, da bereits im 3. Graviditätsmonat die Trächtigkeit infolge rektaler Untersuchung mit Sicherheit festgestellt werden kann. In der Praxis findet hauptsächlich die Bestimmung des **Progesteronspiegels** Anwendung. Wichtig ist es, kein Vollblut, sondern Plasma oder Serum einzusenden, da die Erythrozyten der Wiederkäuer Progesteron metabolisieren. Die erste Probenentnahme erfolgt zwischen dem 19. und 21. Tag nach dem Deckakt bzw. der KB, die zweite Probenentnahme nach dem 21. Tag (3mal im Abstand von 7 Tagen). Liegt eine Gravidität vor, beträgt die Progesteronkonzentration im Milchfett > 30 ng/ml, im Plasma > 2 ng/ml. Gerade der Progesteron**milch**test ist in den letzten Jahren zu einem durchaus probaten Testkit entwickelt worden. Eine weitere Möglichkeit, um die Gravidität mit hoher Genauigkeit festzustellen, ist die **rektale Sonographie**.

7.2.2 Geburtsphysiologie

Bereits 2 Wochen a. p. kommt es beim Rind zur Auflockerung der Beckenbänder, deren maximale Dehnung – und dadurch eine Vergrößerung des Beckenausganges – 24 bis 48 Stunden a. p. erreicht ist. Weitere Anzeichen für die bevorstehende Geburt sind die Euteranbildung (häufig mit ausgeprägtem Voreuter), eine Ödematisierung der Vulva mit Verlängerung der Rima vulvae und eine Verflüssigung des Schleimpfropfes, der anfangs eine bernsteinartige, später eine glasklare Farbe hat. Die Körpertemperatur sinkt 12–36 Stunden a. p. um 0,5–1,0 °C. Die aktive Geburtsphase gliedert sich in drei Stadien:

1. Eröffnungsstadium (24–48 Stunden)

Das Muttertier wird unruhig, setzt häufig kleine Mengen von Harn und Kot ab und schlägt mit dem Schwanz. Die Eröffnungswehen beginnen als peristaltische Wellen an der Hornspitze und laufen in Richtung Zervix. Es kommt zu einer zunehmenden Öffnung des Zervixkanals, wobei die Zervixfalten verstreichen. Die Fruchthüllen erreichen die Rima vulvae; zuerst erscheint die dünnwandige, bläulich schimmernde Allantoisblase, auch Wasserblase genannt, und zerreißt. Die Allantoisflüssigkeit ist hellgelb, klar und wäßrig. Danach wird die Amnionblase, auch Schleim- oder Fußblase genannt, sichtbar, durch deren relativ derbe Wand die Fußklauen des Fetus erkennbar sind. Nachdem auch die Amnionblase geplatzt ist, beginnt die Austreibung der Frucht.

2. Austreibungsphase (2–5 Stunden)

Die Wehentätigkeit wird stärker und erreicht beim Rind 6 Wehen/15 Minuten. Zusätzlich setzt die Bauchpresse ein, und die Frucht muß sowohl den knöchernen als auch den weichen Geburtsweg überwinden (Beckenknochen, Zervix, Vagina, Vestibulum). Beim sog. „Einschneiden des Kopfes" – wenn die Frucht durch das Diaphragma pelvis tritt – erfolgt eine Geburtsverzögerung, die durch allmähliche Dehnung des Hymenalringes überwunden wird (Rind braucht Zeit – keine vorzeitige oder gar heftige Zughilfe anwenden!). Haben erst einmal die Jochbögen des in Vorderendlage liegenden Kalbes die genannte Enge passiert, kann der Kopf in den Wehenpausen nicht mehr zurückgleiten und die Geburt ist so gut wie geschafft.

3. Nachgeburtsstadium (nach 6–7 Stunden)

Während der Nachwehen kontrahiert sich die Gebärmutter und die Bindung zwischen Chorionepithel und Uterusschleimhaut beginnt sich zu lösen. Die Nachgeburt (Secundinae) wird umgestülpt ausgestoßen; kommt es zu einer Störung dieses Ablösevorganges, spricht man vom Nachgeburtsverhalten = Retentio secundinarum.

8 Anästhesie

8.1	Lokalanästhesie	426
8.1.1	Oberflächenanästhesie	427
8.1.2	Infiltrationsanästhesie	427
8.1.3	Intravenöse Gabe eines Lokalanästhetikums	427
8.2	Leitungsanästhesie	427
8.2.1	Epidural-/Extraduralanästhesie	428
8.3	Sedation	429
8.4	Narkose	430
8.5	Spezialitäten	431

Rinder werden nur noch selten in Vollnarkose gelegt, da die häufigsten Eingriffe mit Sedativa + Lokalanästhetika oder in Kombination mit Epiduralanästhesien durchführbar sind. Eine Vollnarkose ist jedoch z.B. bei der Nabelbruchoperation des Kalbes, bei einer komplizierten Klauenresektion oder bei Operationen nach Unfällen nötig.

8.1 Lokalanästhesie

Sie ist die häufigste Methode beim Rind, um kleinere schmerzhafte Manipulationen durchzuführen. Mit ihr alleine oder in Kombination mit Neuroleptika/Sedativa lassen sich Hörner oder Warzen entfernen, Nabeloperationen durchführen, kleine Tumoren herausschneiden, Klauenoperationen erledigen und Manipulationen im Mastdarm-/Scheidenbereich (Damm-/Scheidenplastiken) durchführen.

Ein Wort zuvor: Durch Einsatz von Adrenalin oder besser Noradrenalin (1 ml der 1‰igen Lsg. auf 100 ml Lokalanästhetika) erreicht man
- eine langsamere Resorption und damit längere Wirkung des Lokalanästhetikums.
- Blutarmut im Schnittbereich bei Schnittinfiltrationen durch Gefäßkontraktionen.

8.1.1 Oberflächenanästhesie

findet Anwendung in Form von analgesierenden Tropfen für das Auge (Tetracain-Tropfen, 0,5–2%ig; Cocain-Augentropfen 2–4%ig), die je nach Konzentration 20–50 Minuten wirken.
Weitere Anwendung bei Manipulationen in Nase und Maul (Gingicain-Spray® zur Intubation).

8.1.2 Infiltrationsanästhesie

Eine Technik, bei der die spätere Schnittfläche subkutan und intramuskulär mit dem Anästhetikum (Mepivacain®) unterminiert wird. Für kleinere Eingriffe bestens geeignet oder in Kombination mit Neuroleptika/Sedativa auch für größere Op.

8.1.3 Intravenöse Gabe eines Lokalanästhetikums

Gilt als kunstgerecht nach Anlegen eines Esmarch-Schlauches peritarsal/perikarpal. Dabei werden 1–2%ige Lokalanästhetika-Lsg. in eine subkutane Vene injiziert, um z. B. eine schmerzarme/-freie Klauenoperation durchzuführen. Siehe hierzu auch die Anatomie des Rinderbeines!

8.2 Leitungsanästhesie

Ist eine Stufe höher angelegt, d. h. im Bereich der peripheren Nervenbahnen (zwischen Wirbelkanal und Nervenrezeptoren). So kann z. B. der N. cornualis zur <u>Enthornung</u> umspritzt werden.

Auch die Paravertebralanästhesie ist zu erwähnen, bei der in der Nähe der Zwischenwirbellöcher vom letzten Brust- und den ersten drei Lendenwirbeln (oder im Bereich der Lendenwirbelquerfortsätze) Depots gesetzt werden, z. B. zur Durchführung der Sectio caesarea. Hierbei sollte kaudal der letzten Rippe ein zusätzliches Depot im Ventralbereich erfolgen.

Bei Klauenoperationen wird prox. der Fessel s.c. eine zirkuläre Umspritzung durchgeführt. Hierzu verwendet man Mepivacain®.

Siehe auch Anatomie des Rinderbeines in Abschnitt 1, S. 390)

8.2.1 Epidural-/Extraduralanästhesie

(Schautafel 14)

Man injiziert je nach Bedarf eine gewisse Menge Mepivacain® in den extraduralen Bereich. Punktiert wird entweder lumbosakral (letzte Lendenwirbel, erster Kreuzbeinwirbel) oder sakrokokzygeal (letzter Kreuzbeinwirbel, erster Schwanzwirbel oder zwischen erstem und zweitem Schwanzwirbel).

Unterschieden werden die

kleine (kaudale, tiefe) Epidurale mit Mengen zwischen 3–10 ml je nach Größe des Tieres. Die Tiere bleiben stehen. Ausreichend für Wehenausschaltung, Schwanzoperationen, Scheidenplastiken, Mastdarm-Op.

große (kraniale, hohe) Epidurale mit Mengen zwischen 20–120 ml, je nach Tiergröße. Seltene Anwendung, da dann andere Narkosen vorzuziehen sind.

Cave:
- Große Mengen bitte nur mit **1%igen** Lösungen
- Ansonsten gilt: 1%ig hält ca. 1 Stunde,
  2%ig hält ca. 2 Stunden.
- Bei hohen Epiduralen muß mit Atemstillstand gerechnet werden, da aufgrund der Schwerkraft und der Druckverhältnisse das Medikament in den BW-Bereich laufen und wirken kann. Dort wird u. U. die Zwerchfellinnervation in Mitleidenschaft gezogen.

Tip: Tiere im Falle der hohen Epiduralen stets in Brustlage mit Vorderkörper erhöht lagern.

8.3 Sedation

Im Umgang mit dem Rind, insbesondere dem bösen Rind, ist die Sedation das A und O des/der vernünftigen Tierarztes /Tierärztin (Selbstschutz geht vor!).
Bis auf Xylazin besitzen die Sedativa/Neuroleptika nur ungenügende analgetische Potenz, daher kann es trotz Sedation zu Abwehrbewegungen kommen.

Tab. 96 Dosierungstabelle und Anwendungsbeispiele (nach Beipackzettel der Firma Bayer zum Präparat Rompun®)

Wirkung	Beispiel	Dosis mg/kg i.m.	Dosis ml/100 kg i.m.	Dosis ml/500 kg i.m.
Stufe I: Sedation, Analgesie, leicht	kleinere Eingriffe, Zitzen, öffnen etc.	0,05	0,25	1,2
Stufe II: mittlere Sedation, Analgesie und Relaxation	kleine Chirurgie	0,1	0,5	2,5
Stufe III: kräftige Sedation, Analgesie, Relaxation, Standvermögen oft weg. Tiere vor Op. fasten lassen	größere Chirurgie	0,2	1,0	5,0
Stufe IV: ausgeprägtere Wirkung als III. Tiere liegen fest. Tiere vor Op. fasten lassen	große, seltene Op.	0,3	1,5	7,5

Anästhesie

Vorschlag 1:
Xylazin (Rompun®), die wohl beste Erfindung in der Rinderpraxis. Je nach Dosierung lassen sich die Tiere leicht benebeln oder bis in einer Art Narkose niederschnüren. Das Präparat führt zur Analgesie und Muskelrelaxation (starke Salivation und evtl. Tympanie).
- Zur intravenösen Injektion bedient man sich nur der Hälfte der intramuskulären Dosis. **Vor Stufe III und IV ist zu warnen.**
- Wegen der **Abortgefahr** sollte Xylazin im letzten Monat der Trächtigkeit nicht verwendet werden. Ist ein Tier versehentlich gespritzt worden, so kann versucht werden, mit Isoxsuprin (Uterusrelaxans®): 35 mg/500 kg i.m. die Tonisierung (den Abort) zu verhindern.
- Die Wirkung von Rompun® kann mittels Tolazolin (Priscol®): 0,5–1 mg/kg i.v. teilweise aufgehoben werden.
- Einer atem- und kreislaufdepressiven Wirkung kann mit einem zentralen Analeptikum, z. B. Doxapram (Dopram V®), gegengesteuert werden.

Vorschlag 2:
Propionylpromazin (Combelen®) oder Prothipendyl (Dominal®)
Combelen®: 100–150 mg/500 kg i.v., i.m.
Dominal®: 300–800 mg/500 kg i.v., i.m.
Wirkt ca. 2–6 Stunden
- Bei Kreislaufdepression gibt man Coffeinpräparate: 5–10 mg/kg i.v., s.c.

8.4 Narkose

Laut Rosenberger war es früher durchaus Usus, ein ausgewachsenes Rind in Westernmanier mittels 3 Liter 50%igem Schnaps oral in Narkose zu legen. Aufgrund des heutigen Schnapspreises sollten wir diese Methode jedoch wieder „ad acta" legen.

Vorschlag 1:
Inhalationsnarkose mit Isofluran nach Einleitung mit einem Thiobarbiturat. Wichtig ist die Beatmungsmöglichkeit und die Intubation. Diese

Methode ist in der Praxis bei Kälbern zur Nabel- oder Bruchoperation durchaus akzeptabel.

Dosis: Thiobarbiturat (Trapanal®) 10–20 mg/kg i.v. + Isofluran-Einleitung ca. 4%, Erhaltung nach Wirkung

Vorschlag 2:
Narkose mit Barbituraten
Am praktikabelsten ist die Kurznarkose mit Thiopental (Trapanal®, 10–20 mg/kg i.v.); Wirkung ca. 20 Minuten

Tips zur Vollnarkose:
Folgende Bedingungen sollten beim Rind erfüllt werden:
- Prämedikation mit Neuroleptikum (Xylazin) vereinfacht die Narkose.
- Tiere sollten zur Op. stets gefesselt werden.
- Wegen der Tympaniegefahr ist stets eine Nasenschlundsonde bereitzulegen; auch ein Trokar sollte greifbar sein.
- Nie ganz tief in Narkose legen, lieber zusätzlich mittels Lokalanästhesie eine Analgesie herbeiführen.
- Rinder sind nie als nüchtern anzusehen, da durch die Anatomie des Rindes der Pansen eigentlich immer gefüllt ist. Daher neigt das Rind unter Narkose zum Erbrechen und es besteht höchste Gefahr der Aspirationspneumonie.
- Vollnarkotisierte Rinder blähen leicht auf.
- Die letzten beiden Punkte fordern also eine Brustlage oder, falls Seitenlage unabdingbar ist, eine rechte Seitenlage mit Unterlagerung des Halses, damit der Hals in der Mitte am höchsten gelagert wird.
- Vollnarkotisierte Tiere sind möglichst zu intubieren.

8.5 Spezialitäten

Als Spezialität ist beim Rind der Kaiserschnitt hervorzuheben, der zur Verwunderung der Humangynäkologen i.d.R. im Stehen durchgeführt wird.
Minimalanästhesie:
100–200 ml eines 2%igen Lokalanästhetikums (z. B. Lidocain) mit Sperrkörper zur Schnittinfiltration.

Bei sehr ängstlichen oder nervösen Tieren kann man eine Sedation mit Xylazin i.v. durchführen (1–1,5 ml/500 kg KGW). Pressen die Tiere stark, so setzt man eine kleine Epiduralanästhesie.

Neben dem Kaiserschnitt lassen sich auch sonstige <u>Laparotomien</u> (Labmagenverdrehung, Fremdkörperoperationen) mit dieser Anästhesie durchführen.

9 Notfalltherapie

9.1	Notfallbeispiele (Auswahl)	433
9.2	Notfallmedikamente mit Dosierung	439
9.3	Euthanasie	440

Die Notfalltherapie beim Rind hat leider nicht den Stellenwert, wie wir es als Veterinärmediziner gerne hätten. Unsere Patienten sind recht schwer, und wir brauchen relativ große Mengen der teuren Notfallmedikamente. Fast jedes Medikament birgt eine Wartezeit in sich, und der Ausgang der Therapie ist häufig ungewiß. Fazit: Der Metzger ist im Zweifelsfall eher der Ansprechpartner für den Bauern. Aufgrund der wirtschaftlich angespannten Lage wird sich daran in nächster Zukunft auch nichts ändern. Trotzdem, einige Notfallsituationen begegnen uns immer wieder in der täglichen Praxis; im folgenden werden einige Beispiele mit Therapievorschlägen geschildert.

Zuerst wird beim <u>Kalb</u> auf die Asphyxie und einige Erkrankungen des Verdauungstraktes eingegangen (Aufblähung, Exsikkose infolge Durchfall, Kolik).

Beim <u>adulten Tier</u> stehen die Allergie, Stoffwechselerkrankungen (Azetonämie, Hypokalzämie), Septikämie, Erkrankungen des Verdauungstraktes (Schlundverstopfung, Pansentympanie und -gärung) sowie starke Blutungen nach der Geburt und Knochenfrakturen im Vordergrund.

9.1 Notfallbeispiele (Auswahl)

■ **Was tun bei Kälberasphyxie?**

Man unterscheidet die **Frühasphyxie** (unter der Geburt) von der **Spätasphyxie** (nach der Geburt). Die Frühasphyxie kann dadurch entstehen, daß

sich der Gasaustausch via Plazenta stark verschlechtert (verlängerte Geburtsdauer, übermäßige Wehen, verstärkter Auszugsversuch). Der Kohlensäuregehalt im Blut steigt, und der Sauerstoffgehalt sinkt. Der Körper versucht zu kompensieren, fällt aber immer tiefer in eine azidotische Stoffwechsellage. Auch bei der Spätasphyxie, die u. a. auf einen Mangel an „Surfactant-Faktoren" in der Lunge zurückzuführen ist, kommt es durch gestörten Gasaustausch beim geborenen Tier zur azidotischen Stoffwechsellage.
Zwei Ursachen, eine Folge: Die Azidose bedingt eine weitere Verschlechterung der Atmungseffektivität durch regulative Minderdurchblutung der Lungen. Es kommt zu Lungenödemen, hyalinen Membranen, Emphysemen. Auch im Hirn können Ödeme entstehen, oft sind Todesfälle oder erhöhte Infektionsbereitschaft, Saufunlust und Kümmern die Folge.

Therapievorschlag
- „Schleudern" des neugeborenen Kalbes, um die Atemwege von Schleim zu befreien.
- Evtl. Atemspende, indem man das Kalb auf festen Boden in Seitenlage verbringt und das oben liegende Vorderbein nach vorne oben abduziert (Thorax hebt und erweitert sich, Luft strömt ein), nach hinten und wieder gegen den Thorax drückt (Thorax wird komprimiert, die Luft entweicht). Frequenz: 10–12mal/min.
- Schlechte Lungenreifung: 40 mg Methylprednisolon i.v. (Medrate solubile®, Urbason solubile®)
- 2–5 ml Dopram® i.v., s.c. (Doxapraminhydrochlorid)
- Natriumbikarbonat (ca. 100 ml der 8,4%igen Lösung i.v.)
- Bei Geburtstraumen: 1–2 ml Flunixin®/Kalb s.c.

Prophylaktisch:
– Keine Schwergeburten
– Eingriffe ins Geburtsgeschehen, wenn die Fruchtblasen länger als 3 Stunden geöffnet sind.
– Bei Geburtseinleitungen mindestens 24 Stunden vor dem provozierten Termin Glukokortikoide einsetzen.

■ Was tun, wenn das Milchkalb aufbläht?

Einer der unangenehmsten Notfälle in der Rinderpraxis mit oft letalem Ausgang.

Neben der Untersuchung des Kalbes ist der Vorbericht von Bedeutung. Handelt es sich um ein reines Milchkalb, so besteht der Verdacht, daß es nach unsachgemäßer Fütterung (zuviel, zu kalt, zu schnell) zu einer Labmagenüberladung mit zu raschem Übertritt von schlecht aufgeschlossenem Kaseinklumpen in den Darm gekommen ist, evtl. auch zum Reflux in den Pansen.

Vorschlag: Weg mit der Milch; für 1 bis 2 Tage lieber Kamillentee geben (oder Fencheltee). Zusetzen kann man Kochsalz (9 g/Liter) und Glucose (50 g/Liter). Da die Tiere oft unter Koliken leiden, sollte ein Spasmolytikum (Buscopan comp.® 0,2 mg/kg i.v.), eine physiologische Kochsalzinfusion und evtl. Antibiotika oral gegeben werden.

Die Tympanie ist meist auf der rechten Seite (Labmagen und Darm).

Das ältere Kalb in der Umstellungsphase zur Rauhfaserfütterung zeigt eher die typische **Pansentympanie** mit Koliksymptomatik.

Vorschlag: 1–2 Tage weg vom Rauhfutter und statt dessen orale, fraktionierte Gabe von abgekochter physiologischer Kochsalzlösung. Auch Antibiotika oral, falls möglich frischen Pansensaft übertragen und Vitamine i.m.

Nach 2 Tagen erneut mit gutem Heu langsam an die Rauhfaserfütterung heranführen.

■ Was tun, wenn das Kalb durch einen Durchfall eine Exsikkose zeigt?

Intravenöser Flüssigkeitsersatz ist das Schlagwort für einen solchen Fall. Am besten verabreicht man mehrere Liter einer physiologischen Kochsalzlösung im Dauertropf über einen Jugularis-Venenkatheter oder eine Ohrvenenbraunüle. Zusätzlich werden 1–2 ml/kg KGW einer 8,4%igen Bicarbonat-Lsg. und ein Antibiotikum (1–2 g/50 kg Clamoxyl-Lsg.®) appliziert. Ob man in einer solchen Situation Buscopan® oder andere Spasmolytika anwenden sollte, wird kontrovers diskutiert. Oral sind **keine** Antibiotika, wohl aber Schleimstoffe (Diaproof®) zu verabreichen.

Die Milch kann man für 1 oder 2 Tage weglassen und dafür lieber G_5 oder 250 ml Amynin® in die Infusion mischen. Orale Flüssigkeit in Form von Tee alle 3 Stunden.

■ **Was tun, wenn das Kalb an Koliken leidet?**

Meistens sind es Krampfkoliken, denen man mit einem Spasmoanalytikum (Buscopan comp.®, Dosis: bis 0,01 mg/kg i.v.) erfolgreich begegnen kann.

■ **Was tun, wenn das Rind eine Allergie aufweist (geschwollene Augenlider, Atemnot, Ausschlag)?**

Hochdosiert Kortison (Dexamethason) und Antihistaminika (Benadryl®, Dosis: 1 mg/kg i.m, i.v.) verabreichen

■ **Was tun, wenn die Milchkuh an einer Azetonämie leidet?**

Man verabreicht 500,0 ml Glucose 40% i.v. sowie Dexamethason. In den nächsten Tagen ist die Kuh zusätzlich mit glykoplastischen Substanzen oral zu versorgen. Hierbei ist zum Beispiel Na-Propionat (50 g/Tag) oder das flüssige Propylenglycol (2× 150 g/Tag) zu nennen.

Weiterhin sollte man die Futterration prüfen (Futtermittelberater der Landwirtschaftsämter), um die Ursachen der Azetonämie zu ergründen. Dies gilt insbesondere für den Fall, daß Azetonämie gehäuft im Bestand auftritt (Stichworte: Energiemangel, Rohfasermangel, Kokosfettfütterung).

■ **Was tun, wenn die Kuh an einer Hypokalzämie leidet?**

Unter Herz-/Kreislaufkontrolle muß ein Kalziumglukonat (Bykalzium® oder Calcitad®, i.d.R. 500,0 ml/Tier), evtl. noch zusätzlich ein Phosphorpräparat (Phosphor B12®) i.v. appliziert werden.

■ **Was tun, wenn im Rahmen einer Kalziuminfusion das Rinderherz zu rasen anfängt?**

Infusion sofort abbrechen und einen β-Rezeptoren-Blocker verabreichen (Suacron® 1 ml/50 kg i.v.)

■ **Was tun, wenn die Kuh an einer Septikämie zugrunde zu gehen droht?**

Das Tier zeigt einen ausgesprochen schlechten Allgemeinzustand mit deutlichen Herz-/Kreislaufdefiziten. Falls eine Therapie versucht werden soll:

Vorschlag: Infusionen mit 5%iger Glucoselösung, physiologische Kochsalzlösung, Glukokortikoide und intravenöse Antibiose (siehe S. 441).

■ **Was tun, wenn dem Rind eine Rübe/Kartoffel oder ein Apfel in der Speiseröhre steckt?**

Zunächst entweder Xylazin (Rompun® 1–2 ml/Tier) oder Buscopan® verabreichen. Nach 5–10 Minuten mit einem Thygesen-Rohr den Fremdkörper in den Pansen drücken.

■ **Was tun, wenn die Kuh oder der Bulle aufbläht?**

Meistens handelt es sich um Pansentympanien infolge von leicht gärfähigem Futter (z. B. Klee). Zunächst wird ein Spasmolytikum (Buscopan comp.® bis 0,2 mg/kg i.v.) gespritzt. Anschließend schiebt man eine Nasen-Schlund-Sonde, über die Luft entweichen kann. Danach löst man oberflächenspannungsreduzierende Substanzen (Silikonpräparate) in 1–2 Liter Wasser und befördert dieses über eine Sonde in den Pansen; die Sonde bleibt liegen, bis der Gärschaum zu einer flüchtigen Gärblase konfluiert, die dann über die Sonde abgeht.

Bei extremer Dringlichkeit oder bei Rezidiven trotz Futterumstellung (Rauhfaser) sollten wir einen Schraubtrokar anbringen. Dieser schafft auch dann Abhilfe, wenn es aufgrund von starken Pleuropneumonien zu N. vagus-Ausfällen und folglich zu einer Beeinträchtigung der Pansenmotorik (z. B. Tympanie) kommt.

■ **Was tun, wenn das Rind unbeobachtet einen Sack mit Schrot gefressen hat?**

Es droht eine forcierte Pansengärung mit Pansenazidose (Histaminbildung, Vitamin-B_1-Gehaltsenkung). Die Folgen können von leichten Durchfällen bis zu hochgradigen Koliken mit Intoxikationssymptomatik reichen.

Vorschlag: Nasen-Schlund-Sonde legen, Gas ablassen, ein Antazid (Bykadygest-Antacid®, 1–2 Beutel) instillieren. Des weiteren sollte ein Antibiotikum (Chlortetracyclin 10–20 g in viel Wasser gelöst) in den Pansen appliziert werden.

Der Kreislauf kann durch einige Liter physiologische Kochsalzlösung unter Zugabe von Bicarbonat (13 g/Liter phys. Kochsalzlösung) stabilisiert werden. Eine Leberschutzlösung wie Amynin® und evtl. Vit.-B_1-Gabe (2–4 g Thiaminchlorid/Tier i.m.) können die Therapie ergänzen. Falls eine Therapie von Anfang an in Frage zu stellen ist (Allgemeinbefinden sehr schlecht), sollte kein Antibiotikum verabreicht werden (Wartezeitproblematik).

■ **Was tun, wenn die Kuh nach der Geburt stark aus der Scheide blutet?**

Treten massive Blutungen nach außen auf, sind i.d.R. die großen Vaginalgefäße verletzt. Unter Umständen kann versucht werden, via Massenligaturen von der Scheide aus die Blutung zu stoppen. Gelingt dies, so kann man die Kuh mit physiologischer Kochsalzlösung (bis 20 l) langsam wieder „auffüllen". Der Einsatz von Plasmaexpandern wäre in solchen Fällen auch hilfreich, aber zu teuer. Ist der Erfolg fraglich, so ist eine Notschlachtung anzuraten, insbesondere bei umfangreichen Verletzungen des Geburtskanales (oft vergesellschaftet).

■ **Was tun, wenn sich das Rind einen Knochen gebrochen hat?**

Pauschal ist dies nicht zu beantworten. Grundsätzlich hängt das Handeln von der Art des Knochenbruches ab. Bei distalen Gliedmaßenteilen ist bei leichten Rindern durchaus ein Gipsen möglich (unter Sedation mit Rompun®, siehe Abschn. 8: Anästhesie, S. 429). Insbesondere bei Kälbern nach Schwergeburten sollte man die gebrochenen Phalangen gipsen. Beckenbrüche bei Kühen (Geburten, Laufställe) können in Einzelfällen spontan heilen, je nachdem, ob eine Dislokation der Bruchenden unterblieben ist oder nicht; ansonsten schlachten, da frische Brüche nicht zur Untauglichkeit des Fleisches führen.

9.2 Notfallmedikamente mit Dosierung

Tab. 97 Notfallmedikamente beim Rind und deren Dosierungen

Medikament	Indikation	Dosis Rind
Amoxicillin (Clamoxyl®) wäßrige Lsg.	Sepsis	1–2 g/Kalb
Amynin®	Energie- und Eiweißmangelzustände, Kreislauf- und Stoffwechselstützung	500–1000 ml/500 kg
Benadryl®	Allergie	1 mg/kg i.m., i.v.
Buscopan comp® (nicht bei Milchgewinnung)	Koliken, Schlundverstopfung, Tympanie	0,2 mg/kg i.v., i.m.
Bykadigest-Antacid®	Pansenazidose	1–2 Beutel/500 kg
Doxapraminhydrochlorid (Dopram-V®)	Ateminsuffizienz	2–5 ml/Kalb
Glucose 40%	Azetonämie	500 ml/500 kg
Glucose 5%	dito	
Kalziumboroglukonat (Calci TAD®, Bykahepar®)	Hypokalzämie	
Methylprednisolon (Medrate solubile®, Urbason solubile®)	Septikämie, Allergie, Schock, i.d.R. unter Antibiose	30 mg/kg langsam i.v., Wiederholung nach 8 Std.
Natriumbikarbonat 8,4%	Azidose (Blut-pH)	1–2 ml/kg i.v.
β-Rezeptoren-Blocker (Suacron®)	Tachykardie, z. B. nach Ca-Hyperinfusion	1 ml/50 kg
Xylazin (Rompun®)	Fremdkörper im Schlund	1–2 ml/500 kg

9.3 Euthanasie

Bisweilen ist es angezeigt, ein Rind anstatt auf die herkömmliche Art (töten, schlachten) einzuschläfern (diagnostische Maßnahme, z. B. LUA oder Hobbyhaltungsethik).
- T 61

Dosis: für Rinder: 4–6 ml/50 kg Körpergewicht i.v. Die Injektion muß zügig, aber nicht zu schnell erfolgen.

Cave: Mit T61 getötete Tiere sind selbstverständlich <u>nicht</u> mehr zur Fleischgewinnung geeignet (Gift).

10 Anhang

> 10.1 Auswahl einiger Antibiotika und deren Dosierung
> beim Rind 441
> 10.2 Auswahl einiger Glukokortikoide und deren Dosierung
> beim Rind 443
> 10.3 Auswahl einiger nichtsteroidaler Antiphlogistika
> und deren Dosierung beim Rind 444

10.1 Auswahl einiger Antibiotika und deren Dosierung beim Rind

Tab. 98 Dosierungen der einzelnen Antibiotika beim Rind

AB-Gruppe	Bezeichnung	Dosierung
Aminoglykoside	Gentamycin	4–5 mg/kg i.m., s.c., langsam i.v. Endometritis, 200–500 mg/Tier
	Kanamycin	15 mg/kg/Tg., auf 3–4× verteilt
β-Lactam AB	Procain-Benzylpenicillin	6000–12000 IE/kg
	Benzylpenicillin (Benzathin)	bis 10000 IE/kg
	Cloxacillin	500–1000 mg/Euterviertel
	Oxacillin	1000 mg/Euterviertel

Tab. 98 Fortsetzung

AB-Gruppe	Bezeichnung	Dosierung
β-Lactam AB	Ampicillin	10 mg/kg i.m., 3× tägl.
	Amoxicillin	5–10 mg/kg, alle 12 Std. p.o. 10 mg/kg parenteral
	Cephaloridin	10 mg/kg i.v.
Gyrasehemmer	Enrofloxacin (Baytril®)	3 Stäbe intrauterin (1 Stab = 200 mg Enrofloxacin und 1000 mg Procain-Benzylpenicillin) mehrmalig alle 1–2 Tg.
	Marbofloxacin (Marbocyl®)	1 mg/kg oral 1× tägl. 3 Tage lang (Kalb) bzw. 2 mg/kg s.c., i.m. oder i.v.
Makrolide	Erythromycin	5 mg/kg i.m., 2× tägl. 300 mg/Euterviertel
	Spiramycin	Mastitis, 6–10 mg/kg i.m., i.v. alle 24 Std., ansonsten 10–25 mg/kg s.c., i.m., i.v.
	Tylosin	10 mg/kg i.m., alle 12 Std.
Polyen-AB Imidazole und andere	Enilconazol	Konzentrat 1:50 mit Wasser verdünnen, 1× tägl. alle 3–4 Tg., insgesamt 4×
	Etisacol	10% Lsg. 1:10 mit Wasser verdünnen, 3–5× tägl.
	Griseofulvin	5–10 mg/kg oral
Polypeptid-AB	Colistinsulfat	2 mg/kg p.o. alle 12 Std. 3 mg/kg i.m. alle 24 Std.
	Polymyxin	130–260 mg/Euterviertel

Tab. 98 Fortsetzung

AB-Gruppe	Bezeichnung	Dosierung
Sulfonamide	Sulfalen	60 mg/kg s.c., i.m., i.v.
	Sulfaloxinsäure	50 mg/kg p.o.
	Sulfanilamid	100 mg/Strichkanal als Zitzenstift
	Sulfamethoxyp.	50–75 mg/kg p.o., s.c., i.m., i.v.
Sulfonamide + Trimethoprim	Sulfadoxin + Trimethoprim	15 mg/kg i.v., s.c., intratracheal
Tetrazykline	Chlortetrazyklin	8 mg/kg (4 g/Tier intrauterin)
	Oxytetrazyklin	5 mg/kg s.c., i.m., i.v. 2× tägl. 0,5 g/Euterviertel intrazisternal

10.2 Auswahl einiger Glukokortikoide und deren Dosierung beim Rind

Tab. 99 Richtige Dosierung der Glukokortikoide beim Rind

Bezeichnung	Dosierung
Cortisol	Substitution: 1–2 mg/kg oral, alle 12 Std. initial 2 mg/kg/Tg. i.m. Schock: bis 50 mg/kg langsam i.v. alle 3–6 Std. 6–250 mg/Gelenk
Dexamethason	Schock: 2–5 mg/kg langsam i.v., evtl. nach 8–12 Std. wiederholen 0,02–0,08 mg/kg i.m., i.v. 4–8 mg/Gelenk

Tab. 99 Fortsetzung

Bezeichnung	Dosierung
Prednisolon	Anaphylaktischer Schock: 10–30 mg/kg langsam i.v. alle 8–12 Std. 0,2–0,5 mg/kg i.m. 5–250 mg/Gelenk
Triamcinolon	0,02–0,04 mg/kg i.m.

10.3 Auswahl einiger nichtsteroidaler Antiphlogistika und deren Dosierung beim Rind

Tab. 100 Nichtsteroidale Antiphlogistika

Bezeichnung	Dosierung
Flunixin-Meglumin (Finadyne® RP)	2,2 mg/kg i.v./Tag

Weiterführende Literatur

Klein W. Persönliche Mitteilung, 1993.

Knickel U. Untersuchungen über den Einfluß der Besamungshäufigkeit auf die Embryonenqualität und Beurteilung der Fruchtbarkeit bei Spendertieren nach der Embryonengewinnung. Hannover: Univ. Tierärztl. Fakultät, Diss. 1991.

Laboklin: Laborinformationen. Bad Kissingen: Labor für klin. Diagnostik GmbH, 1993.

Popesko P. Atlas der topographischen Anatomie der Haustiere. 5. Aufl. Stuttgart: Enke, 1998.

Rosenberger G. Die klinische Untersuchung des Rindes. 3. Aufl. Berlin: Blackwell Wissenschafts-Verlag, 1990.

Rosenberger G, u.a. (Hrsg). Krankheiten des Rindes. 3. Aufl. Berlin: Blackwell Wissenschafts-Verlag, 1994.

E. Das Schwein

1 Anatomie und Zugänge

1.1　Anatomie 447
1.1.1 Lymphknoten (Schautafel 17) 447
1.1.2 Skelett (Schautafel 18) 448
1.1.3 Brust- und Bauchorgane rechts (Schautafel 19) 450
1.1.4 Brust- und Bauchorgane links (Schautafel 20) 451

1.2　Zugänge 452
1.2.1 Intravenöse Injektion (i. v.) 452
1.2.2 Intramuskuläre Injektion (i. m.) 452
1.2.3 Subkutane Injektion (s. c.) 452
1.2.4 Intraperitoneale Injektion (i. p.) 453
1.2.5 Bolzenschuß 453

1.1 Anatomie

1.1.1 Lymphknoten

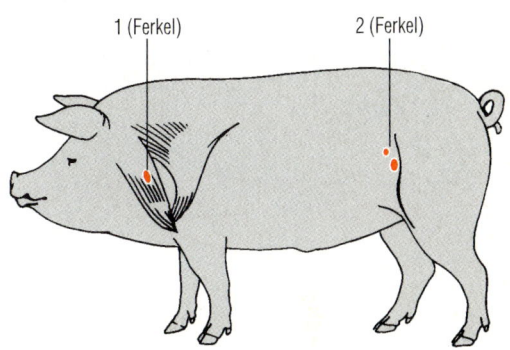

Schautafel 17   Lymphknoten
eventuell tastbar beim Ferkel:
1 Ln. cervicalis superficialis
2 Ln. subiliaci

1.1.2 Skelett

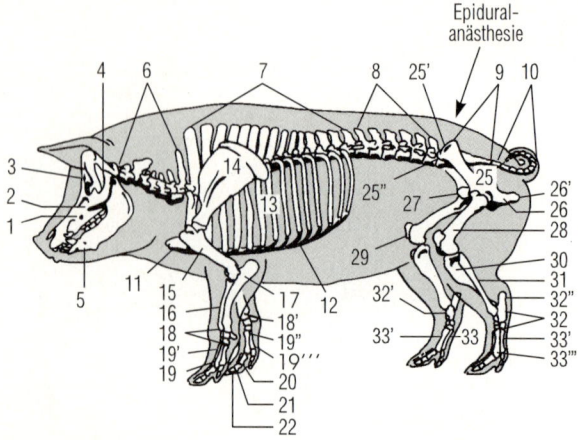
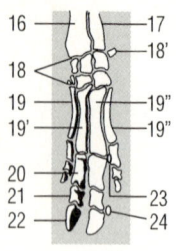

Schautafel 18 Skelett

1. Foramen infraorbitale
2. Crista facialis
3. Foramen supraorbitale
4. Kiefergelenk
5. Foramen mentale
6. Vertebrae cervivalis (7)
   1. Halswirbel – Atlas
   2. Halswirbel – Axis
7. Vertebrae thoracicae (14–15)
8. Vertebrae lumbales (6–7)
9. Os sacrum (4)
10. Vertebrae caudales (20–30)
11. Sternum
12. Arcus costalis
13. Costae (14–15)
    7 sternale
    7–8 asternale

14 Scapula
15 Humerus
16 Radius
17 Ulna
18 Ossa carpi
18' Os accessorium carpio (Erbsenbein)
19 Os metacarpale secundum
19' Os metacarpale tertium
19'' Os metacarpale quartum
19''' Os metacarpale quintum
20 Phalanx proximalis (Fesselbein) der 4. Zehe
21 Phalanx media (Kronbein) der 4. Zehe
22 Phalanx distalis (Klauenbein) der 4. Zehe
23 Ossa sesamoidea proximalia der 4. Zehe
24 Ossa sesamoidea distalia der 4. Zehe
25 Os ileum
25' Tuber sacrale
25'' Tuber coxae
26 Os ischeum
26' Tuber ischaticum
27 Os pubis
28 Femur
29 Patella
30 Tibia
31 Fibula
32 Ossa tarsi
32' Talus
32'' Calcaneus
33 Os metatarsale secundum
33' Os metatarsale tertium
33'' Os metatarsale quartum
33''' Os metatarsale quintum
Rest: s. v.

1.1.3 Brust- und Bauchorgane rechts

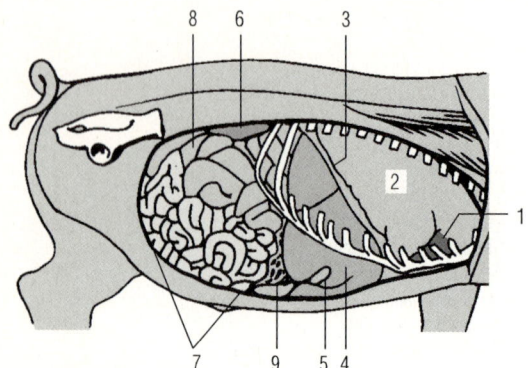

Schautafel 19 Brust- und Bauchorgane rechts (mit leerem Magen)
1 Herz im Herzbeutel
2 Lunge
3 Zwerchfell
4 Leber
5 Gallenblase
6 rechte Niere
7 Jejunum
8 Colon descendens
9 großes Netz

1.1.4 Brust- und Bauchorgane links

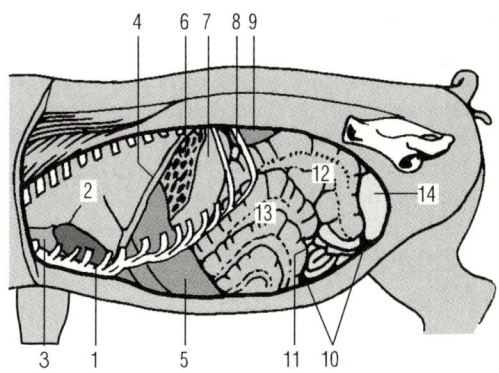

Schautafel 20 Brust- und Bauchorgane links (mit leerem Magen)
1 Herz im Herzbeutel
2 Lunge
3 Thymus
4 Zwerchfell
5 Leber
6 Magen (fast vollständig von großem Netz überlagert)
7 Milz
8 Pankreas
9 linke Niere
10 Jejunum
11 Ileum
12 Caecum
13 Colon ascendens
14 Harnblase

1.2 Zugänge

1.2.1 Intravenöse Injektion (i.v.)

Durchführung:
- Man treibt das Schwein mittels Brett in eine Ecke und fixiert es am Oberkiefer mit einer sog. Oberkieferbremse. Wichtig ist es, daß der Kopf des Schweines mit Zug nach oben gehalten wird und daß das Tier – insbesondere bei Blutentnahme aus der V. jugularis – gerade steht (kein Abbiegen des Halses!)

Einstich:
- **V. auricularis oralis oder aboralis** (Ohrvene)
Kompression des Ohrgrundes mit Gummischlauch
- **V. jugularis:** Einstich in das untere Drittel der seitlich verlaufenden Drosselrinne (kleine „Mulde" sichtbar) mit Stichrichtung nach „oben – hinten – Mitte"
- **V. coccygea media** (Bedeutung beim großen Schwein zur Blutentnahme)

1.2.2 Intramuskuläre Injektion (i.m.)

Die intramuskuläre Injektion erfolgt beim Ferkel (z. B. Eiseninjektion) in die sog. Hosenmuskulatur (M. semimembranosus, M. semitendinosus; **Cave:** Ischiasnerv!) oder in die Halsmuskulatur. Beim erwachsenen Tier nimmt man ausschließlich die Halsmuskulatur.
Der Einstich in die Halsmuskulatur erfolgt knapp hinter dem Ohrgrund senkrecht zur Hautoberfläche.

1.2.3 Subkutane Injektion (s.c.)

Die subkutane Injektion hat beim Schwein in der Praxis die weitaus größte Bedeutung.
Einstich:
- Ohrgrund
- Kniefalte (Ferkel)

1.2.4 Intraperitoneale Injektion (i.p.)

Spielt eigentlich nur bei Ferkeln und Läufern eine Rolle. In diesem Zusammenhang ist die Barbituratnarkose i.p. beim Läufer zu erwähnen; dabei wird das Tier an den Hinterbeinen hochgehalten (Darm rutscht aus dem Weg).

Der <u>Einstich</u> erfolgt 1 Finger breit seitlich der Mittellinie zwischen vorletztem und drittletztem Zitzenpaar. Senkrecht zur Oberfläche mit dünner Kanüle einstechen.

1.2.5 Bolzenschuß

Der Schuß erfolgt am Schnittpunkt der diagonalen Verbindungslinien zwischen beiden Ohrgründen.

2 Altersbestimmung

Da die Daten von Zahndurchbruch und -wechsel beim Schwein je nach Zuchtlinie sehr unterschiedlich sind, ist eine Altersbestimmung über das Gebiß wenig sinnvoll.
Trotzdem in aller Kürze:

■ **Zahnformel Milchgebiß:**

$$\frac{3 \text{ Id } 1 \text{ Cd } 3 \text{ Pd}}{3 \text{ Id } 1 \text{ Cd } 3 \text{ Pd}} = 28$$

■ **Zahnformel Ersatzgebiß:**

$$\frac{3 \text{ I } 1 \text{ C } 4 \text{ P } 3 \text{ M}}{3 \text{ I } 1 \text{ C } 4 \text{ P } 3 \text{ M}} = 44$$

■ Wirtschaftlich gesehen ist das **Gewicht** von erheblich größerer Bedeutung, und so bietet sich eine Altersbestimmung in dieser Richtung, wie sie jeder Viehhändler beherrscht, an:

Tab. 101 Altersbestimmung des Schweines mittels des Gewichtes

Geburt	das Ferkel bringt etwa $1^{1}/_{2}$ kg auf die Waage
3 Wochen p.n.	ca. 6 kg
3 Monate p.n. (Läufer)	ca. 30 kg
8 Monate	männl.: 120–125 kg; weibl. mind. 90 kg (Schlachtschwein mind. 100 kg)
10 Monate	männl.: 150–160 kg
18 Monate	männl.: 220–250 kg; weibl. („Muttersau") ca. 200 kg

3 Physiologische Standardwerte

> ■ **Atmung**
> Schwein: 8–18 Atemzüge/min

Wichtig ist es, neben der **Atemfrequenz** (physiologische und pathologische Schwankungen s. Kap. D. 3: Rind, S. 400) auch auf den Rhythmus und die Qualität der Atmung zu achten.

> ■ **Temperatur** (rektal gemessen)
> Schwein: 38,0–39,0 °C
> Ferkel: 38,0–39,5 °C

> ■ **Puls**
> Schwein: 60–80 Schläge/min
> Ferkel: 60–90 Schläge/min

Vergleichbar mit Hund und Katze läßt sich beim Schwein der Puls am besten an der Innenseite der Hintergliedmaße (A. femoralis) tasten. Die Pulsfrequenz unterliegt sowohl physiologischen als auch pathologischen Schwankungseinflüssen (s. Kap. B. 3: Hund und Katze, S. 242). Wichtig ist es weiterhin, auf Stärke (Intensität), Rhythmus (Regelmäßigkeit), Qualität der Pulsschläge und Füllungszustand der Arterie zu achten.

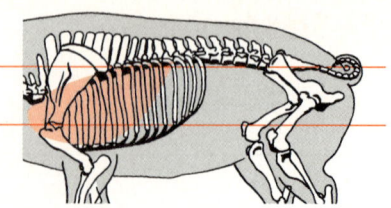

Abb. 35 Lungengrenzen des Schweines

> ■ **Lungengrenzen** (Abb. 35)
> Eine Perkussion der Lunge ist in 3 Ebenen möglich:
> 1. Ebene Hüfthöcker, sog. Hüfthöckerlinie (dorsal); kaudal 11. Rippe
> 2. Ebene Buggelenk, sog. Buggelenkslinie (ventral); kaudal 9. Rippe
> 3. Ebene zwischen Hüfthöcker und Buggelenk, sog. Mittellinie; kaudal 7. Rippe

Das Schwein hat insgesamt 14 Rippen. Im Gegensatz zu Pferd und Rind spielt die Lungenperkussion nur eine untergeordnete Rolle. Der physiologische Schall ist hell und laut.

> ■ **Puncta maxima der Herzgeräusche**
> (ICR = Interkostalraum)
> Pulmonalklappe: links in Höhe des Buggelenks
> Aortenklappe: links in Höhe des Buggelenks
> Mitralklappe: links in Höhe des Ellbogenhöckers
> Trikuspidalklappe: rechts in Höhe des Ellbogenhöckers

Bei der Untersuchung des Herzens durch Auskultation ist es sinnvoll, sich das Wörtchen **„FIRAN"** einzuprägen, um auf folgende Parameter zu achten:

Frequenz (Schläge pro Minute)
Intensität (Stärke der Herztöne)
Rhythmus (Regelmäßigkeit)
Abgesetztheit
Nebengeräusche (z. B. endo- oder exokardiale Geräusche, fortgeleitete Fremdgeräusche)

4 Laborwerte

Tab. 102 Die wichtigsten Laborwerte des Schweines

Parameter	Wert	Einheit
Erythrozyten	5,8–8,1	Mio/µl
Hämoglobin (Hb)	10,8–14,8	g/100 ml
Hämatokrit (Hk)	33–45	%
Thrombozyten	175–580	Tausend/µl
Leukozyten	10–20	Tausend/µl
Harnstoff	20–50	mg/100 ml
Kreatinin	bis 2,5	mg/100 ml
Gesamteiweiß	5,5–8,5	g/100 ml
Bilirubin	bis 0,25	mg/100 ml
Blutzucker	72–115	mg/100 ml
Natrium (Na)	328–370	mg/100 ml
Kalium (K)	19,5–23,5	mg/100 ml
Kalzium (Ca)	10,2–11,4	mg/100 ml
Chlorid (Cl)	100–250	mg/100 ml
Magnesium (Mg)	2,2–2,6	mg/100 ml
Phosphor (P)	6,5–10,2	mg/100 ml
Alkal.Phosphatase (AP)	140–250	U/l
GOT	8–22	U/l
GPT	9–17	U/l
LDH	bis 600	U/l
CK	bis 1500	U/l

Tab. 103 Differentialblutbild des Schweines

Parameter		Wert
Granulozyten	neutrophil, stabkernig	0–7
	neutrophil, segmentkernig	10–40%
	eosinophil	bis 6
	basophil	bis 2
Lymphozyten		50–85
Monozyten		bis 5

5 Impfschemata

5.1	Impfungen Zuchtschweine 461
5.2	Impfungen Mastschweine 462

In der Schweinepraxis werden überwiegend inaktivierte bzw. Toxoid-Impfstoffe verwendet, da der Einsatz von Lebendvakzinen strengen tierseuchenrechtlichen Beschränkungen unterliegt (so ist der Einsatz von Lebend-AK-Vakzinen z. B. nur in Mastbeständen erlaubt). In diesem Zusammenhang sollten folgende Punkte beachtet werden:

- Die Wirkung von Muttertierimpfungen ist abhängig von einem genügenden Biestmilchangebot.
- Die Impfstoffe sind nicht anwendbar bei Jungtieren, die noch maternale Antikörper haben.
- Die Vakzination erbringt nur dann ein befriedigendes Ergebnis, wenn das Immunsystem des Impflings nicht durch andere Krankheiten belastet ist.
- Die Vakzine sind nach bereits erfolgter Infektion **nicht** anwendbar.
- Ein belastbarer Impfschutz ist nur nach einer **2maligen** Grundimmunisierung zu erwarten.
- Um den Impfvorgang für Mensch und Tier möglichst streßarm zu gestalten, ist der Einsatz von **Kombinationsvakzinen** vorteilhaft (geringere Injektionsvolumina und Applikationshäufigkeit).

5.1 Impfungen Zuchtschweine

Tab. 104 Auswahl möglicher Impfmaßnahmen beim Schwein, die jedoch auf die aktuelle Seuchenlage abzustimmen ist

	1. Impfung	2. Impfung	Wdh.-Impfung
Aujeszky-Krankheit*	**Ferkel ungeimpfter Muttersauen** a) im Notfall: ab 3. Woche p.p. b) sonst: ab 10. Woche p.p.	im Abstand von 3–4 Wochen	alle 6 Monate
	Ferkel geimpfter Muttersauen: ab 13. Woche p.p.	keine	
	Zuchttiere: in der Trächtigkeit	im Abstand von 3–4 Wochen, nicht später als 3 Wochen vor dem Abferkeln	
	Eber: nach Zukauf (Quarantäne)	im Abstand von 3–4 Wochen	
E. coli	**Muttertierimpfung:** 4 Wochen vor Abferkeltermin	2 Wochen vor Abferkeltermin	2–3 Wochen vor jedem neuen Abferkeltermin
Influenza	siehe Aujeszky-Krankheit		
Parvovirose	**Ferkel:** 6 Monate p.p.	im Abstand von 14 Tagen	
	Sauen: 4 Wochen vor Decktermin	2 Wochen vor Decktermin	2–3 Wochen vor jeder neuen Bedeckung oder alle 4–5 Monate Gesamtbestand!

* teilweise Impfverbot

Tab. 104 Fortsetzung

	1. Impfung	2. Impfung	Wdh.-Impfung
Parvo-virose	**Eber:** 4 Wochen vor Decktermin	2 Wochen vor Decktermin	alle 6 Monate oder alle 4–5 Monate Gesamtbestand!
Rhinitis atrophicans	**Muttertierimpfung** 5 Wochen vor Abferkeltermin	2 Wochen vor Abferkeltermin	2–3 Wochen vor jedem neuen Abferkeltermin
Rotlauf	siehe Parvovirose		

5.2 Impfungen Mastschweine

Tab. 105 Mögliche Impfschemata für die Gruppe der Mastschweine. Auch hier muß der aktuelle Seuchendruck in Betracht gezogen werden.

	1. Impfung	2. Impfung
Aujeszky-Krankheit	**Läufer:** 10.–13. Woche p.p.	im Abstand von 3–4 Wochen
	Ferkel geimpfter Muttersauen: ab 12. Woche	keine
Influenza	**Läufer:** 10.–14. Woche p.p.	im Abstand von 3–4 Wochen
Mykoplasmen	1× Impfung bei Einstellung oder nur geimpfte Ferkel einstallen	

Impftips:
- Kombinationsimpfstoff Aujeszky-Krankheit und Influenza
  (z. B. suvaxyn® i-Bartha o/w + Flu 3)
Für Zuchttiere empfehlenswert: nach Grundimmunisierung Wiederholungsimpfung alle 4 Monate
- Kombinationsimpfstoff Parvovirose und Rotlauf
- E.-coli-Vakzine kann industriell (z. B. Nobi-Vac®, Xentocol®, Coli-Impfstoff F®) oder stallspezifisch hergestellt sein.

6 Entwurmungsschemata

Schweine werden von einer Reihe von Würmern heimgesucht, die Totalverluste (selten), Kümmern, schlechte Futterverwertung und längere Mastzeiten zur Folge haben. Wandernde Larven können das Gewebe dermaßen schädigen, daß zusätzliche bakterielle Infektionen auftreten. Die heutigen intensiven Aufstallungen (Gruppenhaltung, Rein-Raus-Prinzip, Abferkelställe) machen eine systematische Entwurmung natürlich leichter als die extensive Haltung mit Weidegang oder unbefestigtem Auslauf.
Prinzip: Niemand wird tätig, ohne daß ein Problem vorliegt! Meistens wird der Erzeuger durch Schlachtkörperbefunde auf die Wurmproblematik aufmerksam gemacht. Auch können unerklärlich niedrige Mastleistungen ein Anhaltspunkt sein. Die Diagnostik wird durch Sammelkotproben eingeleitet, die frisch (bis 6 Stunden) mikroskopisch untersucht werden müssen. Nach einer Differenzierung der Wurmeier wird eine systematische Therapie eingeleitet. Tabelle 106 zeigt die Vorgehensweise bei den verschiedenen Wurmerkrankungen. Die Medikamente können zum Teil injiziert werden (Ivomec®, Citarin®), i.d.R. erfolgt jedoch eine **orale Behandlung.** Es bietet sich die Möglichkeit der Einmaltherapie, die nach 3–4 Wochen wiederholt wird, und der Langzeittherapie, wobei das Anthelminthikum über längere Zeit (7–10 Tage) durch das Futter verabreicht werden muß. Da nicht alle Wurmstadien mit den Medikamenten zu zerstören sind, ist eine zweimalige oder längere Therapie notwendig.

Tab. 106 Entwurmungsschemata beim Schwein

Genus	Lokalisation und Bedeutung	Entwurmungsschemata
Nematoden		
Ascaris suum, – Spulwurm	Lok.: Dünndarm wirtschaftliche Bedeutung durch Mastleistungsrückgänge, während der Wanderung Symptome der enzootischen Pneumonie	Ferkelerzeuger: 14 Tage vor dem Abferkeln entwurmen, waschen und umstallen. Nach dem Ferkeln und Absetzen Bucht reinigen und desinfizieren. Mäster: Entwurmung der Läufer in der Vormast
Hyostrongylus rubidus, – roter Magenwurm	Lok.: Magen Gastritis, Magengeschwüre, Anämie, Kümmern, Totalverluste durch Magenbluten, Sterilitäten älterer Schweine	Mehrmalige Therapie, besonders wichtig vor dem Abferkeln
Metastrongylus elongatus, – Lungenwurm	Lok.: Lunge, Bronchien, besonders Wildschwein sowie in Extensivbetrieben mit Auslauf. Tachypnoe, Kümmern	
Oesophagostomum dentatum, – Knötchenwurm	Lok.: Dickdarm blutige Durchfälle, Kümmern, eingeschränkte Laktation der Sauen	Ferkelerzeuger und Mäster, siehe oben
Strongyloides ransomie papilosus, – Zwergfadenwurm	Lok.: Dünndarm besonders Ferkel betroffen. Laktogene Infektion, perkutane Infektion, Enteritis der Ferkel nach 7 Tagen (gelb-weiß), Kümmern, z. T. Hautquaddelung	Injektionen oder Paste am 3., 6., 9. Lebenstag, nach 4 Wochen wiederholen

Tab. 106 Fortsetzung

Genus	Lokalisation und Bedeutung	Entwurmungsschemata
Nematoden (Fortsetzung)		
Trichinella spiralis, – Trichinenkrankheit	Lok.: als Larve in der Muskulatur (Muskeltrichinelle), als adulter Wurm im Dünndarm (Darmtrichinelle) i.d.R. symptomlos, bei massiver Infektion → Enteritis, Muskelschmerzen mit steifem Gang, Ödeme	Ratte als natürliches Reservoir, Übertragung durch infiziertes Fleisch von Säugetieren → epidemiologische Bedeutung für den Menschen → gesetzlich vorgeschriebene Trichinenschau
Trichuris suis, – Peitschenwurm	Lok.: Dickdarm meist subklinisch, aber auch Enteritis, z. T. mit Todesfolgen; tritt bei Stallhaltung (insbes. bei strohloser Aufstallung) selten auf	Stallhygiene, Kot entfernen, Anthelminthika
Cestoden		
Bandwurmzysten (Cysticercus cellulosae, tenuicollis, Echinococcus cysticus)	Lok.: Leber und Bauchhöhle Selten geworden durch Änderung der Futtergewohnheiten beim Schwein, Hygiene, Entwurmung von Hund und Katze	Anthelminthika; wichtig ist es, die Infektketten zu durchbrechen (kein Futter von kotgedüngten Weiden, kein Auslauf dort, Entwurmung von Hund und Katze)
Trematoden		
Fasciola hepatica und Dicrocoelium dentriticum, – großer und kleiner Leberegel	Lok.: Leber, Gallengänge Tritt gelegentlich bei Weidehaltung auf	Spezielle Leberegelanthelminthika

Entwurmungsschemata

7 Gynäkologie

7.1	Sexualzyklus	466
7.1.1	Fortpflanzungsparameter	466
7.1.2	Endokrinologie	467
7.1.3	Hormoneinsatz zur Beeinflussung des Sexualzyklus	468
7.1.4	Künstliche Befruchtung (KB)	470
7.2	Gravidität	472
7.2.1	Diagnostik (Auswahl)	472
7.2.2	Geburtsphysiologie	473

7.1 Sexualzyklus

7.1.1 Fortpflanzungsparameter

Tab. 107 Die wichtigsten Fortpflanzungsparameter beim Schwein

Geschlechtsreife	5–8 Monate (ca. 100 kg)
Zuchtreife	9–10 Monate
Paarungszeit	ganzjährig
Brunsthäufigkeit	polyöstrisch asaisonal, „short day breeder"
Zyklusdauer	21 Tage
Zykluseinteilung	Proöstrus: 18.–21. Tag Östrus: Vor-, Voll-, Nachrausche je 2 Tage Metöstrus: 4.–6. Tag Diöstrus: 7.–17. Tag

Tab. 107 Fortsetzung

Brunstdauer	1–3 Tage
Ovulationstermin	schubweise; 25–30 Stunden und 30–36 Stunden nach Östrusbeginn
Trächtigkeitsdauer	115 Tage (3 Mo., 3 Wo., 3 Tage)
Geburtenfrequenz/Jahr	$2^1/_4$
Laktationsdauer	6 Wochen
Brunstwiederkehr p.p.	4–7 Tage nach Absetzen der Ferkel
Anatomische Besonderheiten	■ Vaginalkanal geht direkt in Zervix über (keine Portio) ■ Kurzer Uteruskörper mit dünndarmähnlich gewundenen, 80–120 cm langen Hörnern (kaudal eingerollt) ■ Ovarien hängen frei

7.1.2 Endokrinologie (Abb. 36)

Ebenso wie das Rind hat das Schwein einen polyöstrisch asaisonalen Zyklus mit einem kurzen und steilen LH-Peak **vor** der Ovulation. Die Ovulation findet ca. 14 Stunden nach der deutlich erhöhten LH-Konzentration im Blut bzw. 25–36 Stunden nach Brunstbeginn statt. Da sie schubweise erfolgt, ist eine Doppelbesamung im selben Östrus, und zwar 18–22 Stunden und 30–34 Stunden nach Östrusbeginn, möglich. Am Ovar selbst können sich bis zu 20 Follikel ausbilden, wobei die Zahl der ovulierten Eizellen nicht der Zahl der geborenen Ferkel entspricht (embryonaler Tod). Ist die Sau gravid, erfolgt ein kontinuierlicher Progesteronanstieg bis zur Geburt.

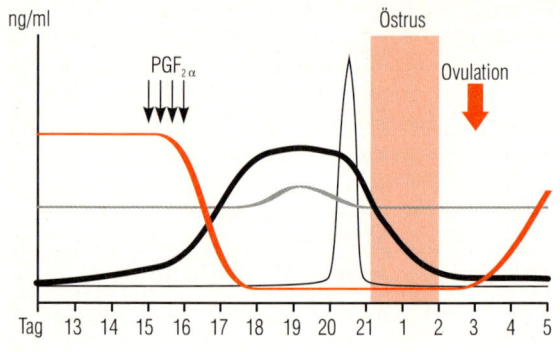

- FSH
- LH
- Progesteron
- Östrogen

Abb. 36 Hormonprofil des weiblichen Schweines

7.1.3 Hormoneinsatz zur Beeinflussung des Sexualzyklus

Auch beim Schwein finden Hormone zur Zyklusbeeinflussung vermehrt Einsatz. Das Schwein stellt sich uns Tierärztinnen und Tierärzten nicht gerade als offenes Buch dar. Rektale Untersuchungen zur Ovar- und Uterusdiagnostik müssen anatomisch bedingt unterbleiben.
Beim Schwein gibt es vier Einsatzbereiche für Hormongaben:
- Sauen sollen nach dem Absetzen rasch wieder rauschen
- Jungsauen sollen baldigst in die Pubertät eintreten
- Sauen sollen in ihrem Zyklus synchronisiert werden
- Terminierung der Ovulationen

Im Gegensatz zum Rind, bei dem in der Regel nach festgestellter Sterilität hormonell behandelt wird, werden bei den Schweinen die Hormone vorbeugend (programmatisch) verabreicht.

Man hat eine Anamnese, die i.d.R. nur aus dem Alter der Sau, evtl. dem Abferkeldatum und dem Absetztermin besteht. Eine klinische Untersuchung des Schweines bleiben wir schuldig.

■ Rauschespritze

Häufigste Hormongabe. Man befürchtet beim frühen Absetzen (4 Wochen), daß die Sau mehrere Wochen braucht, um wieder zu rauschen.

Vorschlag 1: 1000 IE PMSG am Tag des Absetzens (Pregmalon® Intergonan®)

Vorschlag 2: 800 IE PMSG + 200 IE HCG (= Suigonan®)

Vorschlag 3: 1–3 mg Oestradion + 200–600 IE HCG (Choriongonadotropin + Östradiolbenzoat)

In allen drei Fällen erfolgt die Rausche zwischen Tag **4** und **7** nach der Injektion.

Cave: Immer gilt, daß die Therapie stets zum Zeitpunkt des **Absetzens** erfolgen muß, nicht erst zu einem späteren Zeitpunkt, da dann Sterilitäten erzeugt werden können (Zysten, C.l. persistens).

■ Pubertätsstart der Jungsauen

Bisweilen will man den Pubertätseintritt der Jungsauen forcieren. Man weiß, daß ca. 20% der DL-Reinzuchtsauen und ca. 1% der Hybridjungsauen erst verspätet geschlechtsreif werden.

Vorschlag 1: 500 IE PMSG + 250 IE HCG (Suigonan®)

Jungsauen werden durch diesen Cocktail zur ersten Rausche stimuliert. Diese erste Rausche sollte jedoch **nicht** zur Belegung genutzt werden, da Aborte und kleine Wurfzahlen die Folgen wären. Erst die dritte Rausche wird zur Belegung interessant.

■ Zyklussynchronisation von Sauen

Großbetriebe versuchen den Zyklus ihrer Sauen zu synchronisieren, um den Arbeitsablauf zu vereinfachen (Brunstüberwachung, Besamung, Umtreiben, Abferkeln). In großem Maßstab wurden dafür in den ehemaligen LPGs Hormone eingesetzt. Im Westen hingegen waren und sind diese Mittel wegen ihrer möglichen Nebenwirkungen (Rückstände, Teratogenität) verboten; deshalb soll an dieser Stelle auch nicht näher darauf eingegangen werden. Hierzulande versucht man z. B. durch synchrones Absetzen die Tiere im Zyklus gleichzuschalten.

Übrigens: Mit Prostaglandinen kann man beim Schwein **keine** Synchronisation betreiben, da das Tier erst sehr spät im Zyklus darauf anspricht.

■ **Terminierung der Ovulation**

Um die Besamungen termingerecht legen zu können, wird gelegentlich HCG eingesetzt, das beim Schwein LH-Wirkung besitzt.

Vorschlag: Jungsauen erhalten 500 IE HCG ca. 80 Stunden nach der PMSG-Gabe; Altsauen erhalten die genannte Dosis bereits 55 Stunden nach der PMSG-Gabe. Beide Altersgruppen rauschen etwa 22 Stunden später. Der Decktermin liegt dann 22 und 42 Stunden nach der HCG-Gabe.

7.1.4 Künstliche Befruchtung (KB)

Da sich viele Kolleginnen und Kollegen in der täglichen Praxis mit der KB befassen, sollen in aller Kürze einige Daten vermittelt werden (s. Abb. 37). Ergänzend sind noch folgende Informationen zu nennen:

– Eier des Schweines sind 4–6 Stunden nach der Ovulation am erfolgreichsten zu befruchten.

– Der Ebersamen benötigt 6 Stunden zur Kapazitation und ist danach für ca. 18 Stunden befruchtungsfähig.

Unter Einbeziehung aller Faktoren läßt sich die Frage „Wann besamen?" schlüssig beantworten.

Besamen am Tage der Duldung, d. h. üblicherweise am 2. Tag der Hauptbrunst, dem Tag der Ovulationen.

Zeigt das Tier am nächsten Tag immer noch eine Duldung, so ist eine Doppelbesamung angezeigt.

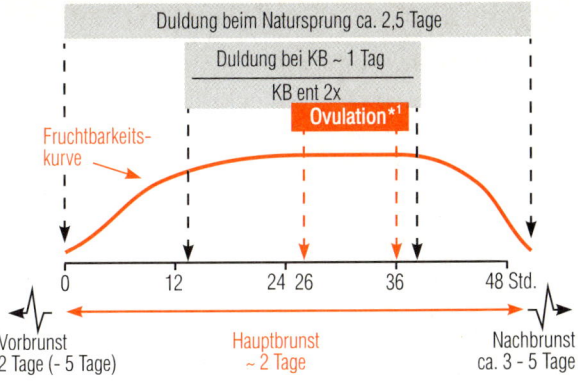

*¹ Ovulationen können sich über mehrere Stunden hinziehen, so daß eine zweite KB noch Erfolg bringen kann.

Abb. 37 Künstliche Besamung des Schweines

■ **Spermadaten des Ebers**
Ejakulatvolumen: 250 cm^3
pH des Spermas: 7,0–7,8 Gesamtwert
Dichte: 0,1–0,3 Mio/mm^3
Besamertyp: Uterusbesamer
Konsistenz, Farbe, 2 Anteile
Beimengungen: a) flüssig-milchig
b) gerinnend, sagoähnlich, flockig-klebrig

7.2 Gravidität

7.2.1 Diagnostik (Auswahl)

Ebenso wie bei den anderen Tierarten lassen sich auch beim Schwein direkte und indirekte Methoden zur Graviditätsdiagnostik unterscheiden, von denen die wichtigsten anschließend erwähnt werden.

Direkte Methoden:
- Ausbleiben der nächsten Brunst 21 Tage nach Koitus bzw. KB
- Adspektion

Ab dem zweiten Drittel der Gravidität (ca. **80.** Tag) schwellen die Vulva und die Gesäugeleiste an, was besonders bei jüngeren Sauen zu erkennen ist. Ein vergrößerter Bauchumfang wird in den letzten Wochen a.p. sichtbar.

- Rektale Untersuchung

ist nur bei Sauen ab 150 kg möglich (keine Erstlingssau). Die A. iliaca ext. läuft an der Darmbeinsäule entlang und wird im unteren Drittel von der A. uterina media gekreuzt. Ist die Sau gravid, ist ab dem **35.** Tag ein deutliches Schwirren der A. uterina media zu fühlen.

Indirekte Methoden:
- Bioptische Untersuchung

Ab dem **28.** Tag p.c. sind histologische Veränderungen des Scheidenepithels differenzierbar (Abnahme von 14–20 Schichten im Östrus auf nunmehr 2–3 Schichten).

- Ultraschall

Ab der **5.** Woche p.c. sind ein verdichtetes Medium oder fetale Herztöne nach dem Doppler-Prinzip nachweisbar.

- Progesteronbestimmung

erfolgt zwischen dem **18.–24.** Tag p.c.
ingravid ≤5 ng/ml Plasma
gravid >10 ng/ml Plasma

- Östrogenbestimmung: Anstieg der Östrogenkonzentration zwischen dem **20.** und 30. Tag p.c., dann Abfall und erneuter Anstieg ab dem **70.** Tag p.c.

7.2.2 Geburtsphysiologie

1. Eröffnungsstadium

Unmittelbar vor der Geburt verweigern viele Sauen das Futter, werden unruhig und beginnen – wenn möglich – mit dem Nestbau. Das Zerreißen der Fruchtblasen erfolgt meist schon im Uterus oder in der Vagina.

2. Austreibungsstadium

Ebenso wie beim Hund ist auch beim Schwein die Zweihornträchtigkeit physiologisch. Die Früchte treten unregelmäßig alternierend aus beiden Uterushörnern aus; die Wehen beginnen meist an dem stärker gefüllten Horn. Die Intervalle zwischen den einzelnen Geburten schwanken zwischen Minuten bis zu einer Stunde, wobei nach ca. 5–6 Stunden alle Früchte ausgestoßen sind.

3. Nachgeburtsstadium

Die Plazenten gehen entweder mit jedem Ferkel einzeln, paarweise oder alle zusammen mit der letzten Frucht ab.

8 Anästhesie

8.1	Leitungsanästhesie	474
8.1.1	Epiduralanästhesie	474
8.2	Sedation	475
8.3	Narkose	476
8.4	Spezialitäten	477
8.5	Narkosezwischenfälle	477

Merke: Tierschutzgesetz § 5 – Auszug:
An einem Wirbeltier darf ohne Betäubung ein mit Schmerzen verbundener Eingriff nicht vorgenommen werden.
Ausnahmen:
– für das Kürzen des Schwanzes bei Ferkeln unter 4 Tagen
– für das Kastrieren von Ferkeln unter 2 Monaten

8.1 Leitungsanästhesie

findet Anwendung zur schmerzarmen Hautpunktion z. B. beim Setzen der Lumbosakralanästhesie oder als Schnittinfiltration beim Kaiserschnitt. Auch als Zusatzmedikation bei Klauenoperationen oder bei Operationen am Gesäuge ist die Leitungsanästhesie indiziert.

8.1.1 Epiduralanästhesie (Schautafel 18)
wird als Lumbosakralanästhesie durchgeführt, um z. B. eine flache Narkose oder Sedation beim Kaiserschnitt zu ergänzen. Auch zu anderen

Operationen im kaudalen Drittel des Körpers ist diese Anästhesie in Kombination einzusetzen.

Es empfiehlt sich, die Lumbosakralanästhesie erst **nach** Sedation durchzuführen, da die Epidurale für das Schwein sehr schmerzhaft ist. Vorbereitung wie immer (siehe Kapitel A. 6: Infusionstherapiegrundlagen). Benutzt wird eine Nadel zum Vorstechen der Haut und eine weitere mit Mandrin (ca. 10–15 cm lang) zum Einbringen des Lokalanästhetikums.

Einstichstelle: Einige Zentimeter kaudal der Schnittstelle zwischen der Verbindungslinie der höchsten Stellen der Darmbeinschaufel mit der Wirbelsäule.

Stichrichtung: leicht kranioventral

Menge: 0,7 ml/10 cm Körperlänge eines 1–2%igen Lokalanästhetikums

Wirkdauer: 30–60 min

Die Tiere legen sich hin und sollten möglichst in Bauch-/Brustlage mit seitlich gedrehtem Kopf gelagert werden, damit es nicht zu starkem Kehlkopfdruck kommt (Erstickungsgefahr).

8.2 Sedation

Anwendung: Aggressivität beim Umstallen, Ferkelfressen nach der Geburt, Intrapartum, Prämedikation zur Narkose. Schon an dieser Stelle sei auf die Wartezeiten hingewiesen, die eine Sedation als Prophylaxe des Transporttodes **verbieten!**

Tab. 108 Sedationsbeispiel

Mittel	Handelsname	Anwendung	Dosis	Bemerkung
Azaperon	Stresnil®	Kannibalismus, Ferkelfressen, Transport, Umstallen, Prämedikation	0,3–2 mg/kg i.m. 0,4 mg/kg i.m. (Transport)	hohe Dosis: Tiere legen sich hin Wartezeit: 2 Tage, Leber/Inj.stelle: 5 Tage

8.3 Narkose

Vorschlag 1: Thiamylal (Surital®) 5 ml einer 4%igen Suritral-Lsg./11,5 kg KGW i.v.; hält für ca. 25 Minuten. Anwendung bei Bruchferkeln, Zwittern und Eber und sonstigen kleinen Eingriffen (z. B. Mastdarmvorfall).

Vorschlag 2:
Prämedikation mit Stresnil® 0,5–1 ml/25 kg KGW i.m. Danach Thiamylal (Surital®). Dosis: 20% weniger als bei Vorschlag 1. Narkosedauer: ca. 50 Minuten. Nachschlaf ca. 2 Std.

Merke: Surital® ist ein Barbiturat. Wie bei allen Barbituraten besteht die Gefahr, daß es bei rascher i.v. Gabe zu Atemdepressioinen kommt. Daher: langsam i.v. (ca. 50% der Dosis). Den Rest langsam nach Wirkung injizieren. Sollte die Atmung dennoch aussetzen, Thoraxmassage in Seitenlage!

Vorschlag 3: Die Barbituratnarkose
Auch Schweine lassen sich mit den bekannten Barbituraten flachlegen. Zu beachten ist aber die starke herzdepressive Wirkung zumindest der klassischen (Narcoren®: 10–25 mg/kg i.v. oder –25 mg/kg i.p., Nembutal®) und N-methylierten Barbiturate (Evipan®, Eunarcon®), die die Narkose neben der Atemdepression noch komplizieren können. Daneben lassen sich diese Präparate nicht nach Wirkung dosieren, da der Wirkungseintritt erst verspätet nach der Injektion eintritt. Aus diesen Gründen hat sich eigentlich nur die Gruppe der Thiobarbiturate, z.B. Thiogenal®, durchgesetzt. Chirurgische Toleranz für ca. $1/2$ Stunde und ein relativ kurzer Nachschlaf. Dosis: Thiogenal® 20–30 mg/kg i.v. oder –40 mg/kg i.p.

Tip: Alle Barbiturate sind streng nach Gewicht aufzuziehen. Davon spritzt man zunächst die Hälfte rasch und nach kurzer Pause (1–2 Minuten) den Rest nach Wirkung (soweit möglich).
Weiterhin sind Nachdosierungen in den offenen Bauch und i.m. möglich, aber nur etwa $1/3$ bis $1/2$ der ursprünglichen Dosis.

Narkosezwischenfälle lassen sich mit den unter Stresnil®/Hypnodil® genannten Maßnahmen tapfer beherrschen.
Alle narkotisierten Schweine sind stets gegen Unterkühlung zu schützen; dies gilt besonders postoperativ (Stroh, Säcke, Rotlicht).

8.4 Spezialitäten

■ **Sectio caesarea beim Schwein**

Kleine Narkose in Kombination mit einer Schnittinfiltration oder Epiduralanästhesie

Vorschlag 1:
Thiogenal®: 20 mg/kg i.v. + Epidurale (0,7 ml/10 cm Körperlänge einer Mepivacain-Lösung).

Vorschlag 2:
Azaperon: 0,5 mg/kg + Surital® 0,43 ml/kg KGW i.v. + Epidurale oder Schnittinfiltration.

Tips:
■ Nachdosierungen erst **nach** der Entwicklung der Ferkel vornehmen, sonst schlafen die Ferkel lange nach und die Atmung wird unterdrückt.
■ Sektioferkel sind wie die Sektiowelpen zu versorgen (siehe S. 285)

8.5 Narkosezwischenfälle

Bei Atemstillstand können neben einer Thoraxdruckmassage auch zentrale Analeptika, wie Doxapram (Dopram-V), verwendet werden.
Blutdruckabfall läßt sich mit Norfenefrin (Novadral®; 0,2–1 mg/kg s.c./i.m. oder bis 0,1 mg/kg i.v.) beherrschen.

9 Notfalltherapie

9.1	Notfallbeispiele (Auswahl)	479
9.2	Notfallmedikamente mit Dosierung	480
9.3	Euthanasie	482

Das moderne Schwein muß schnell wachsen sowie überproportional Muskeln und unterproportional Fett ansetzen. Bewegung ist ihm aus ökonomischen Gründen (Fleischansatz) weitgehend untersagt.

Gelegentlich kommt für unsere Schweine das böse Erwachen, wenn der Streß unbarmherzig zuschlägt. Der Streß tritt in Form eines Tierarztes auf, der mit der Spritze in der Hand das Schwein jagt, in Form einer Hitzewelle, die der ferkelnden Sau zusetzt, oder eines winkenden Metzgers/Händlers, dem das Schwein mißtraut. Auch können Endotoxine oder sonstige Erreger den Herzmuskel als solchen oder das Kreislaufsystem in seiner Gesamtheit erschüttern; immer balanciert das Schwein am Rande eines Herz-Kreislauf-Versagens. Hier ist nun der Tierarzt gefordert, falls er schnell genug vor Ort ist.

<u>Symptomatik der Herz-Kreislauf-Insuffizienz beim Schwein:</u>
Zunächst Blässe mit Übergang zur Zyanose, besonders an den Ohren und der Rüsselscheibe. Maulatmung, Schwanken, Tachykardie und Tachypnoe, gestaute Ohrvenen und gefüllte Episkleralgefäße.

Im folgenden soll auf den Schock, die verschiedenen Herzproblematiken und das Lungenödem eingegangen werden.
Abschließend erfolgt ein kurzer Hinweis zur Unterstützung der Neonaten.

9.1 Notfallbeispiele (Auswahl)

■ **Was tun, wenn sich das Schwein im Schock befindet?**
Die Therapie richtet sich nach der Schockform!
Kardiogener Schock: starke Venenfüllung und Zyanose
Methyldigoxin 0,01 mg/kg i. v. Bicarbonatgabe (1–2 ml/kg einer 8,4%igen Natriumbicarbonat-Lsg. i. v.), zusätzlich kalt abbrausen.
Angiogener Schock: bedingt durch Endotoxine, Immunreaktionen: fleckige Hautverfärbungen, verwaschene Konjunktiven
Bicarbonat (wie oben) und Methyldigoxin (wie oben), zusätzlich Kortisone (10–30 mg/kg i.v.), Antibiotika und Antihistaminika (Benadryl® 1 mg/kg i.m., i.v.)
Anaphylaktischer Schock: hellrote Hautverfärbungen
Wie bei den anderen Schockformen. Besondere Bedeutung haben Antihistaminika und Kortisone (Dosierung s. oben).

■ **Was tun, wenn eine Sau ferkeln will und ein Kreislaufkollaps befürchtet wird?**
Prophylaktische Verabreichung eines β–Rezeptoren-Blockers (Suacron®: 1 ml/50 kg i.m.)
Cave: Auf keinen Fall darf ein β-Rezeptoren-Blocker zur Therapie einer bestehenden Herz-Kreislauf-Insuffizienz verwendet werden!

■ **Was tun, wenn ein Eber sich beim Decken zuviel zugemutet hat?**
Behandlung wie bei der ferkelnden Sau.

■ **Was tun, wenn eine Sau peripartal eine Herzinsuffizienz zeigt?**
– Kalt abbrausen (Ohren, Nacken, Gesäuge)
– Herzglykoside, wie Methyldigoxin 0,01 mg/kg i.v. als Initialdosis (ID), dann absenken auf eine Erhaltungsdosis (ED) von 0,004–0,007 mg/kg) oder
– Strophantin (0,02 mg/kg i.v.)
– Im Schock zusätzlich Natriumbicarbonat (1–2 ml/kg KGW der 8,4%igen Natriumbicarbonat-Lsg. = 1–2 mmol/kg)

- **Was tun, wenn das Schwein z. B. beim Blutnehmen einen Herzstillstand nicht nur vortäuscht?**

(Dies kann durch fahrlässige Punktion des N. vagus links der Medianen am Hals passieren.)
– Schwein in Seitenlage auf festen Untergrund bringen und Herzmassage einleiten (60–80×/min); evtl. kalt abbrausen
– bei Erfolg: Injektion von Herzglykosiden
Dosis: Strophantin (Strophanektan®) 0,02 mg/kg streng i.v. oder Methyldigoxin (Lanitop®) 0,01 mg/kg i.v.

- **Was tun, wenn ein Lungenödem (Schaum vorm Maul) bereits aufgetreten ist?**
– Schlachten, jede Hilfe ist zwar gut gemeint, kommt aber zu spät.

- **Was tun, wenn Neonaten kühl sind und schlecht atmen?**
– Respirot-Tropfen® intranasal und oral
– Effortil-Tropfen® intranasal und oral.
– Warm lagern und massieren.
– Bei Ateminsuffizienz zusätzlich Mund-zu-Nase beatmen (10–12×/min)

9.2 Notfallmedikamente mit Dosierung

Tab. 109 Herz-Kreislauf-Notfälle

Medikament	Indikation	Dosis Schwein	Bemerkung
Carazolol (Suacron®)	β-Rezeptoren-Blocker zur Beruhigung stark aufgeregter Tiere	1 ml/50 kg KGW	nicht bei Herzinsuffizienzen geben

Tab. 109 Fortsetzung

Medikament	Indikation	Dosis Schwein	Bemerkung
Etilefrin (Effortil®) als Tropfen und Injektionslösung im Handel	Kreislaufschwäche	<u>beim Neonaten:</u> tropfenweise in Nase oder Maul oder i.m.: bis 1 mg/kg <u>größere Schweine:</u> bis 0,1 mg/kg i.v. oder bis 0,2 mg/kg i.m.	
Methyldigoxin (Lanitop®)	dito	ID: 0,01 mg/kg ED: 0,005 mg/kg	erst ID, später auf ED absenken
Strophantin (Strophanektan®)	Herzstillstand Herzinsuffizienz	0,02 mg/kg i.v.	streng i.v.

ID = Initialdosis; ED = Erhaltungsdosis

Tab. 110 Medikamente zur Therapie der Ateminsuffizienz

Medikament	Indikation	Dosierung	Bemerkung
Lobelin®	Atemanregung bei Ateminsuffizienz und zentralem Atemstillstand nach Narkotika	0,2 mg/kg i.m., s.c., i.v.	Wiederholung nach 15 Minuten möglich
Respirot®	Ateminsuffizienz der Ferkel	tropfenweise nach Wirkung ins Maul und in die Nase	

Noffalltherapie

9.3 Euthanasie

In diesem Zusammenhang soll an die Seuchenbekämpfung (europäische Schweinepest) erinnert werden, wo Schweine mittels Strom (ohne anschließendes Ausbluten) getötet werden.

10 Anhang

> 10.1 Auswahl einiger Antibiotika und deren Dosierung
> beim Schwein 483
>
> 10.2 Auswahl einiger Glukokortikoide und deren Dosierung
> beim Schwein 485

10.1 Auswahl einiger Antibiotika und deren Dosierung beim Schwein

Tab. 111 Dosierungen der einzelnen Antibiotika beim Schwein

AB-Gruppe	Bezeichnung	Dosierung
Aminoglykoside	Apramycin	25 mg/kg
	Kanamycin	15 mg/kg/Tg. auf 3–4× verteilt
	Neomycin	10 mg/kg p.o.
β-Lactam-AB	Procain-Benzylpenicillin	6000–12 000 IE/kg
	Benzylpenicillin (Benzathin)	bis 20 000 IE/kg
	Ampicillin	10 mg/kg i.m. 3× tägl.
	Amoxicillin	5–10 mg/kg alle 12 Std. p.o. 10 mg/kg parenteral

Tab. 111 Fortsetzung

AB-Gruppe	Bezeichnung	Dosierung
Gyrasehemmer	Baytril®	2,5 mg/kg s.c., i.m.
	Marbofloxacin (Marbocyl®)	2 mg/kg + Tag i.m.
Lincosamide	Lincomycin	10 mg/kg i.m. 2× tägl.
Makrolide	Erythromycin	5 mg/kg i.m. 2× tägl.
	Spiramycin	25–50 mg/kg s.c., i.m. alle 24 Std.
	Tylosin	7–10 mg/kg p.o., i.m. alle 8 Std.
Nitrofurane	Furazolidon	400 mg/kg Futter (400 g/t Futter)
Polypeptid-AB	Colistinsulfat	2,5 mg/kg p.o. alle 12 Std. 3 mg/kg i.m. alle 24 Std.
Sulfonamide	Sulfalen	60 mg/kg s.c., i.m., i.v.
	Sulfaloxinsäure	50 mg/kg p.o.
	Sulfamethoxypyridazin	50–75 mg/kg p.o., s.c., i.m., i.v.
Sulfonamid + Trimethoprim	Borgal®	15 mg/kg i.v., i.m., s.c.
Tetrazykline	Chlortetrazyklin	20–50 mg/kg/Tg. p.o. auf mehrmals verteilt 20 mg/kg (2 g/Tier) intrauterin
	Oxytetrazyklin	5–15 mg/kg s.c., i.m., i.v. 2× tägl., 40 mg/kg p.o.

10.2 Auswahl einiger Glukokortikoide und deren Dosierung beim Schwein

Tab. 112 Richtige Dosierung der Glukokortikoide beim Schwein

Bezeichnung	Dosierung
Cortisol	Substitution: 1–2 mg/kg oral, alle 12 Std.
Dexamethason	<u>Schock:</u> 2–5 mg/kg langsam i.v., evtl. nach 8–12 Std. wiederholen 0,04–0,08 mg/kg i.m., i.v.
Prednisolon	<u>Anaphylaktischer Schock:</u> 10–30 mg/kg langsam i.v., alle 8–12 Std. 1–2 mg/kg i.m.
Triamcinolon	0,02–0,04 mg/kg i.m.

Weiterführende Literatur

Ganter M, Ruppert K, Kanngiesser M. Untersuchungen zur Entwicklung einer belastungsarmen Anästhesie beim Schwein. Berl Münch Tierärztl Wschr 1990; 103: 341–8.

Löscher W, Ungemach FR, Kroker R. Pharmakotherapie bei Haustieren und Nutztieren. 4. Aufl. Berlin: Blackwell Wissenschafts-Verlag, 1999.

Plonait H, Bickhardt K. Lehrbuch der Schweinekrankheiten. 2. Aufl. Berlin: Blackwell Wissenschafts-Verlag, 1997.

Sachverzeichnis

A

Achternaht
  nach Forssell 60
  nach Moser 60
  umschlingende 64
Adrenocorticotropes Hormon (ACTH) 147
Adressenliste, persönliche 221
Aktionspotential 32
Alanin-Amino-Transferase (ALT) 130
Aldosteron 88
Alkalische Phosphatase (AP) 127
Allergie, Rd 436
Alphaamylase (α-Amylase) 128
Altersbestimmung, Schw 454
Amidtyp, Lokalanästhetika 177
Aminoglycoside
  allgemein 158
  Hd/Ktz 310
  Pfd 383
  Rd 441
  Schw 483
Aminopenicilline 160
Ammoniak 124
Amoxicillin 160
Amphotericin 169
Ampicillin 160
Anämie, infektiöse 209
Anästhesie
  allgemein 171 ff.
  Hd 270 ff.
  Ktz 276 ff.
  Pfd 362 ff.
  Rd 426 ff.
  Schw 474 ff.
Anästhesie, diagnostische, Pfd 363
Analgesie 172
Analgetika, Hd/Ktz 306
Anaphylaxie 289, 294
Anatomie
  Hd 225 ff.
  Ktz 229 ff.
  Pfd 319 ff.
  Rd 389 ff.
  Schw 447 ff.
Androgene 149
Angloamerikanisches Meßsystem 7 ff.
Anreicherungsverfahren 116
Ansamycingruppe 159
Antibiotika
  allgemein 156 ff.
  bakteriostatisch wirksame 157
  bakterizid wirksame 157
  Hd/Ktz 310

Antibiotika, Kombinationen 168
   Pfd 383
   Rd 441
   Schw 483
   Wechselwirkungen 167
Antidiuretisches Hormon
   (ADH) 88, 145
Antihistaminika, Hd/Ktz 294
Antimykotika 169
Arthropoden
   Pfd 346
   Rd 413
ASA-Schema 175
Aspartat-Aminotransferase
   (AST) 129
Asphyxie, Kalb 433
Ateminsuffizienz, Hd/Ktz 282
Atemnotfälle 296
Atemstillstand 292
Atmung
   Hd/Ktz 241
   Pfd 336
   Rd 400
   Schw 455
Augennotfälle, Hd/Ktz 295
Aujeszky-Krankheit 210, 214
AV-Knoten 33
Azetonämie, Rd 436
Azyklie 417

B

Bacitracin 164
Beschälseuche 209

Beta-Lactam-(β-Lactam-)Antibiotika
   allgemein 159 f.
   Hd/Ktz 310
   Pfd 383
   Rd 441
   Schw 483
Bilirubin I 124
Bilirubin II 125
Biopsie 119
Bleibespritze, Rd 419
Blutglukose 125
Blutsenkung (BSG) 106
Blutvergiftung, Hd/Ktz 290
Bolzenschuß
   Pfd 333
   Rd 397
   Schw 453
Bovines Herpesvirus Typ 1
   (BHV1) 211
Brucellose Bang 194
Brustwandableitung nach
   Wilson 36
BSE (bovine spongiforme
   Enzephalitis) 212
BTM-Rezepte 77

C

Cabrera-Kreis 38
California-Mastitis-Test
   (CMT) 121
Campylobacteriose 194
Catgut 47, 51

Cephalosporine
   allgemein 160
   Hd/Ktz 311
Chemotherapeutika 156
Chirurgische Knotentechnik 55 f.
Chirurgisches Nähen 46
Chloramphenicol 161
   Hd/Ktz 311
Cholinesterase (CHE) 128
Clindamycin 163
Clotrimazol 169
Cloxacillin 160
Combelen 186
Combur-8-Test 110 ff.

D

Darmnaht, klassische 67
Dechampsnadel 54
Dehydratation 90 f.
Dehydratationsgrad schätzen 96
Demodex 119
Dexamethason 154
Dextrane 102
Diabetische Notfälle, Hd/Ktz 297
Diabetisches Koma, Hd/Ktz 290
Differentialblutbild
   allgemein 107 f.
   Hd 246
   Ktz 247
   Pfd 341
   Rd 404
   Schw 459
Dihydrostreptomycin 158

Dipylidiose 201
Distorsionen, Pfd 374
Donati-Naht 60
Drainagen 69 ff.

E

Echinokokkose 202
Econazol 169
Einzelhefte 59
EKG 31 ff.
EKG-Auswertung 39 ff.
Endokrinologie 144 ff.
   Hd 257
   Ktz 266
   Pfd 350
   Rd 415
   Schw 467
Endometrium cups 350
Enilconazol 169
Enteritis infectiosa 198
Entspannungshefte 61
Entwurmungsschemata
   Hd/Ktz 251
   Pfd 345
   Rd 411
   Schw 463
Enzyme 126 ff.
Epiduralanästhesie
   allgemein 180
   Hd 271
   Ktz 276
   Pfd 367
   Rd 428

Epiduralanästhesie, Schw 474
Epileptischer Anfall, Hd/Ktz 293
Erythromycin 163
Estertyp, Lokalanästhetika 177
Euthanasie
    Hd/Ktz 308
    Pfd 382
    Rd 440
    Schw 482
Exsudate 121
Extraduralanästhesie
    s. Epiduralanästhesie
Extrazellulärwasser 86
Extremitätenableitung
    nach Einthoven 36
    nach Goldberger 36

F

Fadenmaterialien 46 ff.
Fadenstärken 51
Fahrenheit 10
Fasziolose 201
FIRAN 339, 402, 456
Flöhe 201
Flotationsverfahren 115
Flüssigkeitsbedarf 95 f.
Flumetason 154
Follikelstimulierendes Hormon
    (FSH, Prolan A) 147
Fortlaufende Naht 57
Fraktur, Rd 438
FSME (Frühsommermeningo-
    enzephalitis) 199
Fuchsbandwurm 202
Funk-EKG 38
Furazolidon 164

G

Gamma-(γ-)Glutamyltrans-
    ferase 129
Geburt
    Hd/Ktz 268
    Pfd 360
    Rd 424
    Schw 473
Gefäßnaht 64
Gelatine 102
Gelenkinjektionen, Pfd 325
Genitaltupferproben, Pfd 353
Gentamicin 158
Gerinnungshemmer 126
Gerlachnadel 54
Gestagene 150
Glaukom, akutes
    Hd/Ktz 293
Glucose 100
Glukokortikoide
    allgemein 152 ff.
    Hd/Ktz 313
    Pfd 384
    Rd 443
    Schw 485
Glutamatdehydrogenase
    (GLDH) 129
Glutamat-Oxalacetat-
    Transaminase (GOT) 130

Glutamat-Pyruvat-Transaminase (GPT) 130
Gonadotropine Hormone 147 f.
Graphitfolie 14
Graviditätsdiagnostik
    Hd 262
    Ktz 267
    Pfd 357
    Rd 422
    Schw 472
Griseofulvin 169
Gynäkologie
    Hd/Ktz 255 ff.
    Pfd 348 ff.
    Rd 414 ff.
    Schw 466 ff.
Gyrasehemmer
    allgemein 162
    Hd/Ktz 311
    Rd 442
    Schw 484

H

Hämatokrit 106
Hämatologie 105 ff.
Handknüpftechnik 56
Harnspritzen, Ktz 266
Harnstoff 125
Harnuntersuchung 108 ff.
Hautgeschabsel 119
Hautuntersuchung 118 ff.
Helminthosen 118
Herniennaht 68

Herzachse, elektrische 44
Herzfrequenz, Bestimmung 39 f.
Herzgeräusche (Puncta maxima)
    Hd/Ktz 244
    Pfd 338
    Rd 402
    Schw 456
Herzinsuffizienz, Schw 479
Herznotfälle, Hd/Ktz 298
Herzrhythmus, Bestimmung 40 f.
Herzstillstand
    Hd/Ktz 291
    Schw 480
HES (Hydroxyäthylstärke) 102
Hohlnadel 54
Hormoneinsatz
    Hd 258 ff.
    Ktz 266
    Pfd 351
    Rd 417
    Schw 468
Hufrehe, akute, Pfd 373
Human Chorion Gonadotropin (HCG) 148
Hypersexualität
    Hd 260
    Ktz 266
Hypnose 172
Hypokalzämie, Rd 436
Hypothalamus 145

I

Ileus, Pfd 380

Imidazole, allgemein 169
Impfschemata
    Hd/Ktz 248 f.
    Pfd 342
    Rd 406
    Schw 460
Infiltrationsanästhesie
    allgemein 179
    Hd 270
    Ktz 276
    Pfd 362
    Rd 427
Infusionen 91 ff.
Infusionsgeschwindigkeit 97 f.
Infusionslösungen 99 ff.
    Hd/Ktz 292
Infusionsmenge 97 f.
Infusionstherapie 85 ff.
Infusionsüberwachung 99
Inhalationsnarkose 182
Injektionen
    Hd/Ktz 234 f.
    Pfd 324 f.
    Rd 394 f.
    Schw 452 f.
Injektions-/Infusionszwischen-
    fälle 94 f.
Injektionsnarkose 182
Injektionstechnik 92 f.
    allgemein 92 ff.
Instrumentenknüpf-
    technik 56
Intrakutannaht nach Halsted 62
Intrakutantest 120
Intrazellulärwasser 86

K

Kälberasphyxie 433
Kaiserschnitt
    Hd/Ktz 285
    Rd 431
    Schw 477
Kalium 101
Kalzium 101
Kanamycin 158
Kapillarfüllungszeit 339
Ketonkörper 125
Knopfnaht 59
Knüpftechniken 55
Kochsalzlösung 100
Kolik
    Kalb 436
    Pfd 377
Kollabiertes Pfd 370
Koma
    diabetisches (Hd/Ktz) 290
    urämisches (Hd/Ktz) 290
Kontrast 25
Kontrastaufnahmen 26 f.
Kontrastmittel 26
Kontusionen, Pfd 374
Kortikoide 152 ff.
Kortisol 153
Kortison
    allgemein 154
    Hd/Ktz 313

Kortison, Pfd 384
  Rd 443
  Schw 485
Kotuntersuchung 114 ff.
Kreatinin 126
Kreatinkinase (CK) 130
Kreuzverschlag, Pfd 371
Kryptorchismus, Hd 259
Kryptosporidiose 202
Künstliche Befruchtung
  Hd 261
  Ktz 267
  Pfd 354
  Rd 420
  Schw 470
Kürschnernaht 61
Kunststoffclips 50

L

Labor, allgemein 104 ff.
Laborwerte
  Hd/Ktz 245 f.
  Pfd 340
  Rd 403
  Schw 458
Lactatdehydrogenase (LDH) 130
Läufigkeit, Hd 258
Laxanzien 379
Leberkoma, Hd/Ktz 290
Leitungsanästhesie
  allgemein 179 f.
  Hd 270
  Ktz 276
  Pfd 362
  Rd 427
  Schw 474
Lembert-Naht 62
Leptospirose 195
Leukose, enzootische 211
Lincomycin 163
Lincosamide
  allgemein 162
  Hd/Ktz 311
  Schw 484
Lipasen 131
Listeriose 195
Lokalanästhesie
  allgemein 177 ff.
  Hd 270
  Ktz 276
  Rd 426 f.
Lokalanästhetika 177 f.
Luftsackzugang 331
Lumbosakralanästhesie
  s. Epiduralanästhesie
Lungengrenzen
  Hd/Ktz 243
  Pfd 338
  Rd 401
  Schw 456
Lungenödem
  Hd/Ktz 291
  Schw 480
Luteinisierungshormon
  (LH, ICSH, Prolan B) 147
Luteotropes Hormon (LTH,

Prolaktin) 148
Lymphknoten
   Hd 225
   Ktz 229
   Pfd 319
   Rd 389
   Schw 447

M

Magenspülung, Hd/Ktz 302 f.
Magnesium 101
Makrolide
   allgemein 163
   Hd/Ktz 311
   Rd 442
   Schw 484
Mannitol 102
Marburg-Virus 199
Maßeinheiten 2
Maul- und Klauenseuche (MKS) 199, 210
   Schw 456
Methylprednisolon 154
Miconazol 169
MIFC-Technik 116
Mikrosporie 206
Milchuntersuchung 120
Milzbrand 196, 209 f.
Mineralokortikoide 152
Mischspritze 169

N

Nadel-Faden-Kombinationen 50
Nadelformen 52
Nahttechnik 57
Narcanti® 186
Narcoren® 186
Narkose
   allgemein 181 ff.
   Definition 172
   Hd 273
   Ktz 277
   Pfd 367
   Rd 430
   Schw 476
Narkosestadien 181
Narkosezwischenfälle
   Schw 477
Narkotikahandelspräparate, Übersicht 185
Narkotikawirkung 184 f.
Natamycin 169
Natriumbicarbonat 101
ND (Newcastle-Disease) 200
Nematoden
   allgemein 118
   Hd/Ktz 252
   Pfd 345
   Rd 412
   Schw 464
Neomycin 158
Neurektomiestellen, Pfd 331
Neuroleptanalgesie
   allgemein 172
   Hd 275
   Pfd 367

Nichtsteroidale Antiphlogistika
  Hd/Ktz 314
  Rd 444
Nidationsverhütung, Hd 259
Nierenkoma, Hd/Ktz 290
Nitrofurane
  allgemein 163 f.
  Hd/Ktz 312
  Schw 484
Nitrofurantoin 164
Nitrofurazon 164
Notfallanästhesie
  Hd/Ktz 287
  Pfd 368
Notfallanalgetika, Hd/Ktz 198
Notfallkoffer 187 ff.
Notfallmedikamente
  Hd/Ktz 293
  Pfd 381
  Rd 439
  Schw 480
Notfallsedation, Hd/Ktz 306
Notfalltherapie
  Hd/Ktz 288
  Pfd 370
  Rd 433
  Schw 478
Nystatin 169

O

Oberflächenanästhesie
  allgemein 178
  Hd/Ktz 270
  Rd 427
Östrogene 149
Organkleber 50
Organprofile 132 ff.
Oxacillin 160
Oxytocin 145

P

Pansenazidose, Rd 437
Pansennaht 66
Pansensaft, Rd 404
Pansentympanie 435
Papageienkrankheit
  (Chlamydiose) 207
Paravenöse Injektion 95
Pasteurellose 196
Penicilline 159 ff.
Penrose-Drain 72
Periduralanästhesie 180
Pest 196
Physiologische Standardwerte
  Hd/Ktz 241 ff.
  Pfd 336 ff.
  Rd 400 ff.
  Schw 455 ff.
Plasmaexpander 102
Plasmagewinnung 126
Plathelminthen 118
PMSG (Pregnant More Serum
  Gonadotropin) 148
Pneumothorax, Hd/Ktz 292
Polyen-Antibiotika 169

Polymyxin E 164
Polypeptid-Antibiotika 164
Pränästhetischer Erhebungsbogen 174 f.
Prednisolon 154
Probenversand 134 ff.
Prostaglandine 150
Prostatahypertrophie, Hd 260
Protozoen
    Hd/Ktz 253
    Pfd 346
    Rd 413
Pseudogravidität, Hd/Ktz 257
Psoroptes 119
Puls
    Hd/Ktz 242
    Pfd 337
    Rd 401
    Schw 455
Punktate 121 ff.
Punktionsstellen
    Hd/Ktz 237
    Pfd 328
    Rd 396
Pyometra, Rd 420

Q
Q-Fieber 207

R
Rauschbrand 212
Rauschespritze, Schw 469
Redon-Drain 70
Relaxation 173
Reverdin-Naht 61
Rezepte 74 ff.
    BTM 77 ff.
    für den Praxisbedarf 82
    gemeine 74 ff.
    umwidmen 76
Rifampicin 159
Rinderfinnenbandwurm
    d. Menschen 203
Ringerlactat 100
Risikonarkose, Hd/Ktz 278
Röntgen 12 ff.
Röntgenaufnahme 24
Röntgenentwicklung 27 ff.
Rompun 185
Rosseinduktion 352
Rotlauf 197
Rotz 197, 210
Ruhepotential 32
Rutenphänomen 272

S
Säure-Basen-Haushalt 91
Salmonellose 197, 212
Sarkoptes 119
Sarkosporidiose 202
Schädel-Hirn-Trauma,
    Hd/Ktz 292
Schalm-Test 120
Schlundverstopfung, Pfd 376

Schmieden-Naht 62
Schock
   Hd/Ktz 289
   Schw 479
Schweinefinnenbandwurm
   d. Menschen 203
Schweineinfluenza 200
Schweinepest
   afrikanische 213
   europäische 214
Scribor 14
Sedation
   allgemein 173
   Hd 273
   Ktz 277
   Pfd 367
   Rd 429
   Schw 475
Sedimentationsverfahren 116
Sehnennaht 64
Sehnenwunden, Pfd 375
Septikämie, Rd 436
Serum 126
Sexualzyklus
   Hd 256
   Ktz 264
   Pfd 348
   Rd 416
   Schw 466
SI-Einheiten 2 ff.
Somatotropin (STH) 146
Sorbitdehydrogenase (SDH) 131
Sorbitol 102

Sperma
   Hd 261
   Hengst 357
   Rd 422
   Schw 471
Spezialnähte 63
Spiramycin 163
Sterilität, Hd/Ktz 259
Stoffwechselprodukte,
   diagnostisch relevante 124 ff.
Strahlenschutz 29 f.
Streptomycin 158
Streustrahlung 24
Suchprofile 133 f.
Sulfadimidin 165
Sulfonamid/Trimethoprim-
   Kombinationen 166
Sulfonamide
   allgemein 165
   Hd/Ktz 312
   Pfd 384
   Rd 443
   Schw 484
Sultan-Diagonalnaht 61
Superovulation, Rd 419
Synchronisation
   Pfd 353
   Rd 418
   Schw 469

T

Telemann-/Zentrifugier-
   methode 116

Temperatur
- Hd/Ktz 241
- Pfd 336
- Rd 401
- Schw 455

Tendinitis, akute, Pfd 374
Teschener-Krankheit 213
Tetrazykline
- allgemein 166
- Hd/Ktz 312
- Pfd 384
- Rd 443
- Schw 484

Thyreotropin (TSH) 146
Tierseuchen,
   Übersicht anzeige-
   pflichtiger 208, 215
Tilest 185
Tollwut 209, 213
- Schw 214

Toxokarose 203
Toxoplasmose 204
Transsudate 121
Trapanal® 186
Trematoden
- Hd/Ktz 253
- Pfd 346
- Rd 413
- Schw 465

Trepanationsstellen, Pfd 329
Triamcinolon 155
Trichinellose 204
Trichophytie (Glatzflechte) 206

Trichterverfahren
   nach Baermann 116
Trokar nach Buff 397
Tuberkulose 198, 213
Tularämie 198
Tylosin 163
Tympanie
- Kalb 435
- Rd 437

U

U-Heft 60
Untersuchungsmaterial bei
   Verdacht 137 ff.
Untersuchungsmaterial
   versenden 134 f.
Urobilinogen 126
Uterusnaht 63

V

Vaginalzytologie
- Hd 260
- Ktz 267

Valium® 185
Vasopressin (ADH) 145
Vektorentheorie 34
Verdachtsprobenmaterial 137 ff.
Vergiftung, Hd/Ktz 302
Verschluß von Laparatomie-
   wunden 63 ff.
Vesikuläre Schweinekrankheit
   214

Vetranquil 186
Volumenmangel, Hd/Ktz 291

W

Wasserbedarf von Tieren 89
Wasserhaushalt, allgemein 86 ff.
Whiteside-Test 120
Wiederbelebung 191 ff.
Wiederbelebungs-ABC 191 f.
Wood-Lampe 119

Z

Zahnaltersbestimmung
    Hd/Ktz 238
    Pfd 334
    Rd 398

Zahnformel, Schw 454
Zahnwechsel
    Hd/Ktz 239
    Pfd 335
    Rd 399
Zestoden
    Hd/Ktz 252
    Pfd 346
    Rd 412
    Schw 465
Zitzennaht 65
Zönurose 205
Zoonosen 193 ff.
Zysten, Rd 419
Zystizerkose 205

Kitteltaschenbuch
für die Differenzialdiagnostik

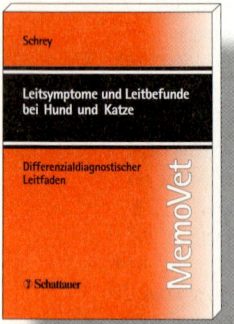

Schrey
**Leitsymptome
und Leitbefunde
bei Hund und Katze**
Differenzialdiagnostischer
Leitfaden

2000. 430 Seiten,
z.T. tabellarisch aufgebaut, kart.
€ 35,95/CHF 54,30
ISBN 3-7945-1976-0

Ausgehend von Leitsymptomen bzw. Leitbefunden bei Hund und Katze bietet dieses Nachschlagewerk einen schnellen, aktuellen und klar strukturierten Zugang zu Differenzialdiagnosen sowie detaillierte Anleitungen zur weiterführenden Diagnostik.
Das Buch enthält:
- über 100 Leitsymptome und deren Differenzialdiagnosen
- über 30 klinische Leitbefunde und deren Differenzialdiagnosen
- über 100 Laborbefunde, deren Normwerte und Auswertung
- diagnostische Stufenpläne für jedes Leitsymptom bzw. für jeden Leitbefund
- zahlreiche Tabellen zur Befundauswertung

Mit diesem differentialdiagnostischen Fachbuch schließt der Autor eine Lücke auf dem deutschsprachigen Markt. Es bietet allen niedergelassenen Tierärztinnen und Tierärzten sowie Studierenden der Veterinärmedizin eine schnelle und umfassende Orientierung.

www.schattauer.de

Irrtum und Preisänderungen vorbehalten

Leitfaden zur Therapie von Notfällen

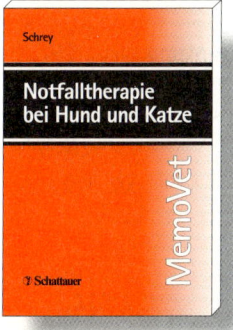

Schrey
Notfalltherapie bei Hund und Katze
MemoVet

2002. 288 Seiten,
z.T. tabellarisch aufgebaut, kart.
€ 30,95/CHF 46,70
ISBN 3-7945-2171-4

Ein übersichtliches Nachschlagewerk nicht nur zur Erstversorgung, sondern auch zur weiteren Versorgung von Notfällen bei Hund und Katze. Es bietet Hilfestellung zur Auswahl von Infusionslösungen, Antibiotika, Analgetika, Sedativa und Präparaten zur klinischen Ernährung.

- **Teil I** Allgemeine Notfallmaßnahmen: Volumenzufuhr / Infusionslösungen / Bluttransfusion / Antibiotika / Klinische Ernährung / Sedierung und Narkose / Schmerztherapie
- **Teil II** Standardprotokolle der Notfalltherapie: Reanimation / Schock / Traumatische Notfälle / Kardiologische Notfälle / Respiratorische Notfälle / Neurologische Notfälle / Gastrointestinale Notfälle / Urologische Notfälle / Hämatologische Notfälle / Endokrine Notfälle / Gynäkologische Notfälle / Geburtsstörungen / Andrologische Notfälle / Dermatologische Notfälle / Ophthalmologische Notfälle / Toxikologische Notfälle

Dieses Kitteltaschenbuch bietet allen Tierärztinnen und Tierärzten sowie Studierenden klar strukturierte Leitlinien zur Therapie von zahlreichen Notfällen in der Kleintiermedizin.

www.schattauer.de

Irrtum und Preisänderungen vorbehalten

Das Standardwerk

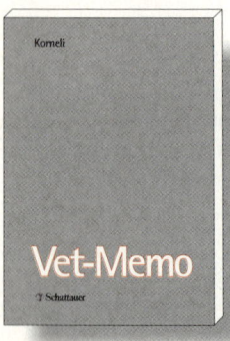

Korneli
Vet-Memo
Dosierungshandbuch
für die Behandlung
von Kleintieren und Pferden

4. Auflage 2002. 320 Seiten mit
zahlreichen Tabellen,
Wire-O-Bindung
€ 30,95/CHF 46,70
ISBN 3-7945-2185-4

Das **Vet-Memo** erscheint nunmehr in der 4. Auflage und hat sich als Standardwerk in der Tiermedizin etabliert. Ziel dieses Buches ist es, Tierärztinnen und Tierärzten ein praktisches Nachschlagewerk zu bieten, das einen Überblick über die wichtigsten Medikamente, ihre Dosierung, Indikationen, Kontraindikationen, Nebenwirkungen u. a. gibt.

Wenn Sie eine Frage zur Pharmakotherapie haben ... **Vet-Memo:**
- die schnelle, zuverlässige Antwort, praxisnah, sofort zur Hand durch das praktische DIN A 6 Ringbuch im Kitteltaschenformat, immer aktuell und individuell zu gestalten durch Leerseiten und regelmäßige Updates
- Dosierungsvorschläge für Kleintiere und Pferde alphabetisch nach Wirkstoffnamen geordnet
- Querverweise führen von Handels- zu Wirkstoffnamen
- zusätzlich thematische Zusammenfassungen mit wichtigen Informationen für die Praxis

www.schattauer.de

Irrtum und Preisänderungen vorbehalten